Olaf Koob

DrogenSprechStunde

Olaf Koob

DROGEN-
SPRECHSTUNDE

Ein pädagogisch-therapeutischer
Ratgeber

Vorbeugung im Kindesalter

Beratung in der Krise

Neue Wege der Therapie

Urachhaus

Der Autor:

Professor Dr. med. Olaf Koob, Jahrgang 1943, Medizinstudium, Tätigkeit als Schularzt in Freiburg und Wanne-Eickel, Vortrags- und Seminararbeit im In- und Ausland, langjährige Mitarbeit an der Fachklinik für Drogenkrankheiten in Salem-Oberstenweiler, Mitarbeit an einem Forschungsprojekt über Drogenerkrankung und soziale Ursachen, Berater für Drogenfragen im In- und Ausland. Er lehrt heute im Fachbereich Medizin an der Fachhochschule für künstlerische Therapie und Kunstpädagogik Ottersberg/Bremen.

CIP-Titelaufnahme der Deutschen Bibliothek

Koob, Olaf: Drogensprechstunde : ein pädagogisch-therapeutischer Ratgeber ; Vorbeugung im Kindesalter ; Beratung in der Krise ; neue Wege der Therapie / Olaf Koob. – Stuttgart : Urachhaus, 1990
    ISBN 3-87838-651-6

ISBN 3 87838 651 6

2. Auflage 1992.
© 1990 Verlag Urachhaus Johannes M. Mayer GmbH, Stuttgart.
Umschlaggestaltung: Rudolf P. Gorbach, Gauting-Buchendorf.
Satz: Offizin Chr. Scheufele, Stuttgart.
Druck und buchbinderische Verarbeitung: W. Röck, Weinsberg.

Inhalt

DIE DRACHENSAAT GEHT AUF
Zur Problematik der Sucht und der Drogen

»*Solange du dem anderen sein Anderssein
nicht verzeihen kannst,
bist du noch weitab vom Wege der Weisheit.*«

(CHINESISCHES SPRICHWORT)

»*Alles, was unseren Geist befreit,
ohne uns die Herrschaft über uns selbst zu geben,
ist verderblich.*«

(GOETHE)

Vorwort

Eine der am häufigsten gestellten Fragen an den »Drogenfach-
mann« ist die nach dem »Woher« der Sucht. Gäbe man sich, einmal
anders formuliert, damit zufrieden, wenn auf die Frage: »Woher
kommt ein Schnupfen?« die Antwort erfolgte: »Von der Erkäl-
tung«? Obwohl eine solche Antwort im Prinzip nicht falsch ist, so
sagt sie doch gar nichts aus. Ähnlich wie die Antwort: »Das Drogenproblem kommt von der Wohlstandsgesellschaft« oder »Die
Mafia steckt dahinter« oder »Die Jugend sucht in unserer nüchternen Welt den Rausch«, was sicherlich *einen* Punkt des Problems
trifft, aber dem einzelnen für die Verhütung und die Behandlung
nicht helfen kann, weil derartige Aussagen Allgemeinplätze darstellen.

Ist es nicht viel richtiger, die seelisch-sozialen *Wurzeln* von Abirrung, Irrtum, Illusion, Versagen und Ängsten aufzusuchen, die Bedeutung der Stoffe für die Seele und deren Probleme, das gesunde
oder gestörte Heranwachsen der Kinder, ihre biographischen Krisen und Entwicklungshemmungen und besonders ihre Beziehung
zu den *Vor-bildern*, den Erwachsenen? Denn erst aus dem vertieften Verständnis der gesunden Entwicklung und ihrer Gesetzmäßigkeiten bildet sich eine umfassende Einsicht in die Abweichungen,
das Krankhafte.

Trotz aller Unsicherheiten kann man aber heute, wenn man die
Symptome der süchtigen oder drogennehmenden Jugend richtig
betrachtet, mit Sicherheit sagen: Ähnlich wie eine keimende
Pflanze zu ihrer späteren gesunden Entfaltung gerade am Anfang
eine gute Pflege, die richtigen Nährstoffe und die nötige Behütung
braucht, so braucht das heranwachsende Kind eine ihm entspre-

chende Erziehung und Vorbilder, die auf sein *ganzes* sich gesund entfalten wollendes Wesen Rücksicht nehmen müssen. Ich persönlich sehe heute eines der Hauptmomente für die »pervertierte Suche«, die Sucht, in der rein intellektuellen *seelenlosen* Erziehung (Schule und Elternhaus), die die Drogen gewissermaßen als Kompensation seelischer Mangelerlebnisse anzieht. Das bedeutet nicht, daß es auch Suchtkonstitutionen und mitgebrachte Seelenschwächen gibt. »Am Anfang war Erziehung« heißt ein Buch von Alice Miller, dessen Titel keine leere Phrase, sondern *lebensbestimmend* für die nächsten Generationen ist. Für welche Welt werden wir unsere Kinder erziehen? Zu braven Steuerzahlern, Eigenheimbesitzern oder Computerfachleuten? Werden diese das Leben mit seinen Krisen und Klippen besser meistern als andere?

Damit kommen wir – *not-wendig* – wieder auf unser Bild vom Menschen zurück, das von uns, da es seit längerer Zeit wie in einer »Sterbeklinik« dahinvegetiert, wiederbelebt werden muß – in *allen* Lebensbereichen.

Es wird in diesem Buch keiner angeklagt, denn wir sind alle betroffen und müssen weltweit solidarisch die Probleme lösen, die offensichtlich mit unserer Gesamtzivilisation zu tun haben und politisch allein nicht mehr zu beheben sind. Leider hat sich die Politik auch – wie wir das in letzter Zeit so häufig lesen konnten – durch Waffengeschäfte, Geldwäscherei, Unterstützung von Terroristengruppen und Geheimdiensten immer mehr in den internationalen Drogenhandel verstrickt.

Manches habe ich, weil es mir besonders am Herzen lag, vielleicht etwas pointiert ausgedrückt. Am Stil und an der Argumentation wird deutlich werden, daß ich engagiert und mit meinem Herzblut geschrieben habe. Aber in der Drogenberatung und der Drogentherapie muß man sich als *ganzer* Mensch in die Waagschale werfen und *alles* versuchen, um nur etwas zu erreichen. Denn Patentrezepte gibt es leider nicht!

Da die »Drogensucht« in ihrem Ausmaß, was die Verbreitung und das Alter der Konsumenten angeht, eine neuere Erscheinung ist und nicht den seit Jahrhunderten überlieferten Erfahrungshintergrund wie z. B. die Kinderkrankheiten hat, konnte das vorliegende Buch kein reines Nachschlagewerk werden, sondern in großen Teilen ein inneres »Wanderbuch«, das beim Durcharbeiten hoffentlich beim Leser verschüttete und eingerostete Bereiche seiner »Seelenglieder« belebt, um so ganz unorthodox die vielfältigen Entwicklungsprobleme süchtiger Menschen zu verstehen. Es wäre ein inneres Anliegen des Autors erfüllt, wenn man nach der Lektüre durch das Erkannte selber wieder jung würde und sich somit zum »Anwalt« der Jugend (damit sind nicht die Lebensjahre gemeint!) machen wollte. So könnte dieses Buch ein seelisches »Weckamin«, ein Befeuerungsmittel werden! Wollen wir doch in Zukunft auch unsere Fragestellung den Problemen gegenüber erweitern, indem wir nicht nur fragen: »Was ist denn mit den jungen Leuten passiert?«, sondern auch: »Was haben sie nicht bekommen?«

Wie sollen wir uns nun gegenüber diesen selbstzerstörerischen Randerscheinungen, die ja schon beinahe, ob auf legale oder illegale Weise, wenn wir zum Beispiel an den horrenden Alkoholkonsum denken, zum »guten Ton« gehören, innerlich verhalten? Es ist doch mit dem einzelnen oder einer ganzen Gruppe von Drogenabhängigen wie mit den entgleisten, giftproduzierenden Krebszellen: Sie sind nur Ausdruck einer tieferliegenden Gesamterkrankung des leiblichen bzw. sozialen Organismus. Wie der Tumor selbst, vom Gesamtorganismus isoliert, das Lebensblut seiner ganzen Umgebung aussaugt, so ungestaltet und parasitär muß heute ein Drogensüchtiger auf Kosten seiner sozialen Umgebung leben. Doch schneidet man diese Menschen einfach als lästiges Symptom – wie einen Tumor – aus dem Ganzen heraus und richtet sein Augenmerk nur auf die krankgewordenen Zellen, ohne die Gesamtlage des Organismus zu beachten, so erscheinen nach einer Weile überall die Tochtergeschwülste, die Metastasen, derer man wegen ihrer rasanten Verbreitung und ihrer Heimtücke mit den üblichen Mitteln nicht mehr Herr werden kann. Es sind die Dealer und Giftküchengehilfen, die raffinierten Erfinder neuer (Designer-) Drogen, die

Waffenhändler, Drogenbosse und Umweltvergifter, die hier die Mächtigen und Gefährlichen sind. Leider hat man jahrzehntelang das Augenmerk ausschließlich auf die rein *äußere* Erscheinung einzelner Süchtiger gelenkt und die tieferen Probleme vernachlässigt. »Der Kampf ist verloren«, lautete kürzlich die Überschrift zu einem Artikel über die Drogenprobleme in einer renommierten deutschen Ärztezeitschrift. Man hatte geglaubt, allein durch Bestrafung und durch Beschlagnahme der Stoffe das Übel im Kern zu treffen. Doch man hat die Falschen bestraft, und der Gifthydra, der man »erfolgreich« einen Kopf abschlug, sind dafür Tausende nachgewachsen.

Deshalb muß man bei jedem ernsthaften Suchtheilungsversuch immer den ganzen sozialen Umkreis des Menschen mit einbeziehen und stabilisieren und den einzelnen – wie man das auch bei Krebstumoren in der Ganzheitsmedizin mit Mistelpräperaten macht – mit einem sozialen »Mistel«-Wärmemantel umhüllen, damit die Eingangspforte für die aussaugenden Giftwirkungen geschlossen wird und der »Seelentumor«, die chaotisierten Seelenkräfte sich wieder unter die segensreiche Regentschaft des eigenen Ich stellen können. Wie beim leiblichen Tumor, so haben wir auch bei der Drogeneinnahme ein Doppelphänomen: das Aufblähen und Wuchern und zugleich die Auszehrung und Ausplünderung der Lebenskräfte.

Ich habe über fünf Jahre intensiv als Arzt und Psychotherapeut an einer Fachklinik für Drogenkrankheiten gearbeitet. Dabei habe ich mit den Patienten den Alltag, die Ferien, Arbeit und Freizeit, Freud und Leid geteilt und mit vielen Betroffenen, Eltern und deren Freunden gesprochen und zahlreiche Biographien studiert. Es gab einige Höhepunkte in den Therapieverläufen, unverhoffte Genesungen, aber auch ebenso Rück- und Fehlschläge oder unheilbare Fälle mit langsamem Siechtum und Tod.

Heute betreue ich in freier Arztpraxis weiterhin einzelne Drogenabhängige und deren Angehörige und setze mich theoretisch und praktisch fortlaufend mit der Drogenfrage auseinander. Die Situation hat sich im Laufe der Zeit weltweit verschlimmert. Dennoch darf man nicht aufgeben, für den einzelnen zu kämpfen! Gewiß ist es nicht möglich, angesichts der wachsenden Zahlen Abhängiger das Elend und die Not der Betroffenen von heute auf morgen zu beseitigen. Hier kann zunächst nur *stellvertretend* für alle versucht werden, an einzelnen eine Heilung zu vollziehen. Was wir dabei an Erkenntnissen gewinnen, kommt in Zukunft letztlich allen zugute.

So gaben mir die im Laufe der Jahre gesammelte Erfahrungen, die dabei gewonnen tieferen Einsichten in das Drogenproblem und nicht zuletzt das Vertrauen vieler Abhängiger, denen ich helfen konnte, den Mut zur Niederschrift dieses Buches.

Dabei wurde die Darstellung der kindlichen Entwicklungsgesetze sowie der Grundlagen körperlicher und seelischer Gesundheit mit besonderer Ausführlichkeit behandelt. Denn eines ist in meinen Augen von zentraler Bedeutung: Die Suchtprophylaxe muß schon praktisch vor der Geburt beginnen! In der Familie liegt *die* Chance, das Kind vor einer Drogenkarriere zu bewahren. Unser allerhöchstes Ziel muß eine Gesellschaft sein, die keine Drogen mehr will, selbst wenn sie angeboten werden.

An dieser Stelle möchte ich Frau Christine und Herrn Richard Müller, Hamburg, die mir durch großzügige finanzielle Unterstützung die Niederschrift des Manuskriptes ermöglichten, meinen herzlichen Dank aussprechen.

Frühjahr 1990   Olaf Koob

Von der Sehnsucht zur Sucht

Eine Wegbeschreibung

Sehnsucht, Suche, Versuchung und Sucht

Am Anfang war die Sehnsucht

Jeder kennt das Gefühl, das man in unserer alltäglichen Umgangssprache »Heimweh« nennt, dieses verzehrende Verlangen nach dem von ihm Getrennten, die Wehmut, die Sehnsucht nach einem geliebten Menschen. Ein anderer empfindet in extremen Fällen eine Todessehnsucht, die manchmal sogar zur Ausführung gelangt. Diese seelischen Schattierungen, die wir als »Sehn-Sucht« zusammenfassen, begleiten uns von frühester Kindheit an bis ins hohe Alter; manchmal als Verlangen nach bestimmten Dingen oder Menschen, oft sogar als unbestimmte Sehnsucht, die dadurch aber um so peinigender sein kann. Die Sehnsucht ist so ein tiefes, wundes Gefühl im Innern, daß wir uns daran verzehren können; ein Gefühl, das erst nachläßt, wenn wir wieder mit dem von uns Getrennten verbunden sind. Dann mag es sich zeitweise beruhigen, um schließlich wieder aufzuflackern und sich an neuen Inhalten zu entzünden. Hat es nicht manchmal etwas Unstillbares an sich? Was alles ist aus Sehnsucht heraus schon gedacht, getan, komponiert, geschrieben und gedichtet worden!

Obwohl es sich hier um ein existentielles Grundgefühl unseres Wesens handelt, wissen wir im Grunde wenig darüber. Wir können nur ahnen, daß das »Sehnen« eine übermächtige Kraft in uns ist, die uns verlangen läßt, die zum verzehrenden Gram führen kann, wenn sie nicht gestillt wird, oder die sich Ersatzbefriedigungen sucht und somit eine Sucht, eine Krankheit werden kann, die sogar zerstörerischen Charakter annimmt.

Denn es ist ja eine unbestreitbare Tatsache, daß wir als Menschen auf der Erde zunächst nicht in der Einheit, sondern im Zwie-Spalt, in der Trennung leben: getrennt vom Kosmos und Gott, von der

Natur, den anderen Menschen. Was wir zu besitzen glauben, wird uns sogar oft genommen: Kinder verlassen uns, Freunde sterben, wir verlieren die Arbeitsstelle. Unser Erdenleben ist somit aus sich heraus schon mehr oder weniger kränkend, führt möglicherweise zu Unzufriedenheit, zum Drang, zur Suche, diese innere Unruhe zu stillen, sich zu erlösen. Denn Sehnsucht und Erlösung sind ein unzertrennliches Paar.

Aus dem Dargestellten wird aber auch ersichtlich, daß dieses Getrenntsein überhaupt erst der Grund ist, warum wir als Menschen durch innere oder äußere Tätigkeit in der Welt etwas schaffen: Wir versuchen, unsere Sehnsucht nach Vereinigung für Momente zu stillen. Unser Blick richtet sich auf die Sinneswelt, wir bemühen uns, ihre Gesetze zu ergründen, und schaffen Wissenschaft. Wir streben danach, unsere Ideen und Empfindungen dem Stoff einzuprägen: das Reich der Schönheit, der Kunst entsteht. Wir trachten nach den geistigen, den ewigen Gesetzen und bilden das aus, was wir die Mythen oder auch die Religion nennen. All dies gehört zum Menschen, der ja selber ein leibliches, seelisches und geistiges Dasein hat. Abstrakte Wissenschaft allein kann deshalb den *ganzen* Menschen nie befriedigen!

Lassen wir im Moment die Religion beiseite, die den Drang des Menschen nach Vereinigung mit seinem Ursprung, mit Gott, befriedigt, und schauen einmal vom Standpunkt der Sehnsucht auf die Kunst. Wir finden dort eine Epoche, wo diese Trennung von Mensch und Welt, Seele und Kosmos, Bewußtsein und Unterbewußtsein als Weltschmerz besonders stark empfunden und auch gestaltet wurde: die Romantik. Sie ist schlechthin das Synonym für Sehnsucht geworden – ein konstantes Heimweh bis zur Selbstverzehrung, wo gewiß auch Alkohol und Opium zuweilen Pate standen, die Sucht, die Nachtseite der Seele zu erleben. Die Weltflucht wurde gesucht, der Weg nach innen, die Überwindung der Trennung durch die Ekstase, um den Abgrund zwischen Ich und Welt zeitweise zu überwinden. »O Wein, du herrliche Gabe des Himmels! Fließt nicht mit dir ein Göttergefühl durch alle unsere Adern?

Flieht dann nicht alles zurück, was uns in so mancher unserer kalten Stunden demütigt? Wir durchschauen wie mit Seherblicken die Welt, wir bemerken die Flucht in unseren Gedanken und Meinungen und fühlen mit lachendem Wohlbehagen, wie Denken und Fühlen, Träumen und Philosophieren, wie alle unsere Kräfte und Neigungen, alle Triebe, Wünsche und Genüsse nur Eine, Eine glänzende Sonne ausmachen, die nur in uns selbst zuweilen so tief hinuntersinkt, daß wir ihre verschiedene Strahlenbrechung für unterschiedene getrennte Welten halten.«[1]

Es ist mehr als verständlich, daß dieser Wesenszug aufkommt, wenn man die Welt und damit auch sich selbst nicht mehr versteht; wenn der Schmerz der Trennung zwischen Innen und Außen so groß wird, daß das Denken aufgegeben wird und man lieber in die ekstatischen Tiefen des eigenen Unterbewußtseins taucht, in das Reich der Träume, wo alle Trennung aufgehoben ist. Ist es nicht dasselbe, wenn der Vater mit einer Flasche Bier vor dem Fernsehapparat sitzt, nach dem Motto: »Das Hirn abschalten, den Kasten einschalten«, um endlich den Tag zu vergessen? Was für ein Unterschied besteht denn zwischen ihm und seinem haschisch-rauchenden Sohn, der, frustriert von Arbeit oder Schule, genüßlich am »Joint« zieht, in die Disco verschwindet und bei ekstatischen Bewegungen und flackernden Lichtern sich dem Wohlgefühl seiner rhythmisch zuckenden Gliedmaßen überläßt?

Berechtigte Sehnsüchte

Die zentrale Frage, die uns in diesem Zusammenhang natürlich besonders interessieren muß, ist: Wo sind Sehnsüchte berechtigt und auch erfüllbar, das heißt gesund, und wo suchen sich verschüttete Sehnsüchte ein Surrogat, eine Ersatzbefriedigung durch all das, was wir heute in unserer Vergnügungsgesellschaft unternehmen, um verborgene Sehnsüchte zu stillen, um dadurch noch weitere Sehnsüchte zu entfachen – die man dann nicht einfach mit Alkohol oder Tabak stillen kann. Wird nicht ein Großteil unseres Alltags von der Sehnsuchtsindustrie beeinflußt? Was also ist diese übermächtige Gewalt? Bringt sie jeder mit? Kann sie verstummen, kann sie verwandelt werden? Ist sie mit materiellen Dingen überhaupt auf Dauer zu befriedigen? Erleben wir nicht oft, daß das Suchen und Sehnen viel schöner ist als das Gefundenhaben und Besitzen? Waren wir nicht viel erfindungsreicher, kreativer und glücklicher, als wir noch um unseren Partner warben oder auf der Suche nach einem Lebensideal waren? Merken wir nicht an uns selbst, daß wir, wenn die Suche nachläßt und wir die »seelischen Pantoffeln« anziehen, oft in die Versuchung geraten, die immer noch ungestillten Sehnsüchte mit den schönen »Sonnenbrillen« für unsere Seele einzudämmen: Alkohol, Psychopharmaka, Tabak, ja auch Kaufsucht? An dieser Stelle sei die Frage aufgeworfen, ob es nicht eine Form von Sehnsucht gibt, die der Mensch auf die Erde mitbringt, die man ihm gar nicht von außen nahegebracht hat, eine individuelle oder kollektive Sehnsucht, die in unserem Menschsein selbst begründet ist und die sich zunächst und von sich aus überhaupt nicht auf materielle Gegenstände richtet, wie man das auch manchmal beim Heimweh erlebt: Da kann es das ganze Fluidum eines Dorfes sein, die seelischen Eindrücke, die Gerüche, mit denen wir bestimmte Erlebnisse verbinden, ein Weh nach der verlorenen Zeit.

Die Sehnsucht nach einem bestimmten Schrank oder Radio wäre absurd, aber wie steht es mit der Gottessehnsucht oder der Sehnsucht, ein bestimmtes Ideal auf der Erde zu erfüllen? Woher kommt denn die? Ein Begehren, das offensichtlich aus einem nicht-irdischen Bereich stammt und bis in unsere »Eingeweide« verzehrend wüten kann, wie das Goethe einmal so treffend in einem Gedicht beschrieben hat:

»Nur wer die Sehnsucht kennt
Weiß, was ich leide!
Allein und abgetrennt
Von aller Freude,
Seh' ich ans Firmament
Nach jener Seite.
Ach! der mich liebt und kennt
Ist in der Weite.
Es schwindelt mir, es brennt
Mein Eingeweide.
Nur wer die Sehnsucht kennt
Weiß, was ich leide!«[2]

Halten wir fest: Sehnsucht ist eine mächtige Kraft, ein Urtrieb nach Vereinigung mit dem schon Gekannten, von dem wir manchmal nichts mehr wissen, nur dumpf fühlen; ein seelisches Urphänomen, das oft jenseits des rationalen Verstandes liegt und zum rastlosen Suchen führen kann. Psychologisch gesehen ist sie eine Stauung im Gefühls- und Willensbereich, die nach Erfüllung und Erlösung verlangt und sich oft, wenn sie seelisch keine Befriedigung erfährt, eine materielle sucht: im Essen, Kaufen, in bestimmten Betäubungsmitteln, im ziellosen Herumreisen von Ort zu Ort, in der Promiskuität. Häufig erleben wir bei der Promiskuität, dem häufigen Partnerwechsel, hohe Ideale und Ziele, verbunden mit Erwartungen, die an Menschen und Situationen gestellt werden, und die, weil die sogenannte Wirklichkeit immer enttäuschend ist, nie erfüllt werden können. Das bedingt einen rastlosen Partnerwechsel, der erst aufhört, wenn man entweder den oder die Richtige(n) gefunden oder gelernt hat, nicht immer sein Ideal der Wirklichkeit aufzupressen, sondern die Wirklichkeit zum Ideal zu erheben.

Das Problem der zwei Seelen

Goethe hat in seinem »Faust« ein Grundproblem des Menschen in treffender Art charakterisiert: »Zwei Seelen wohnen, ach, in meiner Brust ...« Was aber sind diese zwei Seelen, und wie äußern sie sich?

Wir können sie vorläufig einmal als die rationale und die irrationale Seele bezeichnen – oder das Bewußtsein, das mit Hilfe des Denkens die Tagesereignisse erfaßt, sowie das Unterbewußtsein, das mit dem Fühlen und Wollen zusammenhängt. In ihm sind versunkene Erinnerungen der frühen Jahre und noch weiter zurückliegende Ereignisse des Lebens zu Hause. Unsere Vorfahren, die noch etwas von den umfänglichen geistig-kosmischen Kräften wußten, nannten das Tagesbewußtsein die »Sonne« und das Unterbewußtsein den »Mond«. Die Sonne erhellt uns alle Gegenstände; in sie selber können wir aber nicht schauen, ebensowenig in unser Gehirn, wenn wir denken. Wir sehen nur das deutlich, was die Sonne bescheint. In der Nacht jedoch, wenn der Mond scheint, verschwimmen die Konturen der Welt, wir schauen zum Himmel in den Mond, und der Gefühlsmensch erwacht: Liebesverlangen, Poesie, Phantasie, Schöpferkräfte werden wach, der »weibliche« Teil der Seele regt sich. Der Mond aber ist ein ehemaliger Teil unserer Erde, ein Stück Schlacke, die nur vom geborgten Licht lebt, das im Grunde »Schein« ist.

Sind unsere Erinnerungen, die aus den Seelentiefen auftauchen, nicht auch wie Schlacken aus der Vergangenheit, die wir, damit sie uns klarwerden, erst mit der Sonne unseres Bewußtseins bescheinen müssen? Wie der Mond erscheinen sie mal in größter Helligkeit, dann wieder verschwinden sie ganz am Himmel unserer Gefühle und Gedanken – wie der Neumond. Kann uns der Mond nicht auch süchtig machen – mond*süchtig*?

In diesem nur teilweise aufgehellten Teil unseres Wesens lebt die Sehnsucht, das Verlangen; eine Willenskraft, die sich mit der Welt vereinigen will, es aber nicht ganz kann. Sie wird gewissermaßen

gestaut und verursacht dadurch Wehmut, Schmerz und Verlangen.
Mit diesem »Seelenmond« im Innern sind wir von der rationalen
Welt wie abgespalten: Ein himmlischer Anteil in uns ist an die irdische Vernunft gekettet und sehnt sich nach der Heimat, dem Kosmos, aus dem alles stammt. In der Sprache finden wir manchmal
Hinweise auf dieses Phänomen: Lune bedeutete im Mittelhochdeutschen »wechselnde Gemütsstimmung«. Das Wort Laune – lune
kommt vom Lateinischen Luna – der Mond, denn die mittelalterli-
che Astrologie lehrte, daß der wechselnde Mond auf die Stimmung
des Menschen wirke. Ein irrational Handelnder, ein Geistesgestör-
ter, wird im Englischen »lunatic« genannt. So steht der Mensch
dauernd in dem Zwiespalt zwischen seinem innersten Wesen, das
nicht der Sinnenwelt angehört, sondern tief im Fühlen und in den
Willensimpulsen verborgen ist, das er sozusagen als innerstes Eigentum auf die Welt mitbringt – und dem äußeren »Denk«- oder Tages-
menschen, der sich durch Logik und Verstand erst an der Sinneswelt
heranbilden muß. Diese Trennung tut zwar weh, ist aber Voraussetzung für unsere Freiheit. Immer liegen diese beiden Teile im Menschen im Streit miteinander, und wir müssen lernen, die Versöhnung
zwischen Willen und Denken, Kopf und Herz, Intellekt und Instinkt
herbeizuführen. Werden nicht viele Dinge im Leben wie Berufs- und
Partnerwahl, oder die Wahl eines Wohnortes, instinktsicher aus diesem sogenannten Mondenbereich, aus dem auch die Träume stammen, vollzogen? Haben wir nicht alle Lebensträume gehabt – oder
haben sie immer noch –, die viel gewaltiger waren als unser Verstand?
Wohl dem, der sein Bewußtsein so umfänglich heranbildet, daß er
diesen verborgenen Teil seines Wesens verstehen lernt. Dazu bedarf
es natürlich eines anderen und viel umfassenderen, fast mythologi-
schen Denkens, das über das rein intellektuelle hinausgeht.

Halten wir fest: Wir alle bringen schon aus dem vorgeburtlichen
Bereich Träume, Fähigkeiten, Ideale und Wünsche mit, die wir auf
der Erde ausleben wollen. Es gehört zu den größten Qualen des
Menschseins, Ideale und Fähigkeiten zu besitzen und sie nicht in
Taten umsetzen zu können.

Unerfüllte berechtigte Sehnsüchte

Durch das Dargestellte wird nun verständlich, was es bedeutet, wenn die Willensimpulse, die in uns leben, und die uns eines Tages eine bestimmte Berufs- oder aus Millionen von Menschen eine bestimmte Partnerwahl treffen lassen, und die Gefühle, die sich daran knüpfen, vom praktischen Verstand eines Erziehers nicht beachtet oder sogar unterdrückt werden: Die Verwirklichung des sehnsüchtigen Wunsches, zum Beispiel Musiker zu werden, scheitert an dem nüchternen Verstand des Vaters, der sagt, das sei ein brotloser Beruf, man wäre ja sowieso nicht begabt, alle Künstler seien zwielichtige Gestalten – man solle lieber vielleicht Bankkaufmann werden. Wie viele solcher unausgelebten oder abgewürgten Sehnsüchte und Lebensträume gibt es! Und wieviel Leid, Seelenqual und Depression ist früher oder später schon daraus entstanden! Fragen wir denn mit wirklichem Interesse unsere Mitmenschen, Partner oder Kinder, was sie eigentlich *brauchen*? Interpretieren wir nicht zumeist alles mögliche in sie hinein und denken uns aus, was sie nötig hätten, wenn wir an ihrer Stelle wären?

Wird der andere solcherart bevormundet oder alleingelassen, kann es sein, daß er sich zurückzieht, verweigert und seine geheimen Wünsche auf irgendeine Art und Weise betäubt. Denn gerade die Drogen sind es, wie wir später noch sehen werden, die die »Mondennatur« aus dem Menschen hervorlocken: Träume, Phantasien, Gefühlserregungen, Trance, Enthemmung, Vergessen, Ohnmacht – der Wille zur Vereinigung mit dem Nichtirdischen, dem Vorgeburtlichen. Oft werden so aus früheren Entbehrungen oder seelischen Verletzungen verkrüppelte Sehnsüchte, die unstillbar sind und sogar zur Todessehnsucht werden können, weil die betreffende Individualität später nicht mehr weiß, nach was sie sich eigentlich gesehnt hat. Mit häufig durch die Schule anerzogenen abstrakten Vorstellungen kann sie ihr innerstes Wesen nicht mehr erfassen. Die Selbstzerstörung, die daraus resultiert, daß man etwas Wesentliches auf der Erde nicht wiederfindet, es unwiederbringlich

verloren hat, nimmt ihren Lauf, oder es beginnt der langsame Seelentod mit Suchtmitteln und ewiger Langeweile und Unzufriedenheit. Der Mensch verweigert sich dann gewissermaßen seiner Erdenaufgabe, und ein innerer Entwicklungsstillstand tritt ein, weil
zum Beispiel beim Drogenkonsum die »Entwicklungshelfer« wie
Schmerz und Leid nicht zugelassen werden.

An dieser Stelle sei eine Persönlichkeit erwähnt, die das heute
aktuelle Jugendproblem schon im 19. Jahrhundert exemplarisch
vorweggenommen hat: Heinrich von Kleist. In gut behüteten Verhältnissen aufgewachsen, zum Offizier bestimmt, hatte er als junger
Mensch eine existentielle Lebensfrage: Gibt es auf der Erde ein
Denken und Handeln, das auch nach dem Tode noch Gültigkeit
hat, oder ist alles nur trügerische Illusion? Diese Frage wurde ihm
durch die Philosophie seiner Zeit verneint; seine tiefste Sehnsucht
nach dem Geistigen wurde nicht befriedigt. So entwickelte sich ein
rastloses Suchen. Er erwarb sich einerseits einen Bauernhof, was
seiner Sehnsucht nach Bindung entsprach, und vagabundierte andererseits durch halb Europa. Immer stärker wurde die Versuchung,
sich durch den Tod wieder mit dem Vorgeburtlichen zu vereinigen.
Die Todessehnsucht führte schließlich zum Selbstmord. In einem
seiner letzten Briefe an seine Schwester schrieb er:

»Ich kann nicht sterben, ohne mich, zufrieden und heiter, wie ich
bin, mit der ganzen Welt, und somit auch, vor allem anderen, meine
teuerste Ulrike, mit Dir versöhnt zu haben. Laß sie mich, die
strenge Äußerung, die in dem Briefe an die Kleisten enthalten ist,
laß sie mich zurücknehmen; wirklich, Du hast an mir getan, ich
sage nicht, was in Kräften einer Schwester, sondern in Kräften eines
Menschen stand, um mich zu retten: die Wahrheit ist, daß mir auf
Erden nicht zu helfen war...« (Brief vom 21. Nov. 1811).

Ein letzter Gedanke sei noch angefügt: Was im Vorangegangenen
von den »zwei Seelen« gesagt wurde – wobei uns unsere mitgebrachte »Traumseele« erst einmal nähersteht –, ist ganz besonders
deutlich in der Pubertät zu erleben. Da empfindet der junge Mensch
zum ersten Mal bewußt den Zwiespalt zwischen eigener Welt und

Umwelt. Das eigene Geschlecht wird bewußt und vehement erlebt. Es ist gleichsam der Fall auf die Erde mit dem Entschluß, die Erdenverhältnisse mitzugestalten. Wie beim »Sündenfall« wird der junge Mensch in größere Eigenverantwortung entlassen und sucht mit seinem Seelenleben Anschluß an die Welt. Er ist voller unbestimmter Sehnsüchte, schwelgt in Gefühlen und Wünschen, ohne schon etwas von der Welt erfahren zu haben. In seiner inneren Unruhe hört er gern Musik oder greift vielleicht zu Hermann Hesse, in dessen Werken er seinen Seelenschmerz widergespiegelt findet. In dieser Zeit entwickeln sich häufig die geschilderten Probleme, besonders wenn die kalte nüchterne Welt den jungen Menschen zurückstößt: Schülerselbstmorde werden verübt, Mager- und Fettsucht treten auf, das Spiel mit Alkohol, Drogen, Nikotin usw. lockt. In der Pubertät besteht die große Gefahr, daß ein langsames Rückzugsmanöver beginnt und die Erdenreifung verweigert wird. Zu Recht?

Vom Balsam der Bilder

Man kann sich durchaus vorstellen, daß das, was bei jedem einzelnen Menschen als Trennungserlebnis und -schmerz auftreten kann und was demzufolge in der Seele als Sehnsucht erlebt wird, auch in der gesamten Menschheitsevolution stattgefunden hat. Die Menschheit mußte, um frei zu werden aus der göttlichen Eingebundenheit, aus dem »Paradies« herausfallen (was der Jugendliche ja auch in der Pubertät erlebt), sie mußte »erdenreif« werden und Himmels- und Erdenanteile, Oben und Unten, Tier und Engel gleichermaßen in sich vereinigen. Sie mußte selbständig in sich bewahren, was sie vorher noch hatte »sehen« dürfen. Wenn der Mensch sich nicht mehr unmittelbar mit dem Ursprung vereinigen kann – was tröstet ihn dann in seiner Einsamkeit, was gibt ihm Kunde von der wahren Wirklichkeit, wenn auch zunächst nur in »unwirklicher« Art? Die Bilder! Traumbilder, Märchenbilder, Mythen, gemalte Bilder, Weltbilder, religiöse Bilder und Vorbilder. Vor allem solche, die zu einer Zeit entstanden, als die Menschen noch »wissend« waren. Diese Bilder künden von einer höheren Wirklichkeit, deren Inhalt wir uns erst mühsam durch unser Denken wieder erschließen müssen. Je umfassender und mächtiger, je inhaltsreicher die Bilder sind, desto mehr merken wir, wie sie unsere tiefsten Sehnsüchte stillen können, besonders wenn es sich um Urbilder unseres Menschseins und des Kosmos handelt. Ist es ein Zufall, daß mehr Menschen in Museen und Galerien anzutreffen sind als in Fußballstadien?

In unser »Normal«-Bewußtsein nehmen wir die Welt als bildhafte Vorstellung auf: Landschaften, Pflanzen, Menschen, Wolken in ihrem unmittelbaren Dasein. Sehen wir sie als Bilder in Illustrierten, Reklame oder Filmen, dann steht schon etwas künstlich Vermittelndes dazwischen. Je unwesentlicher und inhaltsleerer diese Bilder sind, desto weniger sprechen sie uns innerlich an – sie öden uns an.

Ist nun ein junger Mensch eine starke Gefühls- und Phantasienatur mit einer sensiblen, künstlerischen Komponente – wie man sie oft bei Drogenabhängigen findet –, und bekommt er von außen keine wahre Anregung und Betätigung für sein reiches Innenleben, dann wird er ruhelos von Eindruck zu Eindruck rennen, um seinen Seelendurst zu befriedigen. Weil er nie gelernt hat, seine schöpferischen Kräfte aktiv zu nutzen, läßt er sich passiv von außen füttern. Eine Art Bilderjagen folgt, ein ständiges Suchen nach neuen Eindrücken und Sensationen, das, weil es immer enttäuscht wird, sich kritiklos in allen – auch oberflächlichen und häufig brutalen – Inhalten ergeht, um der Konfrontation mit dem eigenen leeren Innern zu entgehen. Manchmal greift der Jugendliche dann auch zu bestimmten Substanzen, die ihm von innen künstliche Bilder, sogenannte Halluzinationen hervorzuzaubern.

Deshalb lasse man den Kindern das Lesen unter der Bettdecke, die heimlichen Tagebücher, die Traumbilder, Hermann Hesse und

Karl May und führe sie nicht zu früh an die Prosa des Lebens heran! Man lasse ihnen möglichst lange noch etwas Poesie, denn die Nüchternheit kommt (leider) früh genug! Bilder mit wahren seelischen Inhalten sind ein Trost und eine Bereicherung für den Menschen, während solche ohne Tiefe oder gar mit zerstörerischen Inhalten falsche Hoffnungen wecken und den Bezug zur Realität verzerren. Dazu gehören vor allem auch Comics. Arbeitet nicht die ganze Werbeindustrie zudem mit Sehnsuchtsbildern, von der einsamen Insel im azurblauen Wasser, mit unberührtem weißem Sand und wehender Palme bis hin zur Verheißung von Abenteuer und Freiheit? Hier liegt das versteckte Problem auch darin, daß diese Bilder, auch wenn wir sie nur halbbewußt aufnehmen und gleich wieder vergessen, doch in unserem Unterbewußtsein weiterleben. Wir müssen sie sogar seelisch verdauen. Da sie unechte Bilder sind, die aber gewissen Sehnsüchten entgegenkommen, verstärkt sich der Hunger nach Inhalten, die noch mehr bieten. Es ist nichts anderes wie das übermäßige Verlangen nach Süßigkeiten, die auch ein seelisches Defizit ausgleichen sollen. Heute schon spricht man bei Jugendlichen, die einen übermäßigen Fernsehkonsum haben, von einer »Bilderfettsucht«. Das hat begreiflicherweise einen ungesunden Einfluß auf die Seele und letztlich auf den Körper. Somit kränken diese inhaltsleeren Bilder den Menschen genauso wie eine Droge, nur subtiler und langsamer. Was Bakterien und Viren für den Leib, sind die zerstörerischen Bilder für die Seele. Sie ruinieren die Gesundheit des Menschen.

Was kann der Erzieher tun?

Was heißt das nun für den Erwachsenen – Eltern, Erzieher oder Therapeuten? Daß wir diese Welt nicht von heute auf morgen ändern können, wissen wir. Auch sind schon genug Bücher über die Gefahren des Fernsehens als »Droge im Wohnzimmer«, über den schädlichen Einfluß von Comics, Reklamen und Rockmusik veröffentlicht worden, ohne daß sich etwas Entscheidendes im Verhalten der Menschen erkennbar geändert hätte. Wir sollten für die Erziehung die wahren Märchenbilder und Mythen, auch Vorbilder aus der Geschichte, wieder ernster nehmen. Wir sollten nicht moralisieren und dauernd über die Gewohnheiten der Jugendlichen schimpfen und alles, was sie tun, verteufeln. Wir müssen uns darüber hinaus fragen, wo wir selbst »gesunde« Bilder aufnehmen: Sollten wir nicht einmal wieder ins Museum gehen, uns mit Kunst befassen, gute Bücher lesen oder auch mit Interesse Naturerscheinungen betrachten und die Kinder auf all dies hinweisen? Das können gesunde Gegen-Bilder sein. Wenn der Erwachsene nur moralisiert und dabei selbst untätig im Sessel sitzen bleibt, wenn er aus Bequemlichkeit die Kinder vor dem Fernseher oder Computerspielen sich selbst überläßt, wird sich nichts ändern, im Gegenteil. Ist es doch verständlich, daß Jugendliche in einem bestimmten Alter für ekstatische Musik eine Vorliebe haben, denn noch mehr als Bilder geht die Musik tief in die Seele, ergreift sogar die Gliedmaßen, das heißt den Willen. Die Musik ist äußerer Ausdruck des gestauten inneren Seelenlebens, der Sehnsucht, und ergreift den Menschen deshalb am stärksten. Vor Bildern, wenn sie nicht gerade überwältigend sind, zuckt man nicht mit den Gliedmaßen oder weint – was bei der Musik keine Seltenheit ist. Deshalb werden die Menschen heute auch überall und den ganzen Tag über mit Musik berieselt – Gefühle werden damit von außen gesteuert, der Kaufdrang in den Läden stimuliert, gelöste Stimmung in Restaurant oder Flugzeug suggeriert. Ebenso wie tiefgehende gesunde Bilder braucht der Mensch für sein Seelenleben heute auch wieder inspirierte gesunde Musik. Eine persönliche Erfahrung sei an dieser Stelle eingefügt. Mit unseren Patienten aus der Drogenklinik sind wir in der Osterzeit regelmäßig in Richard Wagners Oper »Parsifal« gegangen, dessen Hauptthema auch Sehnsucht und Erlösung ist. Noch nach Jahren haben sie, die bis dahin nur Rockmusik kannten, begeistert vom Inhalt und der Musik dieser Oper gesprochen. Dies sehe ich als

Beweis dafür, wie gesundend und tiefgreifend die klassische Musik sein kann, wenn man die Menschen nur richtig an sie heranführt. Sollten die Kinder zunächst nicht für einen Opern- oder Konzertbesuch zu gewinnen sein, dann besuche man doch einmal mit ihnen ein Rockkonzert, um sich ein eigenes Urteil bilden zu können. Ihr Kind wird Sie dann zumindest ernster nehmen. Im Anschluß daran kann man ihm ja dann erzählen, was man wahrgenommen hat. Lassen Sie auch Ihr Kind erzählen! Tauschen Sie *Erfahrungen* aus, und versuchen Sie so zu erreichen, daß Ihr Kind dann auch einmal an Ihrer Welt teilnimmt. Haben Sie noch eine solche Welt, oder sind Ihre ganzen Sehnsüchte verschüttet, und Sie predigen nur noch, was *Sie* früher nicht durften?

Es sei hier noch ein bewährter pädagogischer Hinweis gegeben: Zwingen Sie Ihrem Kind, auch wenn Sie es noch so gut meinen, nichts auf; es ist kein Sack, in den man etwas hineinstopfen kann. Machen Sie ihm eine Sache aus eigener innerer Überzeugung so schmackhaft, daß es dann von sich aus danach verlangt. Dann wird es selbst langsam spüren und lernen, was gut für es ist. So wird für die späteren Jahre der Grund für Lebensfreude und -kraft gelegt, weil sich etwas aus dem innersten Wesen des Kindes entfalten konnte. Das erlebt der Mensch als Freiheit. Und wer diese Freiheit erfahren hat, greift später nicht mehr nach Dingen, die ihrerseits von ihm Besitz ergreifen.

»Im Suchen erkenne dich«

Wären wir nicht Suchende unser Leben lang, wir wären keine Menschen mehr oder schon am Ziel. Alle individuelle und kulturelle Entwicklung hängt mit diesem Suchen zusammen. Aber was suchen wir eigentlich als Menschen auf der Erde? Haben wir nur noch unsere Arbeit und unsere Freizeit im Sinn? Gibt es denn nicht auch eine andere Seite des Suchens in uns: nach dem Sinn unseres Daseins, nach höheren, moralischen Werten? Gerade in der Pubertät ist der Mensch für solche Dinge äußerst offen.

Es wurde bereits dargestellt, daß ungestillte Sehnsucht zum Suchen führt, und Suche bedeutet Unruhe, innere und äußere Bewegung. Die Jugendlichen der sechziger Jahre fanden die Antwort auf ihre drängenden Fragen und Probleme nicht auf den Universitäten und Schulen, und so trieben sie sich protestierend auf den Straßen herum oder wanderten zu östlichen Lehrern ab. Das brachte natürlich ein äußerst unbequemes Unruheelement in die bürgerliche Gesellschaft. Es sei nur an Parolen erinnert wie: »Die Phantasie an die Macht« oder: »Wir sind die, vor denen uns unsere Eltern gewarnt haben.«

Nun ist es psychologisch interessant zu beobachten, daß der Prozeß des Suchens wie ein Aufwachprozeß ist. Hat man das Gesuchte gefunden, tritt Sättigung ein, dann hört die Aktivität auf, der Mensch droht einzuschlafen – wie wir das zum Beispiel in vielen Partnerschaften immer wieder beobachten können.

Nehmen wir als Beispiel den gewöhnlichen Hunger oder im Extremfall den Drogenkonsum. Durch das Hungererlebnis bzw. Suchtverlangen wird das Ichgefühl gesteigert, der Mensch ist aktiv und schöpferisch. Durch die Sättigung oder Lustbefriedigung tritt Abstumpfung, Passivität, sogar Schlafbedürfnis auf. Man kann die Erfahrung machen, daß mit dem gewöhnlichen Worte *Ich* – das heißt aktives Bewußtsein –, nicht eine Erfüllung des Seelischen, sondern eine Sehnsucht, ein Begehren bezeichnet wird, das auf Erfüllung wartet. Leblose und abstrakte Gedanken schwächen beispielsweise unser Ichgefühl. Wir schlafen beim Vortrag oder im Hörsaal ein. Es wird uns langweilig, weil wir von den Gedanken nichts mehr erwarten, da sie uns nicht weiterführen. Gedanken mit geistigen Inhalten hingegen, mit Willensimpulsen und Idealen versehen, verstärken unser Ichempfinden, wir gehen wacher und gestärkt aus einem Vortrag oder einer Vorlesung.

»Was suchst du eigentlich?« müßte im Grunde die Frage an jeden Süchtigen lauten. An dieser Stelle sei zunächst darauf hingewiesen, daß es zweierlei Arten von Befriedigungen gibt, die jeweils mit unserem höheren oder niederen Menschen zusammenhängen: die geistige und die materielle Befriedigung. Beide sind notwendig; aber haben wir nicht an uns selbst öfter erfahren, daß die materielle Befriedigung unser Sehnen letztlich nie oder nur kurzfristig beruhigt? Meistens verstärkt sie sogar noch die Sucht nach etwas Besserem oder Teurerem. Denn jede materielle Sucht ist letztlich eine Kompensation von seelisch-geistiger Unzufriedenheit. Es sei nur an den Zusammenhang von Liebeskummer und Schokoladenkonsum erinnert oder an die vielen anderen materiellen Süchte, die Surrogate für vorenthaltene Liebe, Unverständnis oder mangelnde Anerkennung sind. Oft wird von den Eltern mangelnde Zuwendung den Kindern gegenüber durch Geld oder Spielzeug kompensiert. Materie kann aber nie die Lösung eines seelischen Problems sein, das kann nur die verwandelte Materie, die dem Menschen zur Entfaltung seines Wesens verhilft.

Je ernsthafter der Mensch einem geistigen Streben folgt und sich mit wahren Gedanken erfüllt, desto weniger bedarf er der Befriedigung durch die Materie.

Man beobachte nur einmal abends oder nachts in einer Großstadt, wie viele Menschen ziellos herumlaufen oder stumm in den Cafés sitzen. Sie alle sind auf der Suche nach etwas und ertränken ihre Unruhe häufig im Alkohol. Den Jugendlichen, die in Gruppen vor den Diskotheken herumhängen, geht es nicht anders.

Ein Sinnspruch von Rudolf Steiner mag abschließend das hier Dargestellte zusammenfassen:

Im *Suchen* erkenne dich,
Und wesend wirst du dir.
Entzieht das Suchen sich dir:
Du *hast* dich zwar im Sein,
Doch Sein entreißet dir
Des eigenen Wesens Wahrheit.

Das heißt: Wenn Du nicht mehr suchst, bist Du zwar noch am Leben, bist vielleicht ein biologisch zufriedenes Wesen, doch ohne Werden und Entwicklung, ohne Übereinstimmung mit Deinem höheren Wesen, ohne Wahrheit. Du selbst bist Schein, ein vielleicht schönes Bild, aber ohne Inhalt. Du brauchst keine Angst zu haben, der Widersacher wird Dich nicht versuchen, denn Du suchst ja nicht mehr, Du bist uninteressant geworden . . .

». . . und führe uns nicht in Versuchung«

Unter Versuchung verstehen wir gemeinhin die Verlockung zur Sünde. Gegen die Gesetze der Welten- bzw. Naturordnung zu verstoßen, ist ursprünglich mit dem Begriff der Sünde charakterisiert. Als Menschen mit einer individuellen Seele sind wir immer verlockenden und zerstörerischen Einflüssen unterworfen. Die Ursünde ist der Fall in die Materie. Der Genuß und damit die Leidenschaft wurden um ihrer selbst willen erstrebt, was den Egoismus als Wurzel vielen Übels zur Folge hatte. Dieser Prozeß war aber andererseits die Voraussetzung für Freiheit und Individualisierung. Versuchermächte kommen jedoch immer dann besonders an den Menschen heran, wenn er sucht und strebt, wie das in der Gestalt des Faust urbildhaft zur Darstellung kommt. Dem Menschen wird für sein seelisch-geistiges Begehren ein physischer Ersatz versprochen, der aber seine Seele bindet und fesselt und ihn von einer äußeren Zufuhr abhängig macht. Liegt nicht auch der Drogensucht die Suche nach etwas Geistigem zugrunde, das Streben nach dem anderen, nicht irdischen Bewußtsein, nach den »alten Mondenkräften« (vgl. S. 26) in uns, die zum Beispiel durch den Schlafmohn (Opium) aktiviert werden? Es sind erfahrungsgemäß nicht die Schlechtesten unserer Gesellschaft, die den Drogen oder gewissen Sektenideologien verfallen. Sie sind vielleicht nur zu schwach, um den Verlockungen standzuhalten.

Was aber soll man machen, wenn der Schmerz und die Sehnsucht so groß sind, daß man sie nicht einmal formulieren kann und nur den Ausweg sieht, sich zu betäuben, sich damit aber auch aus der Gesellschaft zu isolieren? Denn eines ist klar: Der junge Mensch geht heute in unserer Welt – wie auch der Erwachsene – durch Tausende von Versuchungen hindurch. So muß die eigentliche Frage lauten: Wie lernt er von Kindheit an, der Versuchung zu widerstehen, Seelenstärke zu üben und Verzicht zu leisten? Ein Unzufriedener zieht die Versuchungen an und verfällt ihnen leichter. Ihm kann man nur durch innere Stärkung helfen. Hier zeigt sich ein Kernproblem unserer heutigen Erziehung. Wir müssen die Kinder seelisch richtig für das heutige Leben vorbereiten. Das ist vom Intellekt her nicht ausreichend, ja im Grunde nicht möglich. Wir leben heute in einer ausgesprochenen Versuchungs- bzw. Suchtgesellschaft, die uns von Kindesbeinen an begleitet.

Gibt es historische Vorbilder, wie man den Verlockungen am besten widerstehen kann? Ein Weg ist sicher, wie wir aus Märchen und Mythen wissen, der Versuch, die täuschende Maske des Bösen zu durchschauen, um den Versuchermächten durch wahre Erkenntnis und klares Urteil entgegenzutreten. Ein anderer Weg ist der, die höheren Gesetze des Menschseins mehr zu achten als die materiellen, das heißt den Blick auf größere Zusammenhänge zu richten und eine gesunde Selbstlosigkeit zu üben, um den verhärtenden Kräften des Egoismus zu widerstehen. Da ein Kind diese seelische Reife noch nicht haben kann, müssen ihm die Erwachsenen zunächst Vorbilder sein. Das kleine Kind ahmt nach. Der Jugendliche wird aus Liebe zur Autorität auf den Erwachsenen hören, wenn diese Liebe durch das Vorbild in ihm geweckt wurde. Ich habe bei Jugendlichen erlebt, daß sie beispielsweise nach Coca Cola oder »Hamburgern« nicht mehr so kritiklos verlangen, wenn man ihnen die Wirkung von Phosphaten und Zucker erklärt, aber auch, daß ganze Wälder abgeholzt wurden, um Weideflächen für die Rinder zu gewinnen, die das Fleisch liefern.

Das Erziehungsmotto heißt: *Nicht moralisieren, sondern charakterisieren.* Die dem Menschen eingeborene natürliche Moralität
sucht sich dann individuell schon das Richtige.

Aus dem Dargestellten wird deutlich, daß die Versuchung eine
objektive Macht darstellt, die uns täuscht, verführt und von unserem inneren Wege abbringen will, die uns etwas schenkt, für das wir
aber später die Rechnung präsentiert bekommen. So steht der
Mensch ständig zwischen Gut und Böse und muß eine innere Entscheidung treffen. Ein wesentliches Charakteristikum des »Teufli-
schen« liegt darin, daß es uns zunächst immer etwas Gutes vorspiegelt. Mit anderen Worten: Der Teufel kommt zunächst in Engelsge-
stalt. Das fordert die Erkenntniskraft des Menschen heraus, erklärt
aber auch viele Vorgänge bis hin zu geschichtlichen Ereignissen.
Man denke nur an den Anfang des Dritten Reiches. Auch Drogen
sind zunächst wie Balsam, aber sie täuschen eine Welt vor, die am
Ende Illusion, Wahn, Zerstörung und Elend nach sich zieht. Eine
Frage, die in jeder Suchttherapie auftaucht, ist unter anderem die:
Ist der Stoff nur für den Körper schädigend, oder zerstört die eigentliche Abhängigkeit, die Sucht, auch die Seele? Gibt es das überhaupt, daß jemand Schaden an seiner Seele nehmen kann? Ich sehe
in der seelischen Schädigung, die gewiß auch bis ins Nachtodliche
hineinwirkt, eine der größten Gefahrenquellen für den Menschen.
Davon spricht schon das Neue Testament. So steht zum Beispiel im
zwölften Kapitel des Lukas-Evangeliums (12, 4–5): »Ich sage
euch, die ihr meine Freunde seid: Fürchtet euch nicht vor denen,
die den Leib töten, die aber weiter nichts zu tun vermögen. Ich will
euch zeigen, wen ihr fürchten sollt: Fürchtet euch vor dem, der,
nachdem er den Leib getötet hat, die Macht besitzt, die Seele in den
Abgrund zu stürzen.« Das Irren gehört natürlich zum Menschen
auf seinem Lebensweg dazu. »Stolpern fördert«, hat Goethe einmal
gesagt. Erziehen muß man die Menschen, daß sie die Tatsachen besser durchschauen lernen, dann werden sie auch davor bewahrt,
nicht auf alles hereinzufallen. Gesunde Urteils- und Gewissens-
kräfte müssen von Kindesbeinen an geschult werden. Genausowe-

nig wie Viren und Bakterien die Krankheiten sind, genausowenig sind die Drogen die Ursachen der Sucht. Die Selbstzerstörung ist nur der materielle Ausdruck der Seelennot.

Als Arzt wird man öfter gefragt, ob man sich demnach alle die schönen kleinen Versuchungen, die Genüsse und die Genußmittel verbieten und auf alle Lust verzichten soll. Selbstverständlich nicht! Aber Lust und Genuß um ihrer selbst willen sind zerstörerisch, fördern den Egoismus. Wir müssen wie die Bienen den süßen Nektar aus der Welt saugen, ihn aber auch durch Eigenaktivität in Honig verwandeln, das heißt das Erfahrene in Erkenntnis und Weisheit umwandeln, die wir dann den Menschen und der Welt wieder zurückgeben. Der Genuß ist die Voraussetzung dafür, sich mit der Welt zu verbinden. Er bereichert den Menschen, verödet ihn aber und kann ihn süchtig machen, wenn kein Verzicht geübt werden kann. Der Verzicht auf weiteren Genuß ist eine wesentliche Ichfähigkeit gereifter Menschen.

Am Ende steht die Sucht

Wie hoch waren Deine Pläne und Ideale, und plötzlich hängst Du in irgendeiner Form am Stoff – auch wenn es zunächst nur aus Geltungssucht geschieht! Längst verdrängt und vergessen sind Deine wahren Sehnsüchte. Du möchtest Dich mitteilen, aber Du bist verstummt, weil keiner Deine Sehnsüchte stillen konnte. Nur der Rausch, das Vergessen, der Traum ist übriggeblieben. Du bist krank aus Sehnsucht nach Stoff, wovon Du immer mehr brauchst. Es treibt Dich um, Du lebst nur noch mit einem Gedanken: »Wie komme ich dran, wo finde ich ihn?« Du haßt Dich selbst und den Stoff dazu, durch ihn fühlst Du Dich zwar groß und stark, doch gleichzeitig haßt Du ihn und Dich um so mehr.

Wodurch entsteht eine Sucht? Ihr tiefster Ursprung, so sagten wir oben, ist die ungestillte Sehnsucht; die Sucht als ein materielles

Surrogat für das Sehnen. Ohne die Begriffe von Egoismus und Liebe, Versklavung und Freiheit, ist das Wesen der Sucht jedoch nicht zu verstehen. Das wird sich im weiteren Verlauf dieser Schrift noch zeigen. Die Sucht ist also eine seelische Krankheit; sie ist aber auch immer eine innere Schwäche, ein mangelnder Widerstand gegen Äußeres. Je reicher der Mensch aber innerlich ist, je mehr Aktivität er selbst entwickelt, desto unabhängiger wird er von äußeren Dingen.

Dies sei an der Ernährung etwas näher erläutert: Alle innere wie äußere Selbsttätigkeit stärkt den Menschen, alle passive Fremdtätigkeit lähmt seine Kräfte und versklavt ihn an das Äußere. So möchte sich der Organismus beispielsweise aus Stärke bzw. Kohlehydraten seinen eigenen Zucker bilden. Je mehr er das tut, desto unabhängiger wird er vom »äußeren« Zucker. Fehlt aber die organische Aktivität, weil die Ernährung qualitativ schlecht ist, meldet sich ein Zuckerbedürfnis, das sich bis zur Zuckersucht steigern kann. Das, was man selber hätte tun sollen, übernimmt nun der von außen eingeführte Stoff: Er vermittelt zunächst ein Wohlgefühl, »durchsüßt« und befriedigt uns seelisch, wenn wir zum Beispiel durch Kummer »sauer« sind oder das Leben »bitter« ist. So sind wir als Menschen immer in Gefahr, einem bestimmten Stoff zu verfallen, der in uns genau das bewirkt, was wir durch eigene Aktivität hätten vollbringen sollen. Die Lösung des Problems liegt also nicht darin, den Stoff zu verbieten oder zu verteufeln, sondern Leib und Seele so zu aktivieren, daß man an der Selbsttätigkeit Lust und Freude empfindet.

Das ist in unserem passiven Konsumzeitalter natürlich sehr schwer. Können wir nicht von allen Dingen süchtig werden? Von Menschen, von der Arbeit, vom Essen, von der Liebe …? Ist es nicht ein durchgängig menschliches Phänomen? Ist der Stoff als solcher schon böse? Sind nicht die stärksten Gifte auch die besten Heilmittel?

Eines der Geheimnisse der Gifte liegt darin, daß sie in sich Kräfte bergen, die unseren Seelenkräften zum Teil aufs Haar gleichen, wie wir das bei den Drogen noch sehen werden (s. S. 173). Traumbilder

41

tauchen auf – Schmerzlosigkeit, Vergessen, Enthemmung, Steige-
rung der Lust, all dies können sie bewirken. Wie machen sie das?
Natürlich heißt die Hauptfrage immer: Wie bekomme ich einen
Menschen wieder vom Stoff los? Auf der anderen Seite wurde aus
dem Vorangegangenen deutlich, daß es ein langer Weg ist, bis man
an der Droge hängt. Warum kommen so viele Jugendliche mit Alkohol, Tabak oder gar Suchtmitteln zusammen und werden doch
nicht süchtig? Was für ein Seelenboden muß präpariert sein, damit
die Sucht entsteht? Ist es gleichgültig, wenn man eine Kopf-
schmerztablette nimmt und sich dann passiv verhält, oder ob man
die Migräne wegbekommen möchte, um für andere Menschen tätig
zu sein? Läßt sich die Wirkung eines Stoffes verändern durch seelische Aktivitäten? Es ist zum Beispiel bekannt, daß durch eine fett-
reiche Mahlzeit der Cholesterinspiegel ansteigt, aber auch wenn der
Mensch im Streß ist. Das heißt mit anderen Worten, daß die Wirkung des Stoffes keine objektive ist.

Wie wir später sehen werden, gibt es tatsächlich einen Unterschied, ob man den Stoff wenig, häufig oder immer nimmt. Tabak-
rauchen ist die eine Sache, die Versklavung der Seele an den Tabak,
das Nicht-mehr-anders-Können die andere. Weniger schadet der
Tabak, mehr aber die Versklavung an die Substanz.

Was ist also das Zerstörerische an der Sucht? Der Stoff oder die
seelische Wirkung? Dies sei noch einmal kurz am Essen skizziert.
Der Hunger ist ein Urtrieb des Menschen nach stofflicher Nahrung. Gesund ist der Mensch nur, wenn er, seinen Leib vergessend,
sich der Welt öffnet. Ab und zu meldet sich der Leib, das Hungergefühl als solches ist aber rein seelischer Natur. Ist die Aufmerksamkeit auf den Leib vorbei, der Hunger gestillt, der Mensch befriedigt
und satt, kann er sich wieder frei der Welt zuwenden.

Dieses Freiwerden vom Leib ist nun beim Süchtigen grundlegend
gestört: Ewig meldet sich der Stoffwechsel und sagt dem Kopf, daß
er für ihn Nahrung herbeischaffen muß. Er ist wie ein Drache, der
nie satt wird. Das ganze Sinnen und Trachten, das ganze Bewußtsein ist Tag und Nacht nur auf das Bedienen des unteren Triebmen-

schen gerichtet. Der Stoff verliert jetzt seinen Sinn. Er bekommt eine Eigendynamik und eine sinnlose zerstörerische Sinnlichkeit. Daraus wird verständlich, daß der Süchtige, wenn man ihm den Stoff wegnimmt, sofort eine Ersatzdroge sucht. Die sogenannte Suchtverlagerung tritt ein. Will man eine sinnvolle Suchtprophylaxe betreiben, so muß man schon mit der Muttermilch und der frühkindlichen Ernährung eine gesunde Grundlage schaffen. Bekommt das Kleinkind eine Ernährung, die in ihm Lebenskräfte weckt, und wird echte Zuwendung und kein Liebesersatz in Form von Musikkassetten, später Fernsehen, Computerspielen, Mofas usw. geboten, ist das die beste Voraussetzung, nicht einer Sucht zu verfallen.

Hier sei noch kurz ein Blick darauf geworfen, wie die verschiedenen Drogen als Ersatzstoffe für die Seelenschwächen zusammenpassen. Wer tendiert mehr zum Alkohol, wer mehr zu Heroin, Haschisch, zur Freßsucht? Das ist oft gar nicht so einfach zu beantworten. Stellvertretend sei an dieser Stelle ein indisches Märchen zitiert, das auf das Geheimnis von Stoff und Seele verweist. In diesem Falle erwächst aus Angst und aus einem inneren Minderwertigkeitskomplex das Bedürfnis, sich in etwas Höheres, Besseres zu verwandeln. Es ist die Geschichte von der Entstehung der Mohnpflanze und damit des Opiums, die uns verständlich macht, wie alle Gifte eine Scheinverwandlung herbeiführen, während das eigentliche Heilmittel gegen die Sucht nur eine echte Selbstverwandlung sein kann. Die Ratte in uns muß sich selbst in eine Königin verwandeln! In dem Märchen wird auch exemplarisch deutlich, daß aus dem Bruch von Sein und Schein aller Fixer-Hochmut resultiert, der an der Lebenswirklichkeit zerbricht, und der nur geheilt werden kann, wenn eine echte Arbeit am Selbst aufgenommen wird.

Die Ratte

»Es war einmal ein Heiliger, der sich aus der Welt zurückgezogen hatte und im Dschungel eine kleine Hütte gebaut hatte. Dort meditierte er zwanzig Jahre und schwieg, bis er eines Tages auch die Sprache der Tiere verstehen konnte. Seine einzige Nahrung war, was ihm eine freundliche Ratte brachte, und er fragte auch nicht, warum sie das tat. Und sie seufzte täglich bedeutungsvoll.

›Warum klagst du so?‹ fragte der Heilige eines Tages und sprach damit nach zwanzig Jahren das erste Wort. ›Ach, heiliger Mann‹, seufzte da die Ratte. ›Mein Leben ist nur Angst und Angst. Ständig bin ich in Angst vor dem größten Feind, der Katze. Du kannst nicht verstehen, wie schrecklich so ein Leben ist. Du bist ein heiliger Mann und wurdest durch deine Askese so mächtig, daß du mich mit einem Wort in ein besseres Wesen verwandeln könntest, doch du denkst ja in deiner Heiligkeit nicht an mein trauriges Los.‹

Und so setzte die Ratte dem Heiligen zu, so lange, bis er sie eines Tages wirklich in eine Katze verwandelte. Doch die Ratten-Katze war nicht glücklicher.

›Ach, hättest du mich doch nie in eine Katze verwandelt‹, klagte sie immer wieder. ›Nun bin ich in ständiger Furcht vor den Hunden. Aber du, der du mein Rattenleben durchbrochen hast und mich in dieses schreckliche Katzenleben stelltest – warum verwandelst du mich nicht in einen Hund? Du hast ja damit angefangen. Warum gehst du nicht den nächsten Schritt?‹ So bedrängte ihn die Ratte wieder.

Nun, als die Ratten-Katze ein Hund war, hatte sie vor den Schakalen Angst. Und da der Meister nun schon so weit gegangen war, mußte er auch den nächsten Schritt tun. Und der Ratten-Katzen-Hund-Schakal fürchtete sich natürlich vor dem Tiger. Also wurde eines Tages aus der Ratte ein Tiger. Der fauchte und brüllte fürchterlich, und alle Tiere des Dschungels duckten sich, wann immer sie ihn hörten. Doch eines Tages kam der Tiger ganz kleinlaut in die Hütte des Heiligen: ›Was ist denn nun schon wieder?‹ fragte der. ›Nun kannst du mir doch nicht erzählen, daß du immer noch unter Angst leidest.‹

›Natürlich nicht‹, sagte der Ratten-Tiger. ›Und doch ist mein Herz von Gram zerfressen. Ich habe einfach falsch gedacht – ein

Tiger ist das Höchste nicht. Gestern sah ich – ich sage dir, mir sträubten sich die Barthaare –, gestern sah ich den Elefanten des Königs. Mit prunkvollen Decken war er geschmückt, ein Anblick wahrlich nicht aus dieser Welt, und er trug eine vergoldete Sänfte mit dem König in all seiner Pracht. Wahrlich, sage ich dir, nie mehr kann ich als Tiger glücklich sein, seit ich dies sah. Du mußt mich in einen Elefanten verwandeln.‹ Der Heilige war zornig, aber die Ratte hatte recht – da er einmal damit begonnen hatte, ihre Wünsche zu erfüllen, mußte er sie nun auch in einen Elefanten verwandeln. Der Dickhäuter zertrampelte zunächst einmal seine Hütte und lief dann durch den Dschungel davon.

Nach einiger Zeit aber kam er wieder und bat vielmals um Entschuldigung. ›Ach‹, sagte er, ›ich habe mir wohl alles falsch vorgestellt. Ich wurde richtig gefangen und an den Hof des Königs gebracht. Dort wurde ich auch gezähmt – es war schrecklich, aber ich ließ alles mit mir machen –, und ich wurde prächtig herausgeputzt. Doch der König wollte mich nicht besteigen, sondern setzte die Königin auf meine Sänfte. Da verzweifelte ich, denn ich erkannte, daß das Höchste wohl doch eine Königin ist. So warf ich meine Sänfte ab, zertrampelte das Tor des Palastes, und nun bin ich hier. Verwandle mich in ein schönes Mädchen!‹

Natürlich wollte der Heilige das nicht tun, und dann tat er's doch. Und als der König in den Dschungel zur Jagd ritt, saß an einem Baum ein wunderschönes Mädchen. Natürlich fragte er neugierig, wer das schöne Kind sei.

Da klagte und weinte das Mädchen: ›O König, ich bin eine Königstochter, die als kleines Mädchen geraubt wurde. So kam ich zu einem Einsiedler hier im Wald, doch der tat nichts für mich. Er hielt mich als Sklavin, er läßt mich nicht einmal aus dem Wald – ach, es ist ein trostloses Leben.‹

Ihren Rattencharakter hat die Ratte ja immer beibehalten, alles zu tun, was ihr allein nützt, ohne an andere zu denken. Doch der König verfiel in Liebe zu ihr, nahm sie auf seinem Elefanten aus dem Wald und machte sie zu seiner Favoritin.

Nun hatte sie alles, was sie sich je hätte erträumen können und noch viel mehr. Doch eines Nachts schien ein Mondstrahl auf ihr Lager und sagte der Lieblingsfrau des Königs, daß nun das Ende ihrer Rattenzeit gekommen sei. Ängstlich lief sie herum, wie eine Ratte in der Falle, und dann in den Garten. Sie versuchte, sich vor dem Mondstrahl zu verstecken und ein Loch zu wühlen. Ihre schönen Fingernägel brachen, doch es half nichts. So fand man sie am nächsten Morgen – Erde an den zerkratzten Händen und auf dem schönen, nun kalten Gesicht.

Der König war untröstlich und schickte in seiner Verzweiflung auch nach dem Heiligen um Rat. Der erzählte die ganze Geschichte und sagte: ›Werft ihren Leichnam in einen Brunnen und schüttet ihn mit Erde zu. Daraus wird eine Blume wachsen, die Trost, Gift und Segen auf einmal enthält.‹ So kam der Mohn in die Welt.«[3]

Der Acker wird bereitet ...

Wege zur Sucht

Voraussetzungen zur Sucht

Grundlagen der leiblichen und seelischen Gesundheit

Wie jede schwere Erkrankung, so ist besonders die Sucht ein komplexes Geschehen von seelischen, körperlichen, sozialen und oft weit zurückliegenden Vererbungsproblemen. Sie ist das Endstadium eines langen Weges und ähnlich verzweigt und oft ebenso undurchschaubar wie eine Krebskrankheit, bei der der Tumor auch nur ein äußerlich sichtbares Geschehen am Ende einer langen Kette ist – und nicht die ganze Krankheit. Diese wurzelt viel tiefer und zeigt – ähnlich einem Eisberg – nur ihre Spitze.

Gerade bei der Drogensucht, die ja besonders junge Menschen trifft, die noch am Anfang ihres Lebensweges stehen, haben wir ein Geschehen vor uns, das sowohl individuelle, familiäre, soziale als auch zeitbedingte Probleme enthält und somit zunächst ein undurchschaubares Geflecht ist. Es gibt also nicht *den* Grund für die Drogensucht, auch nicht *den* Schuldigen und ganz bestimmt nicht *die* Therapie. Auch fängt die Sucht nicht von heute auf morgen an, sondern mehr aus einem Experimentieren und Probieren heraus rutscht der Mensch je nach Veranlagung immer tiefer in die Abhängigkeit hinein und bleibt entweder an einer oder mehreren Substanzen hängen, worauf dann der Weg des Elends mit allen bekannten Folgen der Beschaffungskriminalität, Prostitution, Dealerei und so weiter beginnt. Die Suchtbereitschaft liegt also im Innern des Menschen und nicht in einer wie auch immer gearteten »Einstiegsdroge« – die kann Kaffee, Tabak, Alkohol, Haschisch, Nitroverdünner und sonstwie heißen. Da die Manipulation an der eigenen Seele mit Hilfe bestimmter Stoffe und damit die soziale und körperliche Selbstzerstörung ein krankhaftes Phänomen darstellt (wir wollen jetzt einmal die krankhafte Reaktion der Gesellschaft auf diese Pro-

bleme außer acht lassen, da diese Form von »Normalität« in einem
anderen Sinne krank zu nennen ist), sollen an dieser Stelle zunächst
einmal die Grundzüge von Gesundheit und Krankheit dargestellt
werden. Denn aus einem vertieften Verständnis und einem erwei-
terten Krankheitsbegriff lassen sich die Suchtprobleme besser erkennen und läßt sich auch eine solidere Brücke zur Therapie hin
bauen. Einige Fragen und Erkenntnisprobleme seien dazu an den
Anfang gestellt:

1. Was ist eigentlich – im menschlichen Sinne – Gesundheit und
   Krankheit im Körperlichen, Seelischen und Sozialen? Läßt sie
   sich definieren oder gar schematisieren?
2. Da das menschliche Leben ein zusammenhängendes Ganzes
   zwischen Empfängnis und Tod ist, fängt die Disposition von Gesundheit und Krankheit schon im Mutterleib an. So gibt es heute
   Erkenntnisse, die darauf hinweisen, daß spätere Schwächungen
   ihre Ursachen schon vor der Geburt haben.
3. Da die Drogensucht hauptsächlich ein Problem der früheren und
   späteren Jugendjahre ist (wobei nach heutigen Erkenntnissen die
   kritische Zeit hauptsächlich zwischen 15 und 28 Jahren liegt, danach der Mensch immer mehr von der Droge Abstand nimmt
   und sehr oft die Sucht von allein aufhört – in Drogenkreisen
   spricht man dann von der »magischen Grenze« –), muß danach
   gefragt werden, welche Erziehungs- und Umgebungseinflüsse
   von Elternhaus, Schule und Umwelt das heranwachsende Kind
   in seiner Entwicklung schädigen können. Immerhin ist es auffallend, daß die Drogenprobleme meist um die Pubertätszeit herum
   beginnen. Das führt uns auch zu der Frage der Gesetzmäßigkeiten im menschlichen Lebenslauf. Kennt man die Gesetze des sich
   entwickelnden Menschen und der äußeren Natur nicht, oder
   fehlt der noch vor wenigen Jahrzehnten weitgehend vorhandene
   »Instinkt« dafür, muß dies konsequenterweise zu Entwicklungsstörungen sowie seelischen bzw. körperlichen Schädigungen
   führen. Man »versündigt« sich gegen ein nicht vom Menschen

gemachtes, aber dem Menschen anvertrautes Gut. Die sich immer mehr verbreitende Berufstätigkeit der Mütter, ihre »Emanzipation«, konnte vielfach nur auf Kosten der Kinderbetreuung erfüllt werden. Das ist, ohne kritisieren zu wollen, eine Tatsache. Können hier – indem man gegen die Entwicklungsgesetze erzieht – Ursachen für die vielfältigen Jugendprobleme liegen?

4. Dies führt uns zu der ganzen Problematik zwischen Ich und Gesellschaft, die man zu Recht heute als Konsum- und Suchtgesellschaft bezeichnet, in der weniger die geistig-seelischen Werte als vielmehr ökonomisches Wachstum im Vordergrund stehen. Wie wächst ein junger Mensch in diese Gesellschaftsordnung hinein? Wo und wie können hierbei Ziele und Ideale zerbrechen?

5. Ein wichtiges, aber noch nicht genügend bearbeitetes Kapitel scheint mir das Problem zu sein, daß die Sucht, so individuell sie zu verstehen und behandeln ist, auch epidemischen Charakter angenommen hat. Das heißt, es müssen ähnliche Schwächungen – wie beim Immunsystem – im leiblich-seelischen Gefüge vieler Menschen vorliegen. Dies führt uns zu dem Zusammenhang der Generationen untereinander. Da die Menschen nicht nur körperlich (chromosomal), sondern auch seelisch, geistig und kulturell miteinander verbunden sind, können auf diesem inneren Wege schwere seelische und kulturelle Einbrüche und Erschütterungen von Generation zu Generation weitergetragen werden, die schließlich körperlich oder sozial ans Tageslicht kommen. Darauf soll später noch näher eingegangen werden.

Dies alles muß berücksichtigt werden, wenn man den Menschen als Individuum und als seelisch-geistiges Entwicklungswesen verstehen will und nicht nur als einen »Betriebsunfall« irgendwelcher »Opiumrezeptoren«. Gehen wir deswegen noch einmal an die Wurzel und fragen uns nach dem Wesen von Gesundheit und Krankheit mit besonderer Berücksichtigung der verschiedenen Lebensalter.

Es wurde bereits angedeutet, daß Gesundheit und Krankheit weder einer Definition noch einem Normalbegriff unterliegen.

Warum? Weil jeder Mensch eine Einmaligkeit, eine Unteilbarkeit (In-dividualität) ist und somit Gesundheit und Krankheit im Körperlichen wie im Seelischen immer einmalig sind. Was dem einen gut tut, kann dem anderen schaden und umgekehrt. Es gibt also keine allgemein gültigen Definitionen und schon gar keine äußeren Laborstandards, wie man sein muß, welchen Blutdruck, welche Menge an Hormonen, Blutkörperchen usw. man zu haben hat. So ist also auch von der chemisch-physiologischen Seite und besonders von den psychologischen Normbegriffen her Gesundheit und Krankheit nicht faßbar. Und doch gibt es ein Charakteristikum für jede Gesundheit, die ja nichts Stabiles, Einmaliges ist, sondern sich mit uns wandelt und verändert: Das ist unser persönliches Empfinden bzw. Mißempfinden, wenn wir der Welt gegenübertreten. Gesundheit und Krankheit lassen sich nur aus dem inneren Verhältnis zwischen uns und unserer Umwelt erklären, in der wir von klein auf bis zum Tode stehen. Gesund, das heißt wohl und behaglich empfinden wir uns, wenn in irgendeiner Form eine *Übereinstimmung*, also Harmonie zwischen uns und der Welt besteht. Wir sind in ein Land, in eine Kultur, Sprache, Landschaft und in eine Zeit hineingeboren worden. Je nach Veranlagung, Verfassung, Temperament, Konstitution suchen und gestalten wir unsere Umgebung. Wir bemühen uns und kämpfen sogar darum, daß das Äußere immer in irgendeiner Form dem Innern entspricht bzw. sich wenigstens annähert. Wir lieben das Meer oder die Berge, helle oder dunkle Farben, sind mehr Morgen- oder Abendmenschen, essen lieber Süßes oder Pikantes, lieben mehr die Ruhe oder die Bewegung. Dies könnte unendlich weitergeführt werden. Leben wir in irgendeiner Form in Übereinstimmung mit unserer Umwelt, entspricht sie unserem Innersten, dann taucht ein Wohlgefühl in unserer Seele auf: Es wird uns *gemütlich*. Unser innerer Seelenkern, unser Gemüt wird angesprochen. Wir identifizieren uns seelisch-leiblich mit der jeweiligen räumlichen oder zeitlichen Situation.

Für diese Verhältnisse muß der Mensch aber erst herangebildet werden, das heißt, er muß in sie hereinwachsen. Nur so läßt sich auch verstehen, daß jeglicher Bruch zwischen Ich und Welt von kürzerer oder längerer Dauer zu einer Kränkung führen muß, mit allen darauf folgenden leiblichen, seelischen oder sozialen Konsequenzen bis hin zum seelischen Betäubungsverlangen.

So ist es eine unserer größten Erziehungsaufgaben, dem Kind seinem Wesen gemäß die Welt so zu gestalten, daß es sich darin individuell und frei entfalten kann, um dann, wenn die Ich-Reife um das zwanzigste Lebensjahr eintritt, sein Leben selbstgestaltend in die Hände zu nehmen. Kann man sich behaglich fühlen in einer Welt, die schon fertig ist, undurchschaubar und bedrohlich? In der die wesentlichen Seelenfragen, die besonders in der Pubertät auftauchen, nicht beantwortet sind oder sogar dem Menschen widersprechen? Erleben wir nicht alle den zeitbedingten Bruch und damit die Wunde zwischen uns und unserer Welt? Wo soll sich zum Beispiel der gesunde Zorn der Jugend austoben? Sind in der Schule »gesunde« Flegel noch geduldet? Wird nicht oft nach einem originellen Streich sofort die Polizei geholt?

Also halten wir fest: Zeit seines Lebens und schon im Mutterleib unterliegt der Mensch bestimmten Gesetzmäßigkeiten, die sich zunächst leiblich, später dann seelisch-geistig äußern, die aber nur erfüllt werden können – manchmal durch enorme äußere und innere Widerstände hindurch –, wenn auch das Umfeld dem Menschen entspricht. Am Beginn des Lebens steht die Erziehung, später stehen Selbsterziehung und eigene Lebensgestaltung im Vordergrund. Die Erkenntnis dieser Gesetzmäßigkeiten ist also eine unabdingbare Notwendigkeit für eine gesunde Entwicklung des Kindes. Entfalten sich die leiblichen, seelischen und sozialen »Hüllen« in der entsprechenden Art, so kann der Mensch seine Individualität entfalten, sich altersentsprechend entwickeln und mit seinem Wesen die Hüllen als Werkzeuge gestalten und benutzen. Ein Verstoß gegen dieses Gesetz hat unmittelbare oder spätere Folgen in der Weltbegegnung, in der Gestaltung seines eigenen Lebens und führt somit zu tiefgreifenden Willenschädigungen und oft zu einem konstitutionellen Lebensüberdruß. Aus diesem Bruch zwischen Ich und Welt resultieren dann die neurotischen Erkrankungen, das permanente Unwohlsein und das Verwundungsgefühl und damit die Antipathie dem Leben gegenüber.

Da der Mensch heute aber von sich und seinem Wesen fast nichts mehr weiß, tauchen lebensfeindliche und zum Teil selbstzerstörerische Tendenzen in ihm auf, die im größten Ausmaß zu gesundheitlichen Problemen in der gesamten Gesellschaft führen. Hierzu sei die Aussage des renommierten Sozialmediziners Hans Schäfer angeführt: »Überkonsum an Kalorien und Genußgiften; das Rauchen, die Bewegungsarmut, falsche Ernährungsformen, insbesondere aber die Hetze und der Zeitdruck, mit denen das moderne gesellschaftliche Leben untrennbar gekoppelt ist, sind nachweislich die verbreitetsten Ursachen unserer Krankheiten. Wenn man so will, läßt sich das Finanzproblem der Medizin auch so formulieren, daß der Durchschnittspatient viel Geld ausgibt, damit sein Arzt herausfindet, wie weit er, der Patient, seine Gesundheit durch sein Verhalten schon ruiniert hat. Allerdings muß hier die Aufklärung auch so vorgehen, daß nicht der Eindruck entsteht, durch ›Konsumverzicht‹ oder ein einfaches Verbot etwa von Alkohol- und Tabakverkauf könnten kurzfristig maßgebliche Erfolge erzielt werden. In diesem Fall würden nämlich dem Staatshaushalt wiederum erhebliche Summen an Steuereinnahmen verlorengehen, denen über Jahre kein angemessener Ausgleich gegenübersteht, weil die Erfolge einer weiter verbreiteten und länger anhaltenden Gesundheit nicht schlagartig eintreten können.«[4]

Da also Gesundheit und Krankheit nur aus dem dynamischen Verhältnis von Ich und Welt zu verstehen sind, muß bei jeder Krankheitsentstehung beides berücksichtigt werden. Der einseitig fixierte Blick, entweder *nur* auf das Individuum oder *nur* auf die Umwelt gibt noch keine Erklärung für seine Erkrankung, zum Beispiel der Sucht. In einer noch so schlechten Umgebung oder Erziehungssituation kann sich ein Mensch demnach gesund entwickeln, wenn seine Individualität stark genug ist. Auf der anderen Seite kann eine Umgebung nach normalem Maßstab noch so gesund sein

– entspricht sie nicht einer schwachen Individualität, kann es zu weitreichenden Problemen kommen. Diese Tatsache ist später für die Drogentherapie wichtig, um für den einzelnen Menschen die ihm entsprechende Umgebung, das Milieu, in dem er gesunden kann, zu suchen oder zu gestalten. Oft hört man nämlich in der Umgebung eines Süchtigen: »Wie konnte es nur so weit kommen. Die Familie ist doch so intakt. Wieso traf es gerade dieses Kind, die anderen Geschwister sind doch ganz normal gediehen?«

Ich möchte nun einmal versuchen, den Entwicklungsweg des Menschen skizzenhaft aufzuzeichnen, um deutlich zu machen, was alles zum Verständnis einer späteren Entwicklungsstörung, die bis zur Sucht und Selbstzerstörung führen kann, nötig ist. Erkennt man die Entwicklungsgesetze nicht, werden aus Unkenntnis von den Erwachsenen Krankheitstendenzen in die Erziehung gelegt, die durch eine Berücksichtigung der Gesetzmäßigkeiten hätten vermieden werden können. Werden diese früh genug beachtet, so resultiert für die späteren Generationen daraus eine echte Drogenprophylaxe.

Das vorgeburtliche Geschehen

Wie wir heute wissen, ist ein Kind, auch wenn es noch in den schützenden Hüllen der Gebärmutter lebt, doch schon sehr stark den irdischen Einflüssen ausgesetzt. Denn was über die Seele und die Ernährung der Mutter, also über die Umwelt, zur langsam sich heranbildenden Leiblichkeit des Kindes wird, ist die Basis für das ganze weitere Leben. Die gesunde oder krankmachende Einstellung der Mutter wird teilweise bestimmen, wie es später sein Leben führen wird. So ist es schon für das ganze Leben ein Unterschied, ob zum Beispiel der Vater bei der Zeugung alkoholisiert ist oder nicht. Auch wissen wir heute, wie wachstumshemmend und kreislaufschädigend das Rauchen der Mutter während der

Schwangerschaft ist; ganz zu schweigen von heroinsüchtigen Schwangeren, deren Kinder nach der Geburt zunächst eine Entziehungstherapie brauchen. Das Kind ist schon da, auch wenn es unsichtbar ist, und was früher Mütter in der »Erwartung« intuitiv richtig gemacht haben, müssen wir heute durch Fehler und nachträgliche Experimente aus dem Bewußtsein heraus tun. Je mehr Zusammenhänge und Fakten man kennt, desto lebensgerechter kann man sich verhalten. Das Ideal ist es also, dem heranwachsenden Kind schon vor der Geburt eine gesunde Leibesgrundlage zu bilden, die sich im späteren Leben zur freien Entfaltung der Individualität als solide und tragfähig erweist. Eigentlich könnte man sagen, daß wir in den ersten sechs bis sieben Jahren hauptsächlich von außen »gemacht« werden.

Was wissen wir heute über den Einfluß der Mutter und der ganzen Umgebung auf die Entwicklung des Kindes? Eine Grunderkenntnis ist hier von Wichtigkeit: »Der Mensch wird nicht Mensch, sondern ist Mensch von Anfang an und verhält sich auch schon als solcher. Und zwar von der Befruchtung an.«[5] Was nicht ausschließt, daß er als Mensch ein Leben lang noch ein Werdender ist und fortwährend an sich zu arbeiten hat. Hierzu seien einige Punkte angeführt:

1. Kleinkinder bekommen Gedeih-, Kontakt- und Ernährungsstörungen, die sich später in schweren seelischen Problemen äußern und damit zu Abhängigkeiten führen können, wenn sie schon im Mutterleib abgelehnt werden (die »Wunde der Ungeliebten«).
2. Der Sinnesorganismus bildet sich im Embryo schon früh heran. Das Kind hört dadurch sowohl den Herzschlag, das heißt auch die Gefühle der Mutter, und reagiert mit Sympathie oder Antipathie auf akustische oder optische Reize. Fernsehen, Rockmusik und Lärm haben somit sicher einen ungünstigen, klassische Musik und schöne Kunstbilder einen günstigen Einfluß auf das Ungeborene.
3. Im Mutterleib werden nach neuesten Forschungen schon die Kräfte für jede Problembewältigung veranlagt: »Im Mutterleib

werden die Grundsteine gelegt für Urvertrauen, Kreativität, Lebenskraft, Eigendynamik, Interesse am Lernen. Aber nur dann, wenn zwischen Mutter und werdendem Kind eine innige Verbindung, ein gegenseitiges positives ›Wahrnehmen‹, ein steter Strom liebender Erwartung existiert. Fühlt ein werdendes Kind keine solche Geborgenheit, fühlt es gar Angst und Abneigung der Mutter, dann entwickeln sich im werdenden Kind gegenteilige Strukturen: Urmißtrauen, Zweifel am Leben, Hemmungen jeglicher Art, mangelnde Vitalität, pessimistisch-ängstliches Verhalten usw.«[6] Durch die enorme Umweltbelastung hat sich auch die Angst der Mütter verstärkt, schon im Mutterleib und später durch die Mutterbrust vergiftete, verstrahlte Nahrung zu geben. Der Schwangerschaftsabbruch nach Tschernobyl betrug in manchen Ländern fast 25 %.

4. Bei einer groß angelegten Studie am »Zentrum für biopsychische Forschung« der Universität Padua an etwa hundert Kindern beiderlei Geschlechts im Alter zwischen elf und fünfzehn Jahren, die verhaltensgestört waren und an funktionellen und organischen Krankheiten litten und deren Eltern ausgiebig befragt wurden, zeigten sich folgende Ergebnisse: 91 % der Kinder mit psychischen Anomalien entstammten einer angsterfüllten Schwangerschaft. 72 % der Kinder mit Verhaltensstörungen kamen aus einer Schwangerschaft, die von langfristigem, ständigen Streß begleitet war, wie: etwa Konflikten mit dem Ehepartner, angestrengter Berufstätigkeit bis in die letzten Wochen, materiellen Schwierigkeiten. Aus der Studie wird ersichtlich, wie Ängste und Erregungszustände während der Schwangerschaft sich in Anfälligkeiten, in neurotischer oder psychotischer Art auf die Kinder auswirken können und wie deren frühzeitige Behandlung eine echte Prophylaxe und somit einen Beitrag zur psychischen Hygiene von Mutter und Kind darstellt.

Aus diesen wenigen Andeutungen ist ersichtlich, was für eine lebensbedeutende Rolle den Eltern schon vor der Geburt zugewiesen

ist. Hier liegt mit Sicherheit einer der Keime für den Drogenmiß-
brauch, der ja mit dem mangelnden Welt- und Selbstvertrauen zu
tun hat. 1980 hat G. Ammendt, Soziologe in Bremen, in einer interessanten Studie aufgezeigt, daß in den westlichen und östlichen Industrienationen mindestens jedes dritte Kind, das auf die Welt
kommt, unerwünscht ist. Dadurch werden Mißbildungen und
Säuglingssterblichkeit erhöht, Kontakt- und Lernfähigkeit verkümmern. Etwa 14000 Menschen bringen sich jedes Jahr in der
BRD um, etwa zehnmal so viele versuchen es und werden gerettet.
Die Selbstmordversuche bei den Fünfzehn- bis Fünfundzwanzig-
jährigen steigen ständig an. Das ist genau die Altersgruppe, die auch
den Hauptanteil der Heroinabhängigen stellt. Die Heroinsucht
kann so gesehen als »Selbstmord auf Raten« bezeichnet werden.
Auf organische oder psychische Folgeschäden beim Kind durch negative Ereignisse wie Schocks, bestimmte grauenhafte Eindrücke,
aber auch Langeweile oder Übergeschäftigkeit der Mutter während der Schwangerschaft wurde schon in den zwanziger Jahren
durch Rudolf Steiner hingewiesen. Aus einer schon im Mutterleib
gekränkten Leiblichkeit kann sich kein gesundes Seelenleben entfalten. Das muß später zu Störungen führen. An einem exem-
plarischen Fall sei dies aufgezeigt. Der Patient wurde dem Begründer der anthrophosophischen Medizin, Rudolf Steiner, vorgestellt.
Er ist ein Musterbeispiel für die Tatsache, daß in sehr vielen Fällen
der Sucht ein organisches Krankheitsgeschehen zugrunde liegt. Es
handelte sich um einen schweren Asthmatiker, der noch zusätzlich
Morphinist war. Wir wissen aus der psychosomatischen Medizin,
daß Asthma und Allergien häufig mit weitzurückliegenden psychischen Problemen zu tun haben. Die seelische »Haut«, die Abgrenzung des Menschen zur Welt, ist »durchlöchert«, der Mensch ist
allen äußeren Einflüssen gegenüber seelisch zu offen, weil er seinen
Leib nicht richtig »ergreifen« kann. Wir sprechen von einer organisch gewordenen Hysterie. Die äußeren Ursachen liegen oftmals
schon im Embryonalleben, beispielsweise in wiederholten Schocks
und Kümmernissen der Mutter. Im rhythmischen Austausch (Aus-

und Einatmen), in der Welt- und Seelenbegegnung liegt also eine Kränkung vor. Beim Asthma verkrampfen sich bei der Ausatmung die Bronchien. Das Atmungssystem als physischer Ausdruck des Seelischen ist so labil, so wund, daß es auf organische und psychische Umweltreize mit Verkrampfungen reagiert. Ein seelisches Zusammenschnüren tritt auf, oft gepaart mit einer Umweltangst. Man könnte sagen: Die Mitte des Menschen ist gekränkt und muß stabilisiert werden. Das ist mit bestimmten Heilmitteln möglich, die auch in diesem Fall angewandt wurden. Zusätzlich wurde eine Stärkung der seelisch-moralischen Kräfte empfohlen, und erst ganz am Schluß sprach Rudolf Steiner den *Morphinismus* als *sekundäres Phänomen* an: »Der Morphinismus ist dann nur noch eine Folgeerscheinung, den wird man dann wegbringen ...«[7]

Es zeigt sich also am Anfang der Schockzustand im Mutterleib. Das führt zur organisch-psychischen Erkrankung Asthma – und in diesem Falle zur Veranlagung zum Morphinismus. Die primäre Behandlungsintention zielt auf die leiblichen Störungen. Wird der Leib harmonisiert und damit das Seelenleben wieder vom Leib frei, so ist die Drogensucht als Folgeerscheinung relativ leicht in den Griff zu bekommen. Das ist eine wichtige Erkenntnis in der Behandlung von Drogenabhängigen: Wo liegen primär leibliche Defekte vor – beispielsweise im Hirn, im Leber-, Lungen- oder Nierenbereich? Oft sind sie Grundlage von psychischen Schwächungen. Wir kennen heute zum Beispiel den Zusammenhang von Leberkrankheiten und Depression. Was nützt es, psychotherapeutisch vorzugehen, wenn Organe als Träger des Seelenlebens krank sind? Auf die organische Behandlung wird heute immer noch zuwenig Wert gelegt.

An dieser Stelle sei noch auf eine Erfahrung hingewiesen, die verständlich wird, wenn man den Einfluß der Mutter auf das heranwachsende Kind kennt. In einigen Fällen konnte beobachtet werden, daß beispielsweise in einer Familie von mehreren Kindern nur eines drogenabhängig wurde. In diesen spezifischen Fällen handelte es sich um das erste Kind. Die anderen gediehen vorzüglich. Bei genauem Befragen stellte sich heraus, daß die Eltern zur Zeit der Empfängnis noch sehr jung waren und das Kind eigentlich *ungewollt* war, man auch an einen Schwangerschaftsabbruch dachte oder sogar Manipulationen veranstaltete, um die Schwangerschaft zu unterbrechen. In den späteren Jahren stabilisierten sich die seelischen und sozialen Verhältnisse zwischen den Partnern; man heiratete und *wollte* jetzt Kinder. Die darauf geborenen Kinder wuchsen unter ganz anderen Verhältnissen auf, obwohl sie zur gleichen Familie gehörten und die eben angeführten Kränkungen nicht erdulden mußten. Aus der Ablehnung der Mutter erfolgte später die Selbstablehnung des Kindes. Das löst zum Teil die Frage, warum Kinder aus der gleichen Familie gefährdet oder nicht gefährdet sein können. Erst eine sorgfältige Befragung der Eltern und der Umgebung bringt oft Licht in manches Rätsel der menschlichen Entwicklung und ihrer Abweichung. Dazu bedarf es von therapeutischer Seite her Wachheit und Interesse dem menschlichen Schicksal gegenüber und keiner wie auch immer gearteten psychologischen Schemata.

Die Entwicklung des Menschen und ihre Gesetze

» Ohne eine heitere und vollwertige Kindheit verkümmert das ganze spätere Leben. Das Kind wird nicht erst Mensch, es ist schon einer« (*J. Korczak, polnischer Arzt und Pädagoge*).

Haben wir ein neugeborenes Kind vor uns, so kann man die Empfindung haben, daß, ähnlich wie in einem Samenkorn, alles schon unsichtbar enthalten ist und sich artgerecht und individuell entwikkeln kann, wenn eine günstige Umwelt ihm die Entfaltungsmöglichkeit nicht raubt. Die ganze Umgebung, das Milieu, ist wie die Erde für den »Keim«. Die Arbeit der Eltern und Lehrer entspricht der eines Gärtners, der den Boden so gesund präpariert, daß das

Gesetz, »nach dem jeder angetreten«, sich erfüllen kann. Aber nicht die Vorstellung des Erwachsenen ist wichtig, wie *sein* Kind zu sein hat, sondern vielmehr das Erfassen der inneren Entwicklungsgesetze des heranwachsenden Menschen, damit nicht durch falsche Erziehung ein »falsches«, sondern durch richtige Erziehung das »richtige Ich« sich bilden kann. Ich sehe in diesem Spannungsfeld von Sein und Schein, innerem (oft verschüttetem) Wesen und äußerlich anerzogenem Charakter, den der Mensch in sein Wesen gar nicht integrieren kann, *den* Urkonflikt unseres Menschseins und viele damit zusammenhängende Probleme, einschließlich der Drogenproblematik. Um es noch einmal deutlich zu sagen: Wir sind eigentlich wie zwei Menschen, die einerseits aus dem bestehen, was unsere ewige, persönliche Wesenheit ist, unabhängig von allen äußeren Einflüssen, und die andererseits aus dem gebildet werden, was die umgebende Welt durch Erziehung und sonstige Einflüsse aus uns macht – nennen wir es das »Zeitkleid«, mit den Gedanken, Richtlinien, Ansichten und Maximen unserer unmittelbaren Umgebung. Oft kommen wir mit diesem »äußeren« Menschen, (dem »falschen Ich«, wenn es uns nicht entspricht), in Konflikt – wir wehren uns auf verschiedene Weise gegen das seelische »Futteral«, reagieren später mit Aggression oder Depression, oder verschütten den inneren Menschen mit seinen Lebensträumen durch Alkohol, Drogen oder Psychopharmaka. Hat der Mensch viele Jahre sein »falsches« Ich mit dem richtigen verwechselt, so ist die Aufgabe des Therapeuten die eines Geburtshelfers, der die verschüttete Innenwelt freikämpfen und ordnen muß, damit das Ich in eine freie Beziehung zur Welt treten kann und der Wille entsteht, die Welt mehr zu schätzen als sich selbst, oder im umgekehrten Sinne sich so zu lieben, wie man wirklich ist. Wir haben es in der Erziehung – trotz aller individuellen Unterschiede – bis zur Ich-Reifung um das 20. Lebensjahr mit allgemeingültigen, ehernen Gesetzmäßigkeiten zu tun, die im Verlaufe des Lebens immer persönlicher und zum Teil auch verschwommener werden, da es später mehr darauf ankommt, was der Mensch aus seinen Fähigkeiten macht.

Die Entwicklungsgesetze sind das gesunde Fundament, auf das das Haus des Lebens gebaut wird. Ist das Fundament schwach, muß auch das solideste Haus später, wenn wir älter werden, ins Wanken geraten. Der polnische Arzt und Pädagoge J. Korczak hat die Kindheit einmal mit einem Berg verglichen, von dem der Strom des Lebens seinen Anfang, seinen Anlauf und seine Richtung nimmt.

Im folgenden sollen die Entwicklungsstufen bis zum 21. Lebensjahr beschrieben werden, denn diese Zeit ist die Hauptgefährdungszeit bzw. Vorbereitungszeit für die verschiedensten Abhängigkeiten. Vor allem soll auf die leiblichen und seelischen Konsequenzen hingewiesen werden, die sich aus der richtigen oder falschen Erziehung ergeben. Dieser Gedanke ist nicht neu, denn in alten Zeiten wußte man, daß Erziehung eigentlich eine Art von Heilprozeß ist, um über das Seelische die Einseitigkeiten bis in den Leib zu regulieren. Schon seit dem frühesten Altertum ist bekannt, daß das menschliche Leben in Rhythmen verläuft, die jeweils sieben Jahre dauern, gegen Ende dieser Zeit oft in eine leiblich-seelische Veränderung oder Krise münden, um dann auf einer höheren Stufe weiterzugehen. Gleich einer Pflanze wächst der Mensch von Stufe zu Stufe, von Blatt zu Blatt, bis sein eigentliches Wesen, sein Ich, als Blüte hervortritt. Jede neue Stufe hängt natürlich innerlich mit der vorhergehenden zusammen, ist wieder Voraussetzung für die gesunde Bildung der nächsten. Öfter gibt es im menschlichen Leben Entwicklungshemmungen oder Reifungsstörungen, indem man beispielsweise über eine gewisse Pubertätsstufe nicht hinauskommt. Dieses Unreifbleiben ist heute eine der weitverbreitetsten Störungen, die oft nur durch Leiden am Leben wettgemacht werden kann. Für die Freunde der Zahlensymbolik sei nur erwähnt, daß jede Zahl selbstverständlich einen konkreten geistigen Hintergrund hat. Die Zahl sieben ist eine Planetenzahl, was sich in den sieben Wochentagen niederschlägt. Sie hängt aber auch mit den Seelenkräften zusammen, die sich wiederum in den Lebenskräften spiegeln (vgl. S. 105). Mit der Zahl Sieben vollendet sich immer etwas in der Entwicklung und kann somit nicht einfach nachgeholt werden. Auch bei Krankheiten finden wir oft bei genauerer Betrachtung diesen Rhythmus. So kann man beispielsweise beobachten, daß eine Krankheit zuweilen eine Woche nach einer starken psychischen Überanstrengung ausbricht oder daß bei einer Grippe nach einer Woche – ob mit Medizin oder ohne –, Besserung der Symptome eintritt. »Mit Arzt eine Woche, ohne Arzt sieben Tage«, sagt der Volksmund. Im Hinblick auf die Drogenproblematik seien nun einige Grundzüge der kindlichen Entwicklungsstufen angeführt.

Das erste Jahrsiebt

Das erste Jahrsiebt untersteht ganz dem leiblichen Aufbau und der Gewöhnung an die Erdenverhältnisse. Obwohl vom mütterlichen Leib getrennt, ist das Kind seelisch-organisch noch ganz mit der Mutter verbunden. Erst ab dem dritten Lebensjahr, wenn die ersten zarten Keime des individuellen Ich-Bewußtseins erwachen (nicht »Peter« will, sondern »ich« will), löst sich dieses Band mehr und mehr. Der äußere Ausdruck dieses Verbundenseins ist die Muttermilch, die wie ein Lebensstrom von der Mutter zum Kind fließt und der ganzen inneren Organisation des Kindes verwandt ist. Sie besorgt durch ihren Kräfte- und Stoffzusammenhang den allmählichen Abstieg zur Erde und die gesunde Bildung von Gehirn und Knochen, mit denen man dann seelisch-physisch fest auf dem Erdboden stehen kann. Wie sehr der Honig als diametraler Gegensatz später für die Drogenprophylaxe und -therapie eine Rolle spielt, werden wir noch sehen. (»Im Land, wo Milch und Honig fließt.«) In der Verweigerung dieser Urnahrung oder in ihrem synthetischen Ersatz sehe ich einen der ersten stofflichen Keime für das Süchtigwerden, das heißt auch nie Sattwerden (statt Qualität nur stoffliche Quantität) in den späteren Jahren. Der innere Hunger bei äußerer Sättigung, der Ersatz für seelischen Mangel, die organische Unbe-

63

friedigtheit, die sich als Unlustgefühl äußert, und die vielen Nahrungsmittelgifte sorgen schon für die ersten, aber zunächst unsichtbaren Schädigungen des sich bildenden Leibes. Ganz zu schweigen von dem mangelnden Körperkontakt und dem fehlenden Hüllenerlebnis, das der *Säugling* an der Mutterbrust erfahren kann. Später werden wir sehen, daß es in der Pflanzenwelt auch eine Art Milch gibt, in den unreifen Kapseln des Schlafmohns, aus der das Opium gewonnen wird, das in besonderer Weise mit frühen Stadien der Menschheitsentwicklung verbunden ist.

In den frühen Ernährungsgewohnheiten durch eine lebendige und später vitalstoffreiche Kost, bei der der Verdauungsprozeß sich anstrengen muß und somit zur gesunden Grundlage unseres Willens und damit der Beziehung zur Erde wird, liegt einer der frühesten Ansätze für eine sinnvolle Drogenprophylaxe (»Frust frißt«).

Denken wir in diesem Zusammenhang auch an die unrhythmischen Nahrungsgewohnheiten vieler Kinder und an die Zuckersucht als eine Form des Liebesersatzes. Wie oft erleben wir in der Praxis Kinder, die nicht einmal die Grundnahrungsstoffe wie Obst, Salat und Gemüse mögen!

Es gibt erfahrungsgemäß allgemein weniger Probleme, wenn gestillt wurde, das Kind nicht zu früh tierisches Eiweiß bekommt und die Erwachsenen in Anwesenheit des Kindes mit Lust und Freude essen. Das Kind wächst in den ersten sieben Jahren in erster Linie durch Nachahmung in die bestehende Welt hinein und braucht gesunde Vor-Bilder. Hier wird das Fundament für Weltoffenheit und Grundvertrauen in die Wahrheit gelegt. Die Fehler der frühen Kindheit zeigen sich leider erst später und sind dann so maskiert, daß man ihren Bezug häufig nicht mehr erkennt. Das gesamte Umfeld ist für das Kind ungeheuer wichtig, und als Basis für die Verläßlichkeit gilt der tägliche Lebensrhythmus. Es ist mir bewußt, wie schwer das in unserer heutigen Wohlstandsgesellschaft ist, in der Mütter arbeiten gehen und Väter abends gestreßt nach Hause kommen und seelische Zuwendung häufig mit hohem Taschengeld und Elektronik kompensiert wird.

Eine der wichtigsten Voraussetzungen zum Aufbau des Leibes liegt darin, daß in *allen* Tätigkeiten des Kindes seelisches Engagement vorhanden ist, so daß die Seele nicht schon früh vom Leib abgespalten wird. Konkret gesprochen heißt das: Alle Tätigkeiten und Unternehmungen müssen von Lust und Freude begleitet sein. Die Phantasie muß durch Spiele, Märchen und Geschichten angeregt werden, denn gute Bilder sind Nahrung für die Seele. Werden diese seelenvollen, lebendigen Bilder nicht vermittelt und das Kind zu früh an die nüchterne Prosa des Lebens herangeführt, so wird ein Stück Brachland in dem kindlichen Gemüt zurückbleiben, das später nicht mehr bebaut werden kann, ein Stück »seelisches Ödland«, eine Wüste, von der schon F. Nietzsche gesagt hat: »Die Wüste wächst. Weh dem, der Wüsten in sich birgt.« Keiner darf glauben, die ersten Eindrücke der Jugend verwinden zu können. Sind es schlechte oder liegen gravierende Erlebnismängel vor, werden später häufig falsche Autoritäten gewählt, beispielsweise bestimmte Rockstars oder Sektengurus, oder man sucht sich innere erregende Bilder mit Hilfe bestimmter Drogen. Man erschafft sich nachträglich die verlorengegangene Jugend mit Hilfe »künstlicher Paradiese«.

In der alten, noch geistig durchdrungenen Medizin nannte man die ersten sieben Jahre des Menschen das »Mondenstadium«. Seelisch hat der Mond mit den weiblichen Kräften im Menschen zu tun, mit dem Unterbewußtsein, mit Phantasie, Traum und Poesie, organisch mit Fortpflanzung, Wasserhaushalt, Aufbau- und Regenerationskräften und mit der Vererbung. Der Mond ist der Spiegel des äußeren Sonnenlichtes, so wie der Leib des Kindes und besonders das Gehirn-Nervensystem, die organische »Schlacke« in uns, ein Spiegel der Umgebung ist.

Treten nun in dieser Zeit schwere seelische Angst- und Schockerlebnisse auf – wie wir das sehr oft bei der Erhebung von Krankengeschichten Drogenabhängiger oder Pubertätsmagersüchtiger feststellen – wie sexueller Mißbrauch, der gar nicht so selten vorkommt, oder Panikerlebnisse verschiedenster Art, so konsumiert das Kind diese Eindrücke wie ein »Sinnesorgan« bis in seine Leiblichkeit hinein, sie werden gewissermaßen Teil des organisch-seelischen Geschehens. Wir könnten sie auch als »tote Einschlüsse« bezeichnen, die wie eine Drachenbrut unter der Schwelle des Bewußtseins lauern, »unverdaut« den Mensch begleiten und ihn immer wieder leiblich-seelisch irritieren. Konserviertes, nicht mit der geraden Entwicklung Mitgehendes ist aber wie ein zerstörerisches Gift in der Seele.

Oft sind auch seelische Verwundungen die Ursache, die zum Beispiel durch Ungerechtigkeiten entstehen, die zwar im Laufe der Zeit zugedeckt werden und dem Menschen selbst unklar sind, aber das Verhalten immer wieder bestimmen. Eine solche Wunde kann dann sofort wieder aufbrechen, wenn in der Pubertät eine ähnliche Ungerechtigkeit passiert. Ein Schülerselbstmord geschieht, und man steht vor einem Rätsel ... Deshalb ist es so wichtig, die schwelenden Empfindungen immer wieder ins Bewußtsein zu heben, denn »was ins Bewußtsein kommt, ist gut« (F. Nietzsche). Eine menschenkundliche Tatsache ist für den ganzen späteren Bereich der Suchtentstehung von einer immensen Wichtigkeit: daß nämlich im ersten Jahrsiebt das Kind seine Seele über den Leib befriedigt. Später ist es gesund, die Seele *leibunabhängig* zufriedenzustellen.

Wenn sich nun im ersten Jahrsiebt durch Schock- und Verlusterlebnisse Seelenkräfte nicht richtig aus der Leiblichkeit für das Seelenleben emanzipieren können, dann bleibt der Mensch in weiten Bereichen organisch-seelisch im ersten Jahrsiebt stecken. Das äußert sich dann derart, daß er sein irritiertes Seelenleben mit äußerem Ersatz befriedigt: durch Kaufzwang oder Genußmittel. Das heißt konkret gesprochen: Er kommt nie richtig von seinem Stoffwechsel los, er kennt, wie das in den ersten sieben Jahren normal ist, die Befriedigung nur in leiblich-sinnlicher Art.

Diese Konstitution tritt heute immer häufiger auf und beweist die Notwendigkeit einer richtigen, seelenvollen Erziehung. Der Therapeut muß nun herauswittern, welch *echtes* seelisches Bedürfnis hinter dem Stoffkonsum steckt. Wenn er es nicht herausfindet und bewußt macht, wird der Mensch auch nicht davon loskommen. Bleiben diese geschlagenen Seelenwunden bestehen, was möglicherweise mit einer hysterischen Konstitution zu tun hat, so ist besonders Heroin das geeignete »Heilmittel«, um sich »dichtzumachen« und in einen »gläsernen Sarg« zu schlüpfen, wie das heute ja auch viele Erwachsene mit Hilfe von Psychopharmaka tun.

Eine wichtige Frage soll hier noch aufgeworfen werden: Wie steht es »mit dem Recht« des Kindes auf seine Kinderkrankheiten? Ohne auf die Impfproblematik näher einzugehen[8], soll hier die Frage aufgeworfen werden, was passiert, wenn die Kinder die ihnen vererbten Schwächen durch die Krankheit nicht umwandeln können und man sie vielmehr durch die Immunisierung in einen steril gewordenen Leib »einsperrt«? Bildet die Auseinandersetzung mit der Krankheit im Gegensatz dazu nicht starke Willenskräfte aus – wie bei jeder Auseinandersetzung? Was hat es für Folgen, wenn man sich aus sich selbst – wie zum Beispiel bei einer Kinderkrankheit körperlich sichtbar – nicht »häuten« kann? Muß man es nicht mit Gewalt versuchen, um den leiblichen »Anzug«, der einem so fremd geworden ist, abzuwerfen? Wie sind sonst die Einstiche, Nadelungen, selbstgeschaffenen Verwundungen zu verstehen? Wenn man in der alten »Haut« bleiben muß, die einem zu eng ist, so ist die Selbstzerstörung eine Wohltat ... Wer von uns schlüpft nicht gern mal »aus der Haut« und möchte der sein, der eigentlich in ihm ist? Besonders beim Heroin, das ja direkt ins Blut gespritzt wird, kann man nachempfinden, wie der Leib künstlich von den Seelenkräften abgespalten wird und die Irritationen des Seelischen wie Ängste und Depressionen ganz unterdrückt werden. Man ist »dicht«, abgeschlossen wie ein Einsiedler in der Höhle – des Kopfes!

Pädagogische Konsequenzen zur Suchtprophylaxe im ersten Jahrsiebt

Im Mittelpunkt steht das Bewußtsein für den individuellen Aufbau des Leibes und damit die gesunde Entwicklung der Organe, was bis in die Stoffwechselverhältnisse hinein durch die Umgebung beeinflußt und geprägt wird. Das Zauberwort ist »Nachahmung«. Da das Kind wie ein Spiegel für seine Umgebung ist, liegt es nicht an ihm, wenn Zerrbilder auftreten, sondern an dem, den es spiegelt. Auf die wichtigsten Punkte sei hier hingewiesen.

1. Ernährung

Möglichst ein halbes Jahr lang Muttermilch und keinerlei synthetischen Ersatz geben. Dann zunehmend eine Kostform, durch die sich der Körper anstrengen muß. Regelmäßige Mahlzeiten bei Tisch und nicht zwischendurch. Wenig Süßwaren (ist oft bei Kummer Liebesersatz), aber doch eine Ernährung, die – auch durch die Stimmung – die Seele befriedigt. Kindern keinen Alkohol einschenken. Verzichten Sie vielleicht selbst einmal in ihrer Gegenwart auf etwas. Das hat enorme pädagogische Wirkung. In der letzten Zeit ist einiges über die »heimlichen Drogen« in unserer Nahrung, die Phosphate, veröffentlicht worden. Manche Kinder mit Konzentrationsschwäche, Aggression, Fixierung auf Gewohnheiten, motorischen Überaktivitäten usw. können sogenannte »Phosphatkinder« sein. Fragen Sie ihren Arzt![9]

2. Bewegung

Bewegung wird vom Willen getragen und verbindet uns mit der Welt. Gegen die vielen konstitutionellen Willensstörungen, die heute zu beobachten sind, müssen innere und äußere Bewegungen (keine mechanischen!) möglichst intensiv betrieben werden: Wandern, Spielen, Schwimmen, Radfahren, Gesellschaftsspiele. Die

Phantasie sollte dabei stets Patin sein. Man darf Kindern nicht alles abnehmen, was sie körperliche Überwindung kostet.

3. Familienhülle

So antiquiert es auch klingen mag: Die Familie ist und bleibt die schützende Hülle, die Urzelle von sozialer und physischer Geborgenheit, die durchaus auch ein Elternteil einem Kind geben kann. Kinder wirken oft äußerlich erwachsener, als sie wirklich sind. Viele Abhängige kommen aus zerstörten Familien (»broken home«). Man sollte unbedingt darauf achten, daß die verlorengegangene Liebe – zum Beispiel bei einer Scheidung – nicht durch Waren ersetzt wird. Hier sollten ruhig auch »Wahlverwandtschaften« zugelassen werden, das heißt, auch Menschen, die nicht zur Familie gehören, zu denen das Kind aber einen inneren Bezug hat.

4. Auswahl der Bilder

Kein Übermaß an künstlichen Bildern, die das Kind nicht verdauen kann. Grauenhafte Bilder gehen unter die Bewußtseinsschwelle und wirken dort weiter. Bilder wollen aber wieder die Anregung durch weitere Bilder, sonst tritt Langeweile ein, die dann zu allerhand Unsinn führt.

Die Langeweile scheint mir überhaupt eines der größten Probleme vieler Jugendlicher zu sein. Sie führt in vielen Fällen zur Suchtgefährdung. Originalzitat einer Sechzehnjährigen, die unter Freßsucht leidet und starke Raucherin ist: »Um die Lust nach Süßigkeiten zu dämmen, habe ich mit dem Rauchen begonnen, aber Nikotin ist kein Ersatz fürs Fressen. – Ich finde alles stinklangweilig. Wir wissen überhaupt nicht, was wir tun sollen, man hängt in irgendeiner Beiz herum, quatscht Mist oder gar nichts und frißt sich dumm und dämlich.«[10]

Negative Bilder können ebenso zerstörerisch sein wie Infektionserreger – sie sind dann »Viren für die Seele«. Nach neueren Unter-

suchungen sehen die Jugendlichen bei durchschnittlichem Fernsehkonsum in Amerika bis zum sechzehnten Lebensjahr etwa
20000 Morde und andere Scheußlichkeiten. Bei uns wird es bald
nicht viel anders sein. Können wir uns überhaupt vorstellen, wie
das auf die heranwachsende Seele und den Leib wirkt? Kennen wir
überhaupt alle schleichenden Gifte? Man suche doch einmal zu ergründen, welche *inneren Bilder* die Kinder auf die Erde mitbringen.
Das äußert sich in Fragen wie solchen nach Engeln, dem Leben nach
dem Tod und ähnlichem. Oft sehen die Kinder auch Dinge oder
Wesen, die wir nicht mehr sehen und die sie mit eigenartigen Namen
benennen. Diese Bilder und Fragen müssen sehr ernst genommen
werden. Treffen diese inneren Seelenbilder auf gesunde äußere Bilder in Märchen und Mythen, so ist eine Gemütsgrundlage geschaffen, die später keine stoffinduzierten Bilder nötig hat. Das gleiche
gilt natürlich auch für die Bildaufnahme der Mutter während der
Schwangerschaft. Aus den oben genannten Gründen sollte in dieser
Zeit allzuvieles Fernsehen, besonders die Horrorbilder, vermieden
werden. Nach allem, was man heute über die Beziehung von Mutter
und Kind während der Schwangerschaft weiß, kann man mit Fug
und Recht sagen: »Vorsicht – Ihr Kind sieht mit!«

5. Krankheiten

Vor allem die Kinderkrankheiten sollte man durchstehen und richtig ausheilen lassen, um die körperlichen Immunkräfte zu stärken.
Oft ist zu beobachten, daß die Kinder nach überwundener Kinderkrankheit einen deutlichen Reifeschritt gemacht haben. Leibliche
Defekte und seelische Schwächen ernst nehmen und vom Arzt behandeln lassen. Immerhin leidet heute schon jedes dritte bis vierte
Kind im schulpflichtigen Alter unter massiven psycho-sozialen Störungen. Leibliche Schwächen sind oft Grundlage für seelische
Schwächen: Sie können auch verursacht sein durch Zangengeburt,
Hirnhautentzündung, Fall vom Wickeltisch bis hin zu Nahrungs-
verweigerung. Oft zeigt sich die später auftretende Suchtbereit-

schaft als Folge früher Ernährungs- oder Schlafstörungen. Unwohlsein der Kinder wird viel zu rasch und unbedacht mit Schmerztabletten angegangen. Auch die verantwortungslose Verabreichung von Schlaf- und Beruhigungsmitteln wie Valium bei unruhigen Säuglingen ist heutzutage ein großes Problem. Daß damit der Grundstein für die Sucht gelegt wird, müßte eigentlich jedem vernünftig empfindenden Menschen klar sein. Dabei reagieren Kleinkinder häufig nur nervös auf die unruhige Umgebung!

Vermitteln Sie dem Kind Lust und Freude am Dasein, damit es zur Welt »ja« sagen kann und sich später die Lustempfindungen nicht mit bestimmten Stoffen aus dem Leib »quetschen« muß. Zu bedenken ist auch die Möglichkeit chronischer Vergiftung durch Schwermetalle. Auch das kann unter anderem zu psychischen Störungen führen. So wurde eine signifikante Zunahme von Intelligenzschäden und motorischen wie auch geistigen Entwicklungsstörungen bei Kindern nachgewiesen, die in der Nähe von bleiverarbeitender Industrie leben.

6. Angstprophylaxe

Die durch den Erwachsenen vermittelte Weltbegegnung muß für das kindliche Gemüt nachvollziehbar und durchschaubar sein. Durch Nachahmung guter Vorbilder wird die Heimat für die heranwachsende Seele zubereitet. Besteht zwischen Innen und Außen keine Übereinstimmung, ist die Welt nicht erfaßbar, tritt Angst auf. Statt Urvertrauen erlebt das Kind Urangst, wenn es vor einer Flut nicht zu bewältigender Eindrücke steht. Immer, wenn wir etwas erleben, das wir in unser derzeitiges Begriffssystem nicht einordnen können, empfinden wir Furcht. Können wir hingegen etwas durchschauen und einordnen, verläßt uns die Angst. So ängstigen uns unbekannte Geräusche zunächst, bis wir wissen, was ihre Ursache ist. Die Angst ist in diesem Alter der größte Feind. Deshalb darf das tiefe Vertrauen in die Welt und den Menschen, das die Kinder von Natur aus haben, nicht enttäuscht werden. Dazu ist es notwendig, mit ihnen auch immer im inneren Kontakt zu bleiben, um ihre Ängste zu erkennen.

Ich möchte hier eine wichtige Erfahrung aus meiner eigenen Kindheit mitteilen, die ich im Zusammenhang mit Gemütsbildung, Interesse und Entängstigung sehe. Ich hatte ein Bilderbuch, das mir Einblick in das Tierreich gab. Besonders erinnere ich mich an ein »Konzert« unter einem Fliegenpilz, wo die Grillen Geige spielten, die Ameisen Flöte, die Schnecken Dudelsack. Immer, wenn ich heute diese Tiere sehe, muß ich an diese Bilder denken. Natürlich weiß oder wußte ich, daß Ameisen niemals Flöte spielen. Und doch haben mich später die Ameisen interessiert: Was machen sie wirklich in dem Ameisenhaufen? Warum zirpen die Grillen so laut? Wie baut die Spinne ihr Netz? Das zeigt, wie in gemüthafter Art eine Beziehung zu den Dingen geschaffen werden kann, die unauslöschlich in der Seele ruht. Dem gegenüber stehen heute Bilderbücher, die den Kindern sterbende Wälder zeigen, von Straßenbau erzählen, durch den die Natur vertrieben wird. Wie sollen sich Kinder eine heile Welt aufbauen, wenn sie gar nicht zu sehen bekommen, wie eine solche aussieht?

Ich mußte in der Drogentherapie vielfach erleben, daß die jungen Leute zwar intelligent, der Welt gegenüber aber völlig beziehungslos sind: Schmetterlinge wurden mit Sprays getötet, Ameisenhaufen zertrampelt, Blindschleichen wurde der Kopf abgehackt – oft aus Unkenntnis oder aus Angst vor dem Unbekannten … Daran wird deutlich, wie notwendig es ist, an der Bildung des Gemütes, an der Kräftigung des Seelenkerns und damit an der Entängstigung der Kinder zu arbeiten. Die Kinder müssen möglichst in *sinnlicher* Art an der Welt teilnehmen, das heißt sie müssen mit den Sinnen die Welt erfassen, sie schmecken, riechen, sehen und greifen. Das schafft Vertrauen ins Konkrete!

Zusammenfassung

Das Kind spiegelt seine Umgebung bis in den leiblichen Aufbau, deshalb untersteht es kosmisch gesehen den Mondenkräften. Seine Krankheiten sind häufig die Krankheiten seiner Umgebung. Die Seele des Kindes ist in den ersten sieben Jahren noch nicht richtig mit seinem Körper verbunden, sie ist sozusagen noch leibfreier. Mit bestimmten Stoffen kann dieser Zustand später künstlich wieder herbeigeführt werden. Dadurch treten Schmerzlosigkeit und Vergessen auf, die innere Lust wird erhöht. Dabei werden Bilder von innen erzeugt. Eine künstliche Kindheit entsteht, der alte, versunkene Mondenanteil (s. S. 26) wird in uns aktiviert. Ein Drogenabhängiger sagte mir einmal: »Ich möchte gar nicht erwachsen werden. Mit Hilfe der Drogen erlebe ich mich in Übereinstimmung mit der Welt. Es gibt dann keinen Unterschied mehr zwischen mir und den Bäumen ...«

Das zweite Jahrsiebt

Nach und nach individualisiert und konsolidiert sich der von den Eltern vererbte, aber vom Kind umgestaltete Erdenleib. Die zweiten Zähne sind äußerer Ausdruck dafür, daß die leibliche Reifung (nicht Wachstum) ihren Abschluß gefunden hat und nun neue Fähigkeiten erlangt werden können.

Immer, wenn etwas fertig ist, kann etwas Neues beginnen. Die Kräfte, die vorher für den weisheitsvollen Aufbau der Organe gebraucht wurden, stehen nun dem Denken, dem Erinnern und Lernen wie auch dem seelischen Wachstum und inneren Größerwerden zur Verfügung. Der junge Mensch beginnt sich seelisch in die Welt auszudehnen, das ehemals fließende Leben in den Organen wird jetzt zum nach außen sich ergießenden Seelenleben. Jeder Fluß aber braucht Richtung, Bahnung und Leitung: So braucht das Kind jetzt die »geliebte Autorität«, die Anerkennung von Reife und Lebenserfahrung, den festen Glauben an den Menschen. Die Seele sucht in diesem Alter Anschluß an die Welt und, mehr und mehr erwachend, auch Anschluß an die Seelenkräfte, die durch andere Menschen vermittelt werden. Wird diesem Suchen nicht entgegengekommen, führt das später zu antisozialen, menschenverachtenden Tendenzen, wie wir das heute so oft erleben. Der Mensch glaubt nicht mehr an den Menschen!

Aus Gesprächen mit vielen drogenabhängigen Jugendlichen wurde immer wieder deutlich, daß sie im zweiten Jahrsiebt nie einen Menschen gefunden haben, an den sie glauben konnten, der ihnen nachzustrebendes Vorbild war, dem sie, ohne selbst kritisch zu prüfen und zu beurteilen, Vertrauen schenken konnten. Ist nicht das Mißtrauen eines der Hauptcharakterzüge von Drogenabhängigen?

Sinnvolle Pädagogik, Geborgenheit im Elternhaus und die richtige leiblich-seelische Ernährung sind die drei Säulen der Drogenprophylaxe! Dazu muß man aber etwas von dem sich entwickelnden Menschen verstehen. Im Alter zwischen sieben und vierzehn Jahren wechseln bei dem jungen Menschen Weltinteresse und Selbstempfinden wie Ein- und Ausatmen. Dieser dem gesunden Seelenleben eigene Prozeß von Hingabe und Selbstbezug, Ausfließen und Zusammenziehen, Öffnen und Abschließen wurde in seinem rhythmischen Wechsel von den Ärzten des Altertums und des Mittelalters »Merkur« genannt nach dem hin- und her eilenden Götterboten, aber auch nach dem quicklebendigen Quecksilber.

In diesem Alter kann durch Erziehung und Umwelt die *Seele* verdorben und damit die Erdenreife erschwert werden, die sich eigentlich jetzt vollziehen soll. »Öffnet die Knospe der Kindheit nicht zu früh«, hat der Dichter Jean Paul einmal gesagt – und wie brutal wird sie heute geöffnet, oft in dem guten Glauben, das Kind müßte früh genug die Probleme dieser Welt kennenlernen, um für sie gewappnet zu sein!

Es ist ein unumstößliches Gesetz, daß die Seele nur durch den Glauben an etwas Höheres stark wird. Dadurch werden innere Wachstumskräfte veranlagt. Findet man das Seelische nicht in der Welt und wird nur der tote Intellekt angesprochen, dann versucht man später die Seelenkräfte aus der eigenen Leiblichkeit mit bestimmten Drogen »herauszuquetschen«.

Mit dem Verlust der gesunden und vom Kinde geliebten Autorität beginnt eines der größten Übel in der Geschichte der Menschheit, denn wer nie geleitet wurde, kann sich später auch selbst nicht mehr führen und sucht Halt bei allen möglichen fragwürdigen Gestalten. Ist der Jugendliche nur auf sich selbst gestellt, bevor er seelisch dazu reif ist, werden Vorurteile, Vorbehalte und zerstörerische Kritiksucht veranlagt. Noch nicht entwickelte Seelenkräfte werden zu früh in Anspruch genommen, der Intellekt richtet eine Wand zwischen dem Menschen und der Welt auf. Die Opfer dieser übertriebenen und verfrühten Urteilsbildung, die Ergebnisse der sogenannten »antiautoritären« Erziehung, habe ich während der Arbeit in der Drogentherapie zur Genüge erlebt. Eine junge Fixerin erzählte mir von ihrem Zuhause und wie sie einmal zu ihrer Mutter gesagt habe, daß sie sie liebhabe. Die »antiautoritäre« Antwort der Mutter lautete wörtlich: »Karin, das ist dein Problem, damit muß du fertigwerden…« Nichts ist schädlicher, als die Jugendlichen mit zynischen oder spöttischen Bemerkungen abzufertigen. Das läßt die Tendenz zum inneren Sich-Abschließen in Trotz und Auflehnung ausarten. Die Kinder werden wirklich innerlich einsam. Spott und Trotz sind die größten Feinde im zweiten Jahrsiebt. Die mangelnde innere Führung wird später zur Veranlagung der leichten Verführbarkeit.

Ähnlich wie die Lebenskräfte im kindlichen Organismus im ersten Jahrsiebt gewissermaßen aus kosmischen Vorbildern heraus Regeneration und Wachstum besorgen, so müssen sie nach ihrer Umwandlung in Intellektkräfte durch Bilder lebendig erhalten werden. Das heißt konkret, daß die toten, abstrakten Vorstellungen mit seelenvollen Inhalten erfüllt werden müssen, die das Gemüt anregen, wie wir das auch beim künstlerischen Prozeß kennen. Das innere Erstarken an wertvollen Weltinhalten, der Glaube an das Gute in Welt und Mensch, das Gefühl, »ich werde größer, ich wachse« ist der solide seelische Grundstock für die später stattfindende Ich-Reifung. Am Ende dieses Jahrsiebts zeigt sich dann, ob die Lust auf die Erdenverhältnisse geweckt werden konnte, oder ob sich der Jugendliche absondert und ins Abseits gerät. Deshalb liegt zwischen dem siebten und vierzehnten Lebensjahr *das* Jahrsiebt für die Drogenprophylaxe und bedarf einer besonderen Hut. Trotz mancher äußeren Frühreife braucht der Jugendliche einen besonderen Schutz. In sehr vielen Fällen wird er zu früh von der Erwachsenenwelt im Stich gelassen und kann somit leicht verführt werden. Oft wissen die Eltern gar nicht mehr, wo ihre zwölf- oder dreizehnjährigen Kinder schlafen!

In diesem zweiten Jahrsiebt, dem Jahrsiebt der »Mitte« und damit der Gemütsbildung (»Gemüt« heißt ja nichts anderes als seelische Übereinstimmung mit mir und der Welt – dann wird es mir gemütlich, ich fühle mich angesprochen), liegen demzufolge die grundlegendsten und folgenschwersten Verfehlungsmöglichkeiten und damit seelischen »Verkrüppelungen« der individuellen Seelenkräfte, die dann ab der Pubertät zum Tragen kommen und die wir, seien es Selbstzerstörungstendenzen, Magersucht, Drogen, weltfremde Sektiererei oder sogar seelische Abnormitäten oder kriminelles Verhalten, als »Erdenreifungsstörungen« einordnen müssen.

Es kann nicht eindringlich genug darauf hingewiesen werden, daß in der Erziehung bis zur Pubertät eine der wichtigsten Kulturaufgaben der Menschheit liegt, es ist *das* Fundament für die Weiterentwicklung innerhalb eines sozialen Rahmens oder die totale Verweigerung. In Bildform sehen wir dieses Geschehen der Isolierung, des »inneren Glassarges«, in den der Jugendliche geraten kann, im Märchen »Schneewittchen« dargestellt, auf das wir gleich zurückkommen werden. Hier zeigt sich das Grundproblem der heranwachsenden und der erwachsenen Generation. Verehrung, Glaube und geliebte Autorität sind aber nur zu entwickeln, wenn der Erwachsene als echtes Vorbild wirkt und dadurch zur wahren Autorität wird. Nach meiner Erfahrung ist das wohl möglich, es verlangt aber ein gerütteltes Maß an Ehrlichkeit und Selbstkritik von seiten des Erwachsenen und keinerlei billige Anbiederei an die Jugendlichen. Echte Erfahrungen sind meistens schon Autorität genug. Dann werden auch Fehler nachgesehen, wenn man zu ihnen steht. Nur das Moralisieren ist schlimm, denn es schafft seelischen Druck, und der führt immer zu Streit.

Wegen der Komplexität der Probleme im zweiten Jahrsiebt seien hier einige Schwerpunkte herausgegriffen, die für unser Thema von Wichtigkeit sind. Es wurde bereits darauf hingewiesen, daß die vielfältigen Jugendprobleme ihren ersten Höhepunkt um die Pubertät erreichen, wenn der junge Mensch sich von der Welt der Erwachsenen zurückzieht und zum Teil selbstzerstörerische oder in irgendeiner Art rebellische Tendenzen aufweist. Verschläft man diese Notrufe, rutscht der Jugendliche oft tiefer in das Elend hinein. Hier seien einige neuralgische Punkte näher betrachtet.

Ereignisse um das neunte Lebensjahr

Das Menschenleben ist geprägt von einer immerwährenden Auseinandersetzung um die Übereinstimmung zwischen innen und außen, Ich und Welt bzw. Individualität und allgemeinem Zeit- und Kulturgeschehen. Bin ich einzig und allein das, was die Erzieher und die Umweltverhältnisse aus mir gemacht haben? Bringe ich nicht etwas mit auf die Welt, das ich nur mir und nicht der Umwelt verdanke – etwas, das wie ein »innerer *Mensch*« in mir ruht und nach Erlösung schreit? Diese Dualität in jedem Menschen muß man durchschauen und ernst nehmen, will man sich über sein wahres Wesen und auch seine Abweichungsmöglichkeiten ein Bild machen.

Das innere Wesen des Menschen, sein Ich-Kern, meldet sich als Ichbewußtsein um das dritte Lebensjahr, und geht somit auf Distanz zur Umwelt. »*Ich* will«! äußert das Kind jetzt. Nach etwa

77

drei mal drei Jahren, also gegen das neunte Lebensjahr in der Vorpubertät, erobert dieses innere Wesen den Leib und die Welt immer mehr seelisch. Dieser vererbte Leib und die eroberte Umwelt müssen verindividualisiert werden und als Werkzeug für Strebungen und Bedürfnisse herhalten. Sie werden somit zur »Ich-Organisation«. Gesund ist man nur, wenn man seinen Leib und seine Umgebung bejahen lernt und sie mitgestalten will. Viele Drogenabhängige empfinden ihren Leib als fremde Last und die Welt als Bürde, aus der sie »aussteigen« wollen.

Nun spielt im zweiten Jahrsiebt auch das neunte Lebensjahr eine besondere Rolle. Man kann oft erleben, daß Kinder um diese Zeit »anders« werden. Sie werden plötzlich ernster, stiller, in sich gekehrter. Die Kindheit ist mit einem Mal unwiederbringlich vorbei – und das wird empfunden. Wir können bildhaft die menschliche Individualität als Sonne bezeichnen, die neun Jahre am Himmel schien und jetzt in den Leib, in die Erde herabsteigt, tiefer in den Stoffwechsel, in die irdischen Verstrickungen eingreift: die Erdenreife wird vorbereitet. Durch diesen Schritt kommen in dieser Zeit die vielfältigen Labilitäten zwischen Oben und Unten, Kopf und Bauch zustande. Ein Wechsel zwischen Kopf- und Bauchweh ist jetzt häufig zu beobachten wie auch Unlust, Blässe und verschiedene Empfindlichkeiten. »Wir kennen unser Kind nicht mehr wieder«, sagen manche Eltern. Oft erleben sie ein seelisches Rückzugsmanöver, ein Abwenden von Umarmung und Zärtlichkeit, Einschließen ins Zimmer, Geheimniskrämerei. In aller Deutlichkeit erlebt man jetzt den Zwiespalt des Kindes zwischen innerer und äußerer Welt. Man könnte es auch als eine naturgegebene Emanzipation des individuellen Ich-Bewußtseins, des Seelenkerns von der äußeren leiblich-seelischen Umgebung bezeichnen, die man gewissermaßen anzuziehen hat und die dann Teil von einem wird. Beide können aber auch verschiedene Wege gehen, und ein Großteil unserer seelischen Schmerzen hat seinen Ursprung in dieser Disharmonie zwischen »äußerer Organisation« und innerem Wesen und Erfahrung. Man besitzt zum Beispiel Talente und hat Sehnsüchte, hat

aber nicht das Organ dazu, ihnen nachzugehen, weil es nicht ausgebildet oder gefördert wurde. Es ist deshalb äußerst wichtig, auf die
individuellen Vorlieben eines Kindes zu achten und das zu fördern,
was es auf die Erde mitbringt, auch wenn es einem zunächst vielleicht befremdlich erscheint! Eine menschengemäße, das heißt
nicht theoretische Erziehung muß sich am Kind orientieren und wie
eine »Medizin« durch äußere pädagogische Maßnahmen das innere
Wesen des Menschen bilden und ansprechen, so daß das Leibes-
und Seelenwesen sich gesund entwickelt und später für das sich ent-
wickelnwollende Ich kein Hindernis wird.

Was fördert nun die gesunde Seelenentwicklung in diesem Alter?
Eine unabdingbare Notwendigkeit, um jenen natürlich sich auftu-
enden Zwiespalt nicht in einen Abgrund zu verwandeln, liegt darin,
dem Jugendlichen Glauben und Vertrauen der Welt gegenüber zu
vermitteln. Denn bis zu diesem Zeitpunkt war der Glaube gewissermaßen ein seelisches »Naturereignis«, jetzt kommt aus einem mehr
unbestimmten Gefühl heraus der eigene *Wille* zur Verankerung des
Wesens in die Welt. Das aber ist nur möglich durch den Glauben an
die, die schon einige Jahre auf dieser Welt leben und die einen zeigen, daß es sich lohnt, älter zu werden. Das Kind liebt, wie wir alle
von uns selber wissen, keine abstrakten Moralpredigten (»... solange du die Beine unter meinem Tisch hast ...«), sondern echte
Lebenserfahrungen. Diejenigen Kinder, die sich oft am meisten auf-
lehnen – die sogenannten Schwierigen –, die sich so leicht isolieren
und als flegelhaft abgestempelt werden, brauchen diesen intensiven
Kontakt mit dem Erwachsenen am allermeisten. Man soll deshalb
nicht locker lassen, denn keineswegs sind die »Pflegeleichten« immer die Wertvollsten, wenn sie auch bequemer sind. Das Angewie-
sensein auf einen *lebenserfahrenen* Menschen bzw. Pädagogen und
die damit verbundene innere Führung und Haltekraft dauert nach
meinen persönlichen Erfahrungen bis zum 18./19. Lebensjahr.
Dann ist das Ich gewöhnlich soweit stabilisiert, daß plötzlich eigene
Einsichten und sogar moralische Impulse wie von selbst aus dem
Innern aufsteigen.

Immer wieder kann man beobachten, daß Jugendliche um das
19. Jahr mit irgendwelchen Unsinnigkeiten von allein aufhören, sozusagen »vernünftig« werden. Umgekehrt ist um diese Zeit ein
wichtiger Moment dafür, daß bisherige schlechte Gewohnheiten
aufhören *müssen*, da sonst die nun beginnende »Ich-Geburt« verschlafen wird. Bis zu diesem Zeitpunkt sollte mit einer etwaigen
Drogeneinnahme aufzuhören sein, sonst wird sie jetzt leicht zur
Gewohnheit, da durch die Drogen die allmähliche Reifung des Ich
nicht stattfinden kann. Für die Therapie heißt das: Die Jugendlichen müssen möglichst am Beginn des dritten Jahrsiebts, wenn sie
noch vom Seelischen und Pädagogischen her zu bilden sind, in Behandlung kommen.

Zusammenfassend kann man sagen: Eine *geliebte und vereh-*
rungswürdige Persönlichkeit ist für den Jugendlichen wie eine be-
schützende Kraft für das ganze Leben. Leider ist die Kette zwischen
den Generationen schon an vielen Stellen gerissen. Von der einen
Seite tönt es: »Diese Jugend ...!« und von der anderen: »Trau keinem über 40!« Ein gewichtiger Grund dafür ist sicher in den Kriegs-
und Nachkriegsereignissen zu sehen, in denen eine »vaterlose Gesellschaft« entstand und das falsche wie das richtige Autoritätsprin-
zip kollabierte. Es muß nun aus neuer Erkenntnis und Liebe zu der
nachfolgenden Generation neu geschaffen werden. Das Neue muß
am Alten anknüpfen und es weiterführen.

Wir werden später auf den inneren Zusammenhang des Genera-
tionsproblems mit den Suchterscheinungen noch zu sprechen kommen (s. S. 115). Manchmal kommt die Krankheit an einer Stelle
zum Ausbruch, die nicht identisch mit der eigentlichen Ursache ist.
Schauen wir nicht oft in die falsche Richtung bei Aids, Krebs oder
Drogen? Schon bei einer Migräne liegt die Ursache der Krankheit
meistens im Milieu oder im Stoffwechsel.

Seelenverkrüppelung und Selbstzerstörung

Was wir oben von dem inneren und äußeren Menschen oder dem inneren Wissen um unsere Individualität und dem äußeren leiblichen und seelischen Instrument sagten, kann sicher jeder Mensch nachempfinden. Findet man nicht sein wahres Ich, das ja um das zwanzigste Jahr hervortritt und nicht durch Drogen eingeschläfert werden darf, meint man vielleicht sogar, das Anerzogene und Gelernte sei das Richtige – trotz innerer Ablehnung –, dann stellen sich schon recht früh Lebensangst und Depression ein, gegen die ein bestimmter Stoff als »Medizin« genommen wird. Die Ich-Initiative und die seelische Hingabe, der Glaube an die Welt versagen, »Schwermut«, das heißt Willenslahmheit treten auf. Entwickelt sich das Vertrauen in den Menschen nicht, so entsteht später eine nicht mehr zu korrigierende Verurteilungssucht wie auch anti-soziale Tendenzen. Vorbehalte gegen alles Neue werden erhoben, Antipathie wird der vorherrschende Charakterzug, äußerlich gibt man sich altklug und gescheit, im Innern ist man aber noch unreif und kritiklos autoritätsgläubig.

Es wurde bereits ausgeführt, daß ein wichtiges Grundmotiv des zweiten Jahrsiebts sich darin zeigt, daß das Kind das Gefühl des inneren Wachsens und des Entgegenwachsens der Welt gegenüber hat. Das Seelische fängt an sich zu dehnen und zu »räkeln«, alles hat noch den Charakter der Vorläufigkeit. Behauptungen werden aufgestellt und Ideale vertreten, ohne daß Lebenserfahrung vorliegt; aber das ist zur gesunden Bildung der Seele notwendig. Hier liegen auch ungeheure Gefahren der Verletzlichkeit, denn Scham ist auch eines der tieferen Wesenszüge. Wird diese Verletzlichkeit nicht beachtet, beginnt ein langsames Rückzugsmanöver in die Innerlichkeit, bei dem dann Haschisch Pate steht.

Eine entwicklungspsychologische Tatsache im zweiten Jahrsiebt sei hier näher behandelt, die gewissermaßen stellvertretend sein soll für viele ähnlich gelagerte Fälle. Wer die Gesetze der ersten drei Jahrsiebte nicht kennt oder gegen sie erzieht, schadet der »Natur«

des Menschen und versündigt sich somit gegen eherne Entwicklungstatsachen, denen auch ein Genie sich zunächst beugen muß. Könnte es nicht sogar sein, daß ein Genie durch falsche Erziehungsmethoden sein Wesen gar nicht entfalten kann und die positiven Energien in negative, das heißt zerstörerische umschlagen?

Nehmen wir an, das erste Jahrsiebt eines Kindes wäre einigermaßen unproblematisch verlaufen. Die zweiten Zähne als Zeichen des rein organischen Abschlusses bilden sich langsam heran, intellektuelle Fähigkeiten werden frei, die sich betätigen möchten, aber auch einer gewissen Führung durch Autorität bedürfen. Das Kind muß sich seelisch-leiblich nach außen ausdehnen und darf sich nicht zu früh auf sich selbst fixieren. *Weltinteresse macht gesund, Selbstinteresse macht krank.* Der Fixer später ist immer auf sich selbst fixiert – hier im zweiten Jahrsiebt werden die ersten Keime für diese krankhaften Erscheinungen gelegt. Wodurch? Durch ein zu frühes Ansprechen und den Gebrauch von noch schlummernden Seelenfähigkeiten, zum Beispiel in der eigenen Urteilsbildung und in Entscheidungen. Erst nach der Pubertät ist dafür die Reife vorhanden. Die selbstverständliche Autorität muß die Quelle der Wahrheit sein, erst später kann man sie kritisch hinterfragen. Durch ein zu frühes Auf-sich-geworfen-Sein entstehen Vorbehalte, Vorurteile und zu starke Selbstliebe, mit denen die Jugendlichen dann später wie mit einem »Vorstellungsgespenst« zu kämpfen haben. Kommt dann noch die verfrühte Sexualität dazu, wird auch die leibliche Selbstfixierung zu früh erreicht. Die seelischen Fähigkeiten, die Verbindung mit dem Fremden, anderen, der »Liebeleib« wird schon in frühester Jugend korrumpiert. Warum stehen Jugendliche nicht mehr auf, wenn ein älterer Mensch in die Straßenbahn einsteigt, warum schlagen sie ältere Menschen zusammen und zeigen keine Reue vor Gericht? Wundern sich die Lehrer da noch, wenn die Schüler die zu frühe Kritik nun ihrerseits auf die Lehrer anwenden und gegen alles Vorurteile entwickeln? Ich glaube, man kann jetzt verstehen, warum Rudolf Steiner die zu frühe Intellektualisierung als eine »Erdenplage« bezeichnete. Denn die geringe Hingabefähigkeit macht griesgrämig und hypochondrisch, wie wir das in einer Drogenklinik gut studieren können. Besonders der Wille wird geschwächt, wenn der Mensch etwas machen muß, was seinen Fähigkeiten noch nicht angemessen ist. Das zu frühe Wecken von Leidenschaften und sinnlichen Trieben, das Hervorrufen von Angst- und Verzweiflungszuständen zerstört den leiblich-seelischen Boden für die freie Ich-Entwicklung. Ein willensschwaches Geschlecht wird so herangebildet, das sich wie ins Leben hineingeschoben fühlt und keine Gestaltungsimpulse hat, nur noch als Konsumherde das Dasein fristet. Die Depressionszustände nehmen heute bereits epidemische Ausmaße an und beginnen immer früher. Ein seelisches Vakuum entsteht, in das sich alles Mögliche an Unrat einnisten kann. Nach eigenen Beobachtungen scheinen wir überhaupt in einer Zeit zu leben, in der die Angst epidemisch um sich greift. Schon bei den banalsten Belangen wird mit Angst gearbeitet und so die Unsicherheit geschürt und der freie Wille des Menschen beeinflußt: Ärzte machen den Müttern bei den geringsten Infekten Angst vor den möglichen Folgen, so daß die Mütter oft gegen ihre Überzeugung Antibiotika geben, Lehrer arbeiten in der Schule mit Angst und Notendruck, man hat Angst vor dem Nächsten, vor Unfällen, Angst vor dem Leben.

Im zweiten Jahrsiebt wird also der Lebensgrund für die individuellen Seelenkräfte ab der Pubertät gelegt, das Seelenfundament. Wird die Seele zu früh intellektualisiert, in einen inneren Glassarg eingesperrt, so können sich die Kräfte der Seele in flammenden Idealen, gerechtem Zorn und in wahrer Hingabe an die Welt nicht entfalten. Wir nannten das eine Verkrüppelung der äußeren Hüllen, etwas Inneres entspricht nicht dem Äußeren; Kräfte, die sich an der Welt betätigen möchten, implodieren nach innen. Man hat einen Anzug, der einem nicht paßt und den man loswerden möchte. Die Resultate der intellektuelle Frühreife zeigen sich im Seelischen erst später: unbewegliches Denken mit Vorurteilen und starren Prinzipien, pubertäre Gefühlsschwelgerei und gelähmtes Wollen, das Ganze gepaart mit einem Lebenszynismus. Redet man mit jungen

Menschen in oder außerhalb der »Szene« über Gefühle oder geistige Tatsachen, so ist man oft erstaunt, wieviel Weisheit im Grunde in den Seelen lebt. Sollen dann aber alltägliche Notwendigkeiten wie Spülen oder Aufräumen verrichtet werden, braucht man oft lange Zeit, um die notwendige Motivation zu schaffen. Die Schwere des Intellekts verdunkelt die Sonne des Willens, eine Seelenlahmheit ist die Folge, die durch körperliche Bequemlichkeit noch gefördert wird. Deshalb sind Leibesübungen und gesunde körperliche Strapazen in diesem Alter von besonderer Wichtigkeit!

Junge Leute haben vor oder während der Drogeneinnahme oft das Gefühl: In mir lebt etwas Bedeutsames, Wichtiges, über der Welt Erhabenes, aber wenn ich es umsetzen möchte, versage ich. Äußerlich kann das wie Hochmut oder Besserwisserei aussehen. Diesen Zwiespalt habe ich sehr oft bei Drogenabhängigen erlebt und immer als »Fixerhochmut« bezeichnet. Er resultiert aus diesem inneren Gefangensein, das zu einem Versagenserlebnis führt. Man träumt sich groß, wird aber in der Realität immer wieder an das Versagen erinnert. Die Drogen trösten einen darüber hinweg, aber die Kluft zwischen Wunsch und Realität wird immer größer. Erinnern wir uns an den circulus vitiosus des Trinkers im »Kleinen Prinzen« von Saint-Exupéry: »›Warum trinkst du?‹

›Um zu vergessen.‹

›Um was zu vergessen?‹

›Um zu vergessen, daß ich mich schäme.‹

›Weshalb schämst du dich?‹

›Weil ich saufe!‹«

Aus dem Gefühl, daß die Erziehung wie ein Gefängnis, wie ein Seelenkorsett ist, folgen die Fluchtversuche, die Betäubung und die Selbstzerstörung.

Dieser Widerspruch zwischen Sein und Schein, Innen und Außen, Wollen und Können, Möglichkeiten und Tatsächlichkeiten liegt nach meiner Erfahrung allen Süchten zugrunde. Wir können es die »Lebenswunde« nennen. Man hört das aus den Reaktionen der

Umwelt: »Ich verstehe das nicht, der Junge ist doch so begabt, wie kommt es nur, daß er sich selber zerstören muß ...« Einen Anzug, der einem nicht paßt, muß man aber zerreißen, um endlich frei davon zu werden. Der Leib wird als so fremd erlebt, daß man ihn gern ablegt. Das ist dann die Todessehnsucht, die diese jungen Menschen haben, und die wir als Selbstzerstörungstrieb erleben. Gehört es doch zu den größten Qualen, die ein Mensch überhaupt erleiden kann, wenn er eine Fähigkeit besitzt und keine Möglichkeit sieht, sie auszuleben – das zerreißt einen innerlich! Die Selbstzerstörung kommt aus einem *starken Ich*, das gegen die eigenen Hüllen angeht und am Zerreißen des Bandes zwischen Leib und Seele eine Wohltat empfindet. Von allen Strafandrohungen und rechtlichen Maßnahmen unbeeindruckt bleibt die Empfindung: Heraus aus dem Leib, hinweg von der Erde! Helfen da bürgerliche Entrüstung oder Proteste?

Auch ein guter Therapeut muß manchmal zusehen, wie ein Mensch einen nicht zu stillenden Selbstvernichtungstrieb entwikkelt – denn die Droge ist ja auch ein Tod auf Raten. Aus der seelischen Verirrung entsteht dann eine charakteristische Form des »Jugend-Irreseins« mit all den bösen Leidenschaften und Herumtreibereien, die aber nichts mit dem Kern des Menschen, sondern nur mit seinen korrumpierten äußeren Hüllen zu tun haben. Diesen inneren, verschütteten Menschen muß man in der Therapie freischaufeln – im Seelendreck kommen oft wahre Diamanten zum Vorschein. Wie im Märchen vom »Dornröschen« (s. S. 107) muß man sich durch viele Dornen den Weg zu der schlafenden Seele bahnen, um verschüttete Kräfte wachzurütteln, es sei denn, der Drogenkonsum hat schon das Beste zerstört.

Wenn auch der Selbstzerstörungstrieb nicht immer in dieser Radikalität auftritt, so kommt es doch zu einer Seelenkonstitution, die sich in Unzufriedenheit und Hoffnungslosigkeit (»no future«) äußert. Man weiß nicht, was man mit sich anfangen soll (»Rumhängen«). Der allerschlimmste Feind, der den Drogenkonsum gewissermaßen nährt, ist die *Langeweile*. Diese Tendenzen werden ab dem dritten Jahrsiebt immer stärker, wenn nicht *vor* der Ich-Reife *pädagogisch-therapeutisch* eingegriffen wird (vgl. S. 113). Nach der Ich-Reifung wird es immer schwieriger, und manchmal bleiben dann Veranlagungen fürs Leben und sind nicht mehr gutzumachen. Auch ein verlorenes Bein ist verloren, obwohl man eine Prothese machen kann, die dem Menschen einen entsprechenden Freiraum verschafft. So können selbstverständlich auch seelische Krücken geschaffen werden, aber die tiefe innere Wunde bleibt latent vorhanden. Der ehemals abhängige Mensch muß also immer etwas zu seiner seelischen Hygiene tun; er muß bewußter leben, damit er nicht wieder abstürzt.

Halten wir fest:
Das zu frühe Ansprechen noch unreifer seelischer Kräfte durch zu früh gefordertes Urteil, Kritik, Entscheidung (»... möchtest du lieber in die Türkei oder auf die Malediven ...?«) führt im zweiten Jahrsiebt zu »seelischen Karikaturen«, die die eigentlichen Fähigkeiten nicht zum Ausdruck kommen lassen und oft ins Kriminelle abgleiten. In der Drogenpraxis erlebt man öfters solche Menschen, die man als »dekadente Genies« bezeichnen könnte.

Die Zeit um die Pubertät

Nicht das, was schon in der Welt existiert, ist für einen heranwachsenden Menschen von Belang, sondern, was er mitbringt und wie er diese Mitgift ins Leben einfügen kann. Ist es überhaupt gefragt? Nicht allein das Leben nach dem Tod ist für den Menschen wichtig, sondern auch das Vorgeburtliche. Ins Nachtodliche bringen wir die Früchte der Erde mit, aus dem Vorgeburtlichen tragen wir die Früchte des Geistes ins irdische Leben hinein. Hierzu gibt es heute bereits zahlreiche Literatur.[11] Leider haben die Erwachsenen all dies weitgehend »vergessen«. Ein spezifischer Ausdruck für die mitge-

brachten Kräfte ist die Welt der Ideale, von der die ehemalige drogenabhängige Christiane F. in: »Wir Kinder vom Bahnhof Zoo«
sinngemäß sagt: »Früher (im 3. Reich) gab es noch Ideale, auch
wenn es die falschen waren, aber es waren wenigstens welche da!«
Ideale sind aber Ideen mit Willenscharakter, das heißt man will sie
im Leben umsetzen und leidet, wenn es nicht gelingt. Man erfindet
sie nicht, sondern findet sie in sich vor oder entdeckt eine Übereinstimmung zwischen den eigenen und den Idealen seiner Umgebung, denen man sich dann anschließen kann. Jeder Mensch hat
oder hatte diese starken Kräfte von Lebenssehnsucht und Le-
benshoffnung. Gerade in der Pubertätszeit, in den »unbequemen
Jahren«, kommen sie manchmal mächtig heraus.

Diese Zeit ist an sich schon labil, weil die individuellen Seelenkräfte sich langsam den Erdenverhältnissen anpassen müssen und
alles eine Tendenz zur Vorläufigkeit hat. Stimmungslabilitäten, ve-
hemente Behauptungen, Scham und seelische Rückzugsmanöver
sind vordergründiges Geschehen dieser Prozesse, die alle mit einer
Überempfindlichkeit gepaart sind. In dieser Zeit zeigen sich die ersten Anfänge tieferliegender Probleme: das Vagabundieren, Sek-
tenhörigkeit, Mager- bzw. Freßsucht, Rauchen, Alkohol, Haschisch und andere Drogenversuche. Die Verletzbarkeit der Seelenmitte ist hier besonders zu beachten, ebenso die starke Diskrepanz
zwischen äußerer Altklugheit, Besserwisserei und gleichzeitiger
seelischer Unreife. Stellen wir uns das ganz bildhaft vor: Man
schwebt in dieser Zeit buchstäblich zwischen Himmel und Erde, ist
»himmelhoch jauchzend, zu Tode betrübt« und merkt, daß man
sich nun für die Erde entscheiden muß. Es tritt also für jeden Menschen in dieser Zeit noch einmal individuell der »Sündenfall« ein,
der Fall aus dem Paradies der Innerlichkeit in das Sexual-Stoffwech-
selsystem und das bewußte Erleben des eigenen Geschlechts.

Die Gliedmaßen wachsen, die Pickel kommen, obwohl man jetzt
eitel zu werden beginnt; manchmal wird der Leib sogar als fremd
erlebt. Diese Erscheinungen müssen sehr ernst genommen werden,
ohne daß man sich als Erzieher in den Seelenstrudel hineinreißen

läßt. Humor und Distanz zum »Theater«, bei dem man ja Publikum braucht, sind oft wichtige Hilfen zum »Überleben« des Erwachsenen. Was immer auch passiert, so halte ich es aus eigener Erfahrung in dieser Zeit der notwendigen Loslösung für wichtig, daß der innere Kontakt zum Erwachsenen nicht abreißt. Echtes Interesse ist da verlangt, keine verkrusteten Standpunkte. Fühlt der Jugendliche sich nicht verstanden, weil er auch die Phrasenhaftigkeit der Welt leicht durchschaut, so treten große Enttäuschungen auf. Seine Abkehr von der Erwachsenenwelt und vom Erwachsenwerden-Wollen ist häufig die Folge – die Abwanderung in die gleichgesinnte Clique beginnt (s. S. 92). *Trotz seines erwachsenen Gehabes braucht der Jugendliche mehr Zuwendung und Führung, als wir glauben!* Schauen wir uns die Pubertätszeit noch einmal von »innen« her an: Durch den »Sündenfall« entsteht die endgültige Doppelgeschlechtlichkeit, der Zwie-Spalt und die Lust auf die Welt und auf das andere Geschlecht. Der Junge wird zum Flegel, das Mädchen neigt zur seelischen Selbstbespiegelung, zur Eitelkeit. Beim männlichen Geschlecht distanziert sich der Seelenkern, das Ich, stärker vom Seelischen und vom Leib. Demzufolge tritt eine natürliche Spaltung zwischen innen und außen auf, zwischen Denken und Fühlen. Der Mann empfindet sich auch innerlich ungeschützter, er zieht sich leichter zurück und hat Mühe, über seine innersten Gefühle zu sprechen, ist dafür im Denken ruhiger und fester, bewahrt leichter einen »kühlen Kopf«. Diese Tendenz bleibt das ganze Leben bestehen. Durch den mangelnden intuitiven Kontakt zum Leib wird der Mann aber auch leicht zum Hypochonder, der sich schon bei 37,5°C todkrank fühlt …

Beim weiblichen Geschlecht geschieht umgekehrt eine zu starke Identifikation von Ich und Seele, so daß die Frau einen viel größeren inneren Schutzpanzer hat, seelisch und körperlich belastbarer ist. Im Denken und Fühlen ist eine größere Beweglichkeit, Gefühle überschwemmen oft das Denken. Damit tritt eine Veranlagung zur Hysterie auf, die natürlich sensible, »weiblichere« Männer auch haben können. Durch das Wahrnehmen der eigenen Seelenkräfte neigt das junge Mädchen mehr zur Eitelkeit, der Junge zieht sich seelisch zurück und ist oft nach außen hin großspurig, innerlich vielleicht sogar feige. Das muß natürlich in der Pädagogik berücksichtigt werden.[12] Pubertierende Kinder lieben den befreienden Humor, hassen aber den Zynismus und Sarkasmus. Die Seele möchte in dieser Zeit die Auseinandersetzung mit der Welt, den Widerstand, um den Willen zu bilden. Ideale können jetzt zum gesunden seelischen Fond für das weitere Leben werden, auch wenn sie manchmal überzogen erscheinen. Der Jugendliche sucht bis in sein äußeres Gebaren – oft indem er andere Menschen imitiert – Anschluß an die Welt. Seine eigentliche Frage lautet: Entspricht mein Innerstes dem, was ich draußen sehe und erlebe?

Was passiert nun, wenn der junge Mensch den Anschluß nicht findet, sich unverstanden fühlt und auch seine Probleme, die sich oft hinter Imponiergehabe und Großmannssucht verbergen, nicht formulieren kann? Dieses Sich-Abwenden von der Welt der Erwachsenen und das Anschluß-Suchen an andere »Kreise« ist offensichtlich nicht allein ein individuelles Problem, sondern zeigt sich im 20. Jahrhundert von den Jugendbewegungen zu Beginn des Jahrhunderts über die sechziger Jahre bis heute als eine generelle Tendenz: der Zivilisation den Rücken zu kehren und die Welt der Väter nicht anzuerkennen. Es gibt Drogenexperten, die im Drogenkonsum der Jugendlichen eine Rebellion gegen die väterlichen Machtstrukturen sehen – eine Auflehnung gegen die bürgerlichen Wertvorstellungen. Die Kette zwischen den Generationen ist zerrissen, der Mensch hat den Menschen verloren, aber in seinem tiefsten Inneren sucht er dennoch Anschluß, was viele zu früh eingegangene Bindungen und Frühehen beweisen. Rudolf Steiner bezeichnete dieses Verhältnis zwischen Alt und Jung als eine der wichtigsten Kulturfragen der Gegenwart, von der Fortschritt und sogar Niedergang der menschlichen Entwicklung abhängen.

Pädagogische Konsequenzen zur Suchtprophylaxe im zweiten Jahrsiebt

1. Geliebte Autorität – Vermeidung von Intellektualität

Versuchen Sie in der Erziehung möglichst die abstrakt einseitige Intellektualität zu vermeiden. Werden Sie wieder eine geliebte Autorität mit Lebenserfahrung!

2. Weltinteresse

Fördern Sie das Interesse des Kindes für die Welt. Vermeiden Sie aus gutem »Aufklärungswillen« die zu frühe Konfrontation mit Umweltproblemen und Sexualität, die oft den Kindern Furcht einflößen.

3. Krankheiten

Behandeln Sie bei den Kindern nicht jedes Wehwehchen mit Schmerztabletten.

Seien Sie auch selbst damit zurückhaltend. Oft fängt der erste »Drogenkonsum« mit dem Valium aus Mutters Handtasche an.

4. Selbständigkeit?

Lassen Sie die Kinder nicht zu früh aus dem Auge. Seien Sie vorsichtig mit zu frühem Ausschenken von Alkohol.

5. Bewegung

Achten Sie auf den Rhythmus im Tageslauf und auf das seelische Gleichgewicht des Kindes, wobei besonders genügend Ausgleich durch Bewegungen und sportliche Aktivitäten geschaffen werden sollte. Immer wieder kann man beobachten, daß ein guter Sportverein mit körperlichen Anforderungen und einem verehrten Lehrer, der ruhig streng sein darf, die Langeweile vertreibt und Ziele setzt. Dadurch bekommt der junge Mensch Haltekraft. Er raucht zum Beispiel nicht, weil er einen gesunden sportlichen Ehrgeiz entwikkelt. Ich persönlich halte auch den Pfadfinderverein für einen Jugendlichen für erstrebenswert, da er den Idealen von Kameradschaft und Abenteuer nahekommt, auch wenn er oft lächerlich gemacht wird.

Denken Sie immer an den Grundsatz: »*Wer nie geführt wurde, kann sich später nicht selbst führen und wird leicht verführt.*«

Das dritte Jahrsiebt.
Der Horror vor dem Leben

> »*Nur wenn das Kind unser Erzieher wird, indem es Botschaften aus der geistigen Welt herunterbringt, wird es sich bereitfinden, die Botschaften, die wir ihm aus dem Erdenleben entgegenbringen, aufzunehmen*« (R. Steiner, 15.10.22).

Ich möchte nun für dieses Jahrsiebt, das unter dem Zeichen der Idealfindung und der seelischen Vorbereitung für die Ich-Geburt steht, einige Abweichungen schildern. Denn in diesem Jahrsiebt zeigen sich, wenn auch manchmal erst in Andeutungen, die Versäumnisse und Schwächen der vorausgegangenen Erziehung und die seelischen Einseitigkeiten.

Das pädagogische Motiv ist jetzt die *freie Urteilsbildung*. Kosmisch tritt der Jugendliche in die »Venuszeit« ein, das Zeichen der Schönheit, der Beseelung, der Romantik und auch der Liebe – nicht nur der Sexualität. Das Schwärmen ist oft viel wichtiger als die Realität, Hermann Hesse die bevorzugte Lektüre. Der Bruch zwischen innen und außen wird jetzt bewußter empfunden, das verlorene Paradies der Kindheit gesucht.

Findet nun der junge Mensch nicht den Weg ins Leben, bleibt er oft in den eigenen Gefühlen stecken und sucht sich ein Milieu, wo er die für ihn rauhe Wirklichkeit vergessen kann. Die ersten Zeichen von Betäubung tauchen auf: Schnüffeln an Klebstoffen, Haschisch, irrationales Verliebtsein (was aber oft nur übersteigerte Selbstliebe ist), Alkohol. Bis in die Kleidung möchte man nur anders sein als die anderen. Hier kann ein Weg beginnen, der in Variationen häufig folgendermaßen aussieht:

1. Da die Erwachsenen ihm das Entsprechende nicht geben konnten, sucht der Jugendliche *Anschluß an seinesgleichen*. Es ist die unbestimmte Ahnung der Zusammengehörigkeit, eine »Gruppenseele«, die sich auch ohne Worte versteht.

2. Dies führt zu *Cliquenbildungen*, oft mit bestimmten festgelegten Ritualen und Anpassung in Kleidung, Gehabe und Redewendungen. Man sitzt zusammen wie in einem Indianerrat, hört Musik und läßt statt der Friedenspfeife den »Joint« (Haschischzigarette) kreisen. In diesem Stadium reagieren die Erwachsenen oft mit ablehnender Panik oder versuchen sich anzubiedern, was Jugendliche aber zuinnerst ablehnen, denn sie suchen ja eine Autorität.

3. In diesen Milieus entstehen aber keine sozialfähigen Menschen, sondern »*seelische Eremiten*« (R. Steiner). Denn eine Drogenclique ist keine echte Gemeinschaft, sie wird vielmehr nur durch den Giftkonsum zusammengehalten. Es ist eine Scheinsozietät, die aus lauter Einzelgängern besteht, die nur ihr eigenes Wohl im Auge haben und einander verraten, wenn es ihrem Vorteile dient oder die Polizei einschreitet.

4. Aus diesem innern und äußeren Eremitentum wächst dann eine Furcht, die aus der Leere stammt: der *Horror vor dem Leben*, die große Verweigerung und die Desillusionierung, die Betäubung, das Taubwerden-Wollen dem Leben und seinen Anforderungen gegenüber. Was helfen da die Phrasen von der »schönen Welt«, der Karriere und einem zukünftigen Eigenheim, wenn die Erde

nicht akzeptiert wird und auch kein Mensch da ist, für den es sich zu leben lohnt? Können wir uns als Erwachsene vorstellen, was in der Seele eines Jugendlichen vorgeht, wenn er mit der ganzen katastrophalen Situation unserer Welt konfrontiert wird, ohne gesunde Gegenbilder? Lehrer berichteten mir, daß nach einem »Aufklärungsfilm über unsere Umwelt« am nächsten Tag über ein Drittel der Kinder fehlten ... Ungeheure Ängste treten auf, wie wir das nach der Katastrophe von Tschernobyl bei Kindern, die glaubten verstrahlt zu sein, beobachten konnten. Jede Drogen- und Magersucht ist der Tendenz nach ein Fluchtversuch aus dem Leib, eine »stille Sehnsucht nach Heimkehr ...«

Der größte Feind für die Jugendlichen im dritten Jahrsiebt ist der Zweifel. Sie müssen durch das in ihnen veranlagte Vertrauen in die Welt und durch die Führung einer geliebten Autorität jetzt zu einer gesunden, eigenen Urteilsbildung kommen. Verankert sich das Ich aber nicht ordentlich in seinem Schicksalsmilieu, bleibt der junge Mensch zeit seines Lebens in seinen eigenen »beschönten Gefühlen« hängen. Er pubertiert sein Leben lang. Der Widerspruch zwischen Gefühl und äußerem Ereignis vertieft sich, während es doch für das ganze Lebensgefühl gesund ist, eine gedankliche oder auch gefühlsmäßige Übereinstimmung zwischen sich und der Welt zu schaffen. Die Innenempfindung wird zum alleinigen objektiven Wertmaßstab, der narzißtische Charakter entsteht. Der Haschischgenuß in diesem Alter verstärkt noch die Dissoziation, den Bruch zwischen innen und außen; der Gefühlsnebel wird zur Realität, die inneren Empfindungen bei der Musik zum Beispiel verstärkt. Am Anfang mag das bei Haschisch im Gegensatz zu Heroin nicht so auffallend sein, später jedoch merkt der schwere Haschischkonsument seinen psychischen Stumpfsinn schon gar nicht mehr. Was der Heroinabhängige noch merkt, wenn man ihm den Spiegel vorsetzt, ist für den Haschkonsumenten nur lächerliches Theater, weil die anderen ja nicht »durchblicken«.

Flucht in die Sekte

Der suchende junge Mensch, der seine Träume und Sehnsüchte nicht realisieren kann, verfällt leicht einer Karikatur der Ideale: den Ideologien, die genauso zerstörerisch und Ich-schwächend sind wie eine Droge, ebenso gefährlich und suchterzeugend. Von Augenzeugen wissen wir, daß in gewissen Sekten durch bestimmte Methoden des Schlafentzugs und geistiger Beeinflussung und durch das Ablegen des eigentlichen Namens eine vollkommen neue soziale Hülle aufgebaut wird, wobei der eigene Wille zerstört und dem Sektenguru überantwortet wird. Es ist kein Wunder, daß viele junge Drogenabhängige in dieser Struktur »suchtfrei« werden, denn diese Form von Gruppe gibt auf ihre Weise Ziele, Haltekraft und Ideale. Damit ist natürlich nichts gegen die religiösen Gruppen gesagt, die, in klosterähnlichen Gemeinschaften lebend, gute und erfolgreiche Arbeit in der Suchttherapie leisten. Die Freiheit muß natürlich oberstes Gebot bleiben. Beweisen tut dies alles jedenfalls, was ein junger Mensch braucht, um dem Stoff nicht zu verfallen. Gibt man ihm den *richtigen* seelischen und geistigen »Stoff«, gesundet er an Leib und Seele. Gehen wir davon aus, daß ein Mensch nur gesund ist, wenn er im Inneren genauso leben lernt wie im Äußeren, so können wir jetzt schon für eine *rationale Drogentherapie diese zwei Grundsäulen benennen: Das ist der soziale Binnenraum, die Hülle der Gemeinschaft, und das Wirken in der Welt durch Arbeit.* Sind diese beiden Grundelemente vorhanden, stellt sich so leicht keine Verrücktheit ein.

Was also fasziniert den jungen Menschen an der Sekte? Es ist das Besondere, es sind die Ritualien, die Kleider, mit denen er sich von anderen abhebt, und es ist eine Autoritätsperson, der er sich meistens blind anschließt. Die antiautoritär erzogenen Kinder sind in dieser Hinsicht besonders gefährdet, ähnlich wie die streng erzogenen »Pastorentöchter« nach dem Weggang von zu Hause sich sehr oft vehement ins Leben stürzen …

Vermieden werden können solch einseitige Phänomene nur durch die Pflege seelisch-kultureller Inhalte und durch wahres Interesse an den Jugendlichen. Dazu könnte beispielsweise Theaterspiel, gemeinsames Musizieren oder der Besuch kultureller Veranstaltungen gehören. Fühlen sich doch viele junge Menschen vom Elternhaus und von den Lehrern nicht verstanden, sondern nur zu Leistungen getrieben. Ist die Reaktion jenes Schülers nicht gesund, der neulich zu mir sagte: »Jetzt muß ich über 50 Städte für die Prüfung auswendig lernen, nur um sie danach wieder zu vergessen. Was soll denn das Ganze?«

Vergegenwärtigt man sich da die fast sakralen Rituale einer Sekte oder das Zusammensein im Haschclub, muß man sich doch die Frage stellen, ob das die Seele nicht ganz anders anspricht.

Der Jugendliche sucht in diesem Alter nämlich nicht den ideologischen Inhalt, sondern fühlt sich von äußerem »Klimbim und Trara« angezogen.

Wir müssen diesen gefährlichen Einseitigkeiten etwas entgegensetzen, das dem Bedürfnis der Jugendlichen nach gemeinsamen Erlebnissen und Abenteuern entgegenkommt. Das bildet Vertrauen und spricht die Seele tiefer an als abstrakte Lehrinhalte. Später in der Drogentherapie müssen solche Abenteuer »künstlich« veranstaltet werden (Therapieschiff, Wüstendurchquerung, Überlebenstraining in Lappland s. S. 326), um gesunde Willenskräfte und soziales Empfinden wieder zu aktivieren.

Der Lehrer muß heute selbst wieder lebendige Inhalte aufnehmen. Wie erleben heute viele Schüler ihre Lehrer, die sie »fürs Leben« vorbereiten sollen? In einer Zürcher Schule war kürzlich eines Morgens auf die graue Betonwand der Tiefgarage für Lehrer gesprayt: »Guten Morgen, Leerer Meier!«

Pädagogik als Kulturmedizin

Um richtig beurteilen zu können, wie die Lage der Kinder und Jugendlichen ist, die durch Drogen gefährdet oder bereits drogenabhängig sind, sollte man einige wichtige statistische Daten kennen:

- In der Bundesrepublik werden pro Jahr eineinhalb Millionen Kinder ins Krankenhaus eingeliefert; bei 80 Prozent von ihnen kommt es zu Verhaltensstörungen vom Bettnässen bis zum Bronchialasthma; die durchschnittliche Aufenthaltsdauer beträgt 21 Tage, verkürzt sich jedoch auf zwölf Tage, wenn die Eltern das Kind täglich besuchen (was offenbar selten geschieht).
- Jährlich kommen 125 000 deutsche Kinder mit Gesundheitsschäden zur Welt, von denen viele vermeidbar wären.
- In der BRD leben 100 000 Kinder, die jünger als 6 Jahre sind, in Heimen und erleiden entsprechende Hospitalismus-Schäden.
- In der BRD fehlen über 100 000 Kinderspielplätze.
- Die Zahl der sexuell mißbrauchten Kinder wurde im Bundesgebiet 1975 auf 100 000 geschätzt, wovon 94 Prozent zwischen 6 und 14 Jahre alt waren und die Täter zu 99 Prozent Männer waren, vorwiegend aus dem Familien-, Freundes- und Verwandtenkreis des Kindes.
- Die Arbeitszeit eines 10- bis 11jährigen Schülers beträgt rund 47 Stunden pro Woche.
- Ein amerikanischer Vater kümmert sich am Tag durchschnittlich 38 Sekunden um seine Kinder (und ein deutscher Vater?).
- Der Deutsche Kinderschutzbund hat ca. 8000 Mitglieder, die Tierschutzvereine über eine halbe Million ...
  (nach Angaben von »Pro Familia«)

Im Elternhaus, im »Familiennest« und in der Schule haben wir den Hauptansatz für eine sinnvolle Drogenprophylaxe zu suchen. Daß beide vielfach nicht gesund sind, wissen wir heute. Untersuchungen und eigene Beobachtungen haben ergeben, daß durch eine dem heranwachsenden Jugendlichen gemäße Pädagogik, wie sie zum Beispiel in der Waldorfschule versucht wird, die besten Voraussetzungen gegeben sind, um eine Klasse drogenfrei zu halten. Dazu gehört von seiten des Lehrers natürlich ein Wissen um die Gefährdungen, gute Beobachtungsgabe und Vertrauensbildung. Naive Esoteriker in der Lehrerschaft, von den Schülern »Bio-Indianer« genannt, werden als inkompetent abgelehnt. Was zu machen ist, wenn ein Schüler in einer Klasse Drogen nimmt, werden wir weiter unten noch diskutieren. Das geht natürlich nur mit einer nicht »atomisierten« Lehrerschaft, die zusammenhält, und mit dem Willen, junge Leute in der Klasse zu besonderen Aufgaben heranzuziehen, das heißt die spezifischen Begabungen zu individualisieren. Echte Mitstreiter für uns Erwachsene müssen herangebildet werden – junge »Geistesritter«, die bereit sind, sich für Gutes einzusetzen. Welcher junge Mensch möchte das nicht? In dieser Hinsicht muß den jungen Menschen in den Schulen mehr zugemutet werden.

Eine menschenorientierte und nicht abstrakte Methode wie die Waldorfpädagogik ist ideal geeignet, auf die beschriebenen Entwicklungsstufen Rücksicht zu nehmen und der äußeren und inneren Entfaltung Zeit zur Reifung zu geben, damit um das zwanzigste Jahr die Individualität frei hervortreten kann. Pädagogik wird so zur Medizin. Das heißt, durch bestimmte Lernmethoden werden seelische Fähigkeiten entwickelt und bestehende Einseitigkeiten ausgeglichen. Ist es gleichgültig, ob ein Kind an eine Sprache spielerisch herangeführt wird, oder ob es nur Vokabeln pauken muß? Ob man in der Physik mit der toten Mechanik beginnt oder mit der lebendigen Farbenlehre?

Eines der Hauptprobleme bei der Suchtentstehung ist die »Verkrüppelung der Hüllen«, das heißt der Seelenwerkzeuge und der Organe. Konkret gesprochen heißt das: Es kommen heute immer mehr Kinder auf die Welt, die auf »natürliche« Art schon viel Wissen mitbringen, in die man auch nichts in dieser Hinsicht hineinzustopfen braucht, die aber durch die modernen Zivilisationsverhältnisse in ihrer seelischen Entfaltung geschädigt bzw. verkrüppelt werden. Mitgebrachte Fähigkeiten können so gar nicht gesund zur Erscheinung kommen; sie werden karikiert, weil viel zu früh eine Intellektualisierung, eine »Einbetonierung« entsteht und dadurch ein zu früher seelischer Vergreisungsprozeß beginnt. Diese Intellektualität ist aber erst ab achtzehn, neunzehn Jahren wirklich für den Menschen geeignet, so daß man heute eigentlich nicht als Kind, sondern schon als Achtzehnjähriger geboren werden müßte. Innere und äußere Entwicklung gehen verschiedene Wege: Innen ist man weltentrückt und nach außen ein »praktischer Revolutionär«. Wir alle spüren, daß durch die moderne Erziehung unser innerer Mensch gar nicht herauskommen kann, wir uns ängstlich an das Äußere anpassen, und später in der Ehe, wenn man sich zuweilen einer Tyrannei beugen muß, beginnen dann die Depressionen, die »dunkle Nacht der Seele«. Der von außen anerzogene »Gescheitheitsrock« macht die Jugend zu früh alt – dazu trägt auch der Umgang mit den Computern bei! –, so daß die heutige Pädagogik die Aufgabe hat, »den Kindern ihre Kindheit zurückzugeben« (R. Steiner). Ich verweise auch in diesem Zusammenhang auf das Buch von Neil Postman: »Das Verschwinden der Kindheit«.[13] Dort findet sich ein erschütternder Bericht über die Kindheit mit allen Konsequenzen von Fernsehkonsum, zu früher Sexualität, Drogenkonsum und Alkoholmißbrauch. In den Grundschulen kommen die Kinder manchmal schon betrunken in die Klasse, und in den USA werden Streits auf dem Schulhof nicht selten mit Pistolen entschieden.

Heute schon zeigen sich in den Schulen die negativen Folgen unserer einseitigen Pädagogik. Das wird besonders im sozialen Bereich deutlich. In Amerika, dem Land der totalen Bildungsmisere, war auf dem berühmten Magazin »Time« Anfang 1989 auf der Titelseite ein »idealer« Schuldirektor mit den »Pädagogischen Gütezeichen« Baseball-Schlagstock und Flüstertüte abgebildet. Da er mit diesen Utensilien unter den 3200 (!) Schülern seiner Anstalt aufräumte und dabei noch ein paar unliebsame Lehrer in die Flucht jagte, wurde er vom ehemaligen Erziehungsminister Bennett zum

»Helden« erklärt. Tatsächlich gibt es dort in den Schulen gravierendste Disziplinprobleme. In der Mittagspause muß oft die Polizei für Ordnung sorgen. 1988 wurden in Boston allein 55 Schüler wegen Waffenbesitzes von der Schule gewiesen und nach Augenzeugen, die ich selber sprach, wiesen in einigen amerikanischen Schulen die Türen Einschußlöcher auf. Da helfen keine Gelder, sondern nur eine bessere Lehrerausbildung und fundierte pädagogische Konzepte. Als man in Deutschland die gemütlichen »Zwergschulen« aufgelöst und in »Bildungszentren« umfunktioniert hatte, mußten schon bald Psychologen eingestellt werden, und vielfach fand das Rauschgift seinen Weg in die Schule.

Das Problem ist also auf der einen Seite das zu frühe Erstarren durch die Intellektualisierung, auf der anderen Seite aber auch das Nicht-altern-Wollen der Erwachsenen. Denken, Fühlen und Wollen brechen so auseinander und geben keine geschlossene, das heißt *charaktervolle* Persönlichkeit mehr ab. Diese aber werden in den Schulen dringend gebraucht. Seelenhygiene wird in der zukünftigen Schule eine viel wesentlichere Rolle zu spielen haben als abstrakte Lerninhalte.

Das Verschüttungsproblem

Die rein abstrakt-rationalen Wahrheiten, die unwahr oder wahr sein können und nur den Kopf ansprechen, sind von Kindesbeinen an die unheilvollen »Feen«, die eine gesunde und gemütvolle Entwicklung des heranwachsenden Menschen behindern. Wie oft hört man die Eltern von noch ganz kleinen Kindern sagen: »Da kannst du dir eine eigene Vorstellung machen. Das mußt du entscheiden.« Diese Art von Entscheidungen mit moralischen Konsequenzen zu fällen, ist der Mensch aber erst mit achtzehn, neunzehn Jahren fähig. Die heute üblicherweise gehandhabte Erziehung sieht die Kinder eigentlich schon als seelisch Erwachsene. Durch diese Einseitigkeit spaltet sich früh das intellektuelle Denken (das nach meinen eigenen Erfahrungen immer zum Hochmut neigt und nur schwer eigene Standpunkte aufgibt) vom lebendigen Gefühl ab, der Kopf geht sozusagen für sich durch die Welt spazieren. Der innere Gefühlsmensch verhungert und bekommt keinen Anschluß an die Welt, also muß man ihn auf andere Weise bedienen, mit etwas, das nicht von dieser »Erde« stammt und die Seele aus dem Leib holt. Diese Wunde erleben viele junge Menschen, und es ist dann nur eine Frage der Zeit, ob sie sich mittels Halluzinogenen (Haschisch, LSD, zum Teil auch mit der »Nervendroge« Kokain) aus dem Leib holen oder die Wunde »dichtmachen«, wie das mit Heroin geschieht: Die Wunde schließt sich scheinbar, die Schmerzen vergehen, der Kopf wird wohltuend durchwärmt (»Flash«).

Würden wir einem Rheumatiker das Schmerzmittel entziehen, wenn er eine Schmerzattacke bekommt? Gibt es nicht auch ein »Seelenrheuma«, das noch viel schlimmer ist? Wer weiß denn schon, was sich an genialen Fähigkeiten hinter einem äußerlich kaputten Fixer verbirgt? Vielleicht hätte dieser durch günstige Umstände im Leben Großes bewirkt? Auch ehemals große und führende Individualitäten können durch soziale Verkrüppelungen ihr eigentliches Schicksal verfehlen. Es ist eben nicht alles vorbestimmt, sondern durch die Freiheit können auch auf der Erde Dinge verhindert werden.

Erlebt nicht heute jeder Mensch in irgendeiner Form diesen Bruch? Warum verschütten so viele Menschen heute durch legale Drogen wie Alkohol ihre Empfindungen und flüchten sich in von außen gesteuerte Sentimentalitäten wie Musik, Liebesfilme und »Traumreisen« … Das rein abstrakte, seelenlose Denken wird aber von der Seele selbst wie ein enges Futteral, ein Panzer empfunden, etwas, das wie ein Leichnamartiges nicht mit der Seele mitwächst. Der »Gescheitheitsrock« macht aber die Seele zu früh alt, zu früh angepaßt, so daß automatisch Fluchtbewegungen ins Wieder-Jungsein auftreten. Einer dieser »Jungbrunnen« sind bestimmte Drogen, die die Seele aus dem Leib befreien, die Zeit vergessen machen, uns in Träumen wiegen und die schmerzvolle Kluft zwischen Ich und der Welt niederreißen.

Die Drogeneinnahme wird auch mit der »Sucht nach Gegenwart« verglichen. Psychologisch gesprochen ist aber die Sucht, ganz im Moment zu leben, ein Kriterium der Kindheit bis zum siebten Lebensjahr (»Mondenstadium«), wo Seele und Welt noch keine Trennung erfahren und das Kind ganz in den Sinnen lebt. Das Heroin wird später zum künstlich erschaffenen »Plastik-Uterus«, der Geborgenheit vorspiegelt. Das »verschüttete Kind« in uns baut sich in der bedrohlichen Welt mit ihren seelenlosen Sozialkonserven einen Fluchttunnel und rüttelt mit seinem Verhalten an den bürgerlichen Fundamenten von Phrasen, Routine und Konvention, die inzwischen unsere Kultur beherrschen. Phrasen sind entseelte Worte, Routine ist entseelte Handlung und Konvention ist entseelte Menschenbegegnung. Das führt dazu, daß der junge Mensch verständlicherweise alles versucht, um nur anders zu sein als die Erwachsenen, denen man im Innersten mißtraut. Dieses könnte aber schon in den Ansätzen verhindert werden, wenn der Dialog zwischen den Generationen nicht abreißt. Hat man als junger Mensch einmal eine solche innere Begegnung mit einem älteren Menschen gehabt, der in einem Fähigkeiten gefördert hat, so kann das eine Kraft sein, die auch nach dem Tode des geliebten Lehrers noch nachwirkt. Man spürt hier die realen Auswirkungen dessen, was man »Glauben« nennt.

Halten wir fest: Der Intellektualismus ist der eigentliche Verschütter von Seelenkräften und Fähigkeiten, die nicht aus diesem Erdenleben stammen. Werden diese vorgeburtlichen Kräfte nicht entwickelt, benützt man leicht eine Art »Ersatzgeist«, um Seelenkräfte zu aktivieren. Dieses auf passive Art »Geistigsein« zerstört aber den inneren Menschen und läßt ihn nicht für die Erdenaufgabe reifen. Es ist letztlich ein pervertierter Sog ins Vorgeburtliche bzw. Kindhafte.

Wie aber werden seelische Entwicklungen verhindert, was passiert mit den unentwickelten Kräften, und wie kann Versäumtes nachgeholt werden? Anhand von zwei Märchen möchte ich versuchen, die Urbilder menschlicher Seelenverkümmerungen aufzuzeigen.

»Märchen sind die Schlüssel für die verborgenen Tiefen unseres Unterbewußtseins ...«

Als ich im Jahre 1977 meine ärztliche Arbeit in einer Drogenfachklinik aufnahm, war ich für die anstehenden Probleme absolut unvorbereitet. Ich hatte zwar vorher in meiner Praxis im Ruhrgebiet mit einigen »Fixern« zu tun, die sich als nette und zuvorkommende Menschen erwiesen und »nur« auf Betäubungsmittelrezept »Polamidon« (ein synthetisches Opiat) verschrieben haben wollten, um mit seiner Hilfe vom Heroin wegzukommen. Da ich auf ihre Wünsche aus Unkenntnis bereitwillig einging, schmeichelte es mir natürlich sehr, daß immer mehr Drogenabhängige in meine Praxis kamen und ich mich als »Albert Schweitzer der Süchtigen« fühlte. Eines Tages mußte ich aber feststellen, daß sie mich nach Strich und Faden hintergingen und meine Gutmütigkeit ausnützten – was sie übrigens mit allen unerfahrenen Kollegen machten. Empört und in meiner Ehre gekränkt – was nachträglich sicher einem Kranken gegenüber falsch war – habe ich ihnen für immer die Türe gewiesen.

Als ich dann an den Bodensee zog und meine über 30 Umzugskisten mit persönlichem und Praxismaterial in den Keller lagerte, bei dem mir einige Patienten »selbstlos« halfen, dauerte es keine zwei Tage, so waren alle Schmerz- und Betäubungsmittel aus einer Kiste, die aber als solche nicht kenntlich war, verschwunden. Was für ein treffsicherer Instinkt! Als ich dann später mehr von den Wirkungen der Gifte verstand, nannte ich dieses Phänomen »Bauchhellsehen«. Wir werden später darauf zurückkommen. Ich war damals unsicher: Was sind das wohl für Menschen, wie begegnet man ihnen richtig, wie kann man das durch Drogen erworbene »instinktive

Hellsehen« verstehen; was dem an geistigen Kräften entgegenhalten? Woher kamen alle diese Unarten, wo doch die meisten Patienten so begabt, interessant und mir sogar unschuldig und lieb vorkamen, obwohl sie im Gefängnis waren oder als Prostituierte gearbeitet hatten. Eines Tages erlebte ich eine jüngere Patientin, bei der ich urbildlich durch die verschütteten Seelenkräfte und äußerlich verunstalteten Hüllen etwas ganz Lichtvolles und Großes wahrnahm. Es erinnerte mich an ein verzaubertes Wesen, bei dem man die seelische »Giftkröte« erlösen muß. Von der täglichen Arbeit erschöpft, machte ich mich auf Goethes Spuren nach Italien auf und machte auch einen Abstecher an die Küste von Jugoslawien. Auf dieser Reise, die ich mit vielen Fragen und Selbstzweifeln begann, erlebte ich von Tag zu Tag eine Fülle von inneren Bildern, die wie Fragmente eines auf dem Meeresboden des Unterbewußtseins liegenden Schiffes sich allmählich auf der Meeresoberfläche des Bewußtseins zu einer Antwort zusammensetzten und mir einen wichtigen Schlüssel zur Beantwortung meiner Fragen lieferten. Diese Bilder kreisten immer um die zwei Märchen von »Schneewittchen« und »Dornröschen«.

Durch sie bekam ich ein erweitertes Verständnis für die Entstehung der Süchte, die Giften als solche und vor allen Dingen die Therapiemöglichkeiten. Sie wurden für mich der Wegweiser einer »durchseelten Erkenntnis«, zusätzlich zu den Lehr- und Wanderjahren meiner eigenen Gemütsbildung, zu neuer Erkenntnis seelischer Entwicklungsprobleme und ihrer Therapie, wie ich sie in dieser konkreten, nachvollziehbaren Art in keinem der abstrakten Psychologiebücher bisher gefunden hatte. Ich wuchs mit ihnen gewissermaßen zusammen, und sie haben allen Begegnungen mit Süchtigen standgehalten. Aus ihnen entwickelte ich dann meine eigene Psychologie der »intellektuellen Vergiftung«, des »seelischen Glassargs«, die »Verletzungstheorie« bzw. der »inneren Wunde« und die Polarität von seelisch-neurasthenischer Erstarrung (Schneewittchen) und hysterisch-vegetativer Unreife mit seelischem Tiefschlaf (Dornröschen).

Da die beiden oben erwähnten Märchen im großen und ganzen bekannt sein dürften oder auch nachzulesen sind, möchte ich mich im folgenden auf einige Leitlinien für unser Thema beschränken, um besonders die Entwicklung zur Krankheit und ihre therapeutische Konsequenz herauszustellen. Ich bin mir dabei bewußt, daß noch ganz andere Interpretationsmöglichkeiten in den Märchen liegen. Man macht aber die interessante Erfahrung, daß bis in die kleinsten Details die Bilder stimmig sind, welchen Zugang man auch sucht. Wir wählen an dieser Stelle mehr den seelischen Entwicklungsaspekt.

Schneewittchen oder » die Seele im Glassarg «

Die Königstochter Schneewittchen ist das seelische Urbild des Menschen: weiß wie Schnee, rot wie Blut und schwarz wie Ebenholz. Diese drei Farben sind Repräsentanten von Geist (weiß), Seele (rot) und Leib (schwarz), wo das Geistige in den »körperlichen Sarg« verschwindet. Der Leib ist im Grunde für unser Bewußtsein ein schwarzes Loch. Wissen wir, was in unserer Leber passiert, wenn wir verdauen oder denken? Sehen wir etwas Unsympathisches, so wissen wir, was sich in unserer Seele abspielt. Wir könnten diese drei Farben auch dem Denken, Fühlen und dem Wollen zuordnen, die an Geist, Seele und Leib gebunden sind. »Schneewittchen« ist die noch nicht von den Sünden der Erde berührte Seele, die in jedem Menschen bei der Geburt existiert. Nach der Geburt stirbt die Mutter, die Himmelskraft, und eine Stiefmutter tritt auf, die ihrem Wesen nach stolz, überheblich und neidisch auf dieses Himmelswesen ist. Die Ersatzmutter, die die menschliche Seele, das »Kind«, verderben möchte, ist ein Bild für die Materie, die sich ja immer des Menschen bemächtigen möchte. Die Stiefmutter verkörpert den *toten Intellekt*, der alles Leben analysiert, das heißt zerstört. Als »Spiegel« dient ihm das erstarrte Gehirn mit seinen zunächst ganz irdischen, abbildhaften Gedanken. Der Intellekt ist aber immer in sich selber verliebt (»intellektueller Hochmut«)

und duldet keinen Konkurrenten neben sich. Die rein irdische Intellektualität ist also die Hauptgefährdung ab dem siebten Lebensjahr, wenn die seelischen Kräfte aus der Leiblichkeit frei werden und sich an der Welt betätigen wollen. Jetzt können durch die Pädagogik die Seelenkräfte entweder zu früh abgetötet oder gemüthaft verlebendigt werden. Schneewittchens Gefährdung beginnt interessanterweise mit sieben Jahren. Die organischen Repräsentanten der Gefühls- und Willenskräfte, die Lunge (= Gefühl) und Leber (= Wille), sollen ihm herausgerissen werden. Das bringt jedoch der mitleidige Jäger nicht übers Herz, der der bösen Königin statt dessen die Organe eines Tieres übergibt.

Verfolgt von der kalten, intellektuellen Welt, flüchtet sich Schneewittchen – die kindliche Seele – in den Bereich jener Kräfte, die in siebenfacher Art die menschliche Seele bewegen und ihr Schutz geben: Dies sind die sogenannten sieben »Planetenkräfte«, aus denen wir uns jede Nacht, wenn wir schlafen, die erneuernden Kräfte für unseren Leib holen. In bildhafter Form werden sie in dem Märchen angesprochen, indem jeder Zwerg die Frage stellt, wer sein Eigentum benutzt hat.

1. Stühlchen = Saturn, das Solide, Feste
2. Tellerchen = Mond, die Schale, die das Flüssige trägt
3. Brötchen = Sonne, das Ernährende. Die früheren Brote waren kreisrund als Abbild der Sonne. Der goldgelbe Weizen ist ein Sonnengetreide.
4. Gemüschen = Venus, das Bild des ergrünenden Lebens. Das Abbild der Jugendkraft.
5. Gäbelchen = Jupiter, der die Weisheit mit »Löffeln« frißt und dessen astrologisches Symbol gabelförmig ist.
5. Messerchen = Mars, das Aggressive und Verletzende.
7. Becherchen = Merkur, der sich im Wasser als Mittler zwischen Himmel und Erde stofflich ausdrückt.[14]

In maskierter Gestalt (der Intellekt täuscht gern etwas vor!) gelingt es der Stiefmutter, sich an die Seele, das Schneewittchen, heranzumachen und es zu vergiften. Zuerst erfolgt der Angriff auf die Mitte, die *Gefühlskräfte*, durch den Schnürriemen, dann der Angriff auf das *Denken*, den Kopf, durch den vergifteten Kamm, und schließlich auf das Stoffwechsel-*Willens*-System durch den vergifteten Apfel als Bild der intellektuellen Erdennahrung. Die beiden ersten Male, als der neidische Intellekt, der immer »der Schönste im Lande« sein will, das Gefühls- und Denkleben vergiftet, können die Zwerge die schlafende Seele wieder zum Leben erwecken. Beim dritten Mal jedoch, als durch den vergifteten Apfel der Willenspol getroffen wird, ist eine Erweckung nicht mehr möglich: Die Seele erstarrt, erkaltet, ist eingeschlossen im »Glassarg«, was ein großartiges Bild für die Neurose ist. Der Mensch ist seelisch in sich selbst gefangen, gehemmt zum gesunden seelischen Nach-außen-Treten, was wir rein psychologisch mit einem Neurotisierungsvorgang gleichsetzen müssen. Alle Symptome, die wir als Ärzte nur zu gut kennen: die Vorbehalte, das Nicht-von-sich-Wegkommen, die Antipathie allem Neuen gegenüber, mangelnde Vitalität und das zu frühe Altern – ob seelisch oder körperlich –, sind in dem Bild des Glassarges enthalten. Aber gleichzeitig besteht bei dem Eingeschlossenen auch der Wunsch, dieses innere Futteral zu verlassen, zu leben und zu sein, einmal entflammt zu werden ... Der russische Schriftsteller und Arzt A. Tschechow hat solch einen Menschen meisterhaft in einer Novelle beschrieben, der er den treffenden Titel »Der Mensch im Futteral« gegeben hat.[15]

In dem Märchen wird aber aus tiefster Volksweisheit ein Heilmittel für solch ein Seelenunglück angeboten. Das *erschütternde Ereignis von außen* vermag die Scheintote zu wecken. Ein Sargträger stolpert, und das bewirkt Schneewittchens Erweckung und Befreiung. Der Königssohn, das Ich, kann sich mit den freigewordenen Seelenkräften verbinden.

Der Intellekt, die Stiefmutter tanzt sich allein und einsam mit glühenden Pantoffeln zu Tode – bezeichnenderweise sich nur um sich selber drehend ...

Halten wir fest: An diesem inneren »Versalzen«, Sklerotisieren, diesem Rückzug in den Glassarg, diesem Eingeschnürtsein und auf der anderen Seite diesem Leben im Kopf, hat die moderne Pädagogik einen besonderen Anteil. Wie herrlich und befreiend ist es da für den jungen Menschen, das Bedrängende durch Haschisch, Alkohol oder andere Halluzinogene aufzulösen und jegliche Konturen zum Verschwinden zu bringen! Das ist eine Art Selbsthilfe für die Seele, die man nur aus dem Gefühl des inneren Glassarges verstehen kann.

Die ersten Drogenkonsumenten (nicht Süchtigen), die ich in den sechziger Jahren im Studium traf, waren sich dieser inneren Erstarrung und Seelenarmut bewußt und wollten nur mit Hilfe von Meskalin und LSD »einmal über den Zaun schauen«. Sie suchten Erregungen, das Feuer, die emotionalen Bilder, die sie sich aus eigener Kraft nicht schaffen konnten.

Für die Drogentherapie wird man die »bewegenden Ereignisse von außen« entweder benutzen oder künstlich herbeiführen, damit der Mensch von dem »vergifteten Apfel« von Antipathie und innerer Gefangenschaft befreit wird. Das geht nur durch konkrete Ereignisse und nicht durch abstrakte psychologische Theorien. Es kann aber durchaus auch ein Unfall sein oder ein Liebesschmerz oder eine erschütternde Menschenbegegnung. Die Verkrampfung löst sich, der Mensch öffnet sich, das Bedürfnis nach Alkohol und Drogen verschwindet. Es ist zwecklos, Dinge zu verbieten und, wie die Drogengeschichte zeigt, auch äußerst uneffektiv – wenn man nicht die Seelen gesund macht.

Kommen wir nun zu dem Märchen, das uns im Bild die Gefährdung ab der Pubertät zeigt.

Dornröschen oder »Zeig mir deine Wunde«

Weiß und unbefleckt ist die Seele bis zur Pubertät, dem »Sündenfall«, der Erdenreife. Dann werden die Leidenschaften geboren, die

Seele verbindet sich tiefer mit dem Leib – erkennbar am Stimm-
bruch –, der Egoismus regt sich, die Sexualität erwacht. Das rote
Blut fordert sein Recht – man wird zum Dornröschen, duftend und
stachelig zugleich, eben voller Widersprüche!

Dornröschen ist nicht das Unschuldslamm wie Schneewittchen,
denn sie ist ja auch schon fünfzehn Jahre alt, als ihr aus »unverschul-
deter Selbstschuld« ein Unglück passiert. Ihr Verhängnis ist einerseits ihre altersentsprechende Neugier, gerade den »verbotenen«
Bereichen gegenüber – in dieser Beziehung ist sie nämlich frühreif
–, und andererseits eine »Erbschuld« von den Eltern her: man hat
trotz großer Vorsorge und Hoffnung das Dreizehnte im Leben
nicht bedacht, das Schicksal. Jetzt erweist es sich in Gestalt der drei-
zehnten Fee als Katastrophe, die sich aber durch die zwölfte Fee, die
Ich-Kraft, zum Guten wendet. »Du sollst nicht sterben, sondern
schlafen, bis du reif genug bist, dich selbst vom Ich her zu erwecken
und die Welt in ihrem wahren Wesen zu verstehen!« Zunächst
macht Dornröschen das Richtige und Erlaubte: Sie entfaltet ihre
Seele arglos an der Welt, ohne »in ihren Kopf (den Turm) zu steigen«. Tut sie das, wird die Welt ihr so weh tun, daß sie in eine lange
Ohnmacht versinkt und die Seele nach außen durch Urteilssucht
und Kritik nur ihre stacheligste Seite zeigt, an der man, wie die
vielen Prinzen im Märchen, seelisch verblutet.

Die innere Poesie ist die eigentliche Welt des Heranwachsenden,
und nicht die »nackten Tatsachen«. Ohne Verständnis von sich
selbst ist man ohnmächtig der Welt ausgeliefert. Wer zu früh seine
kopfigen Urteile fällt, wird das innere Königreich der Seele zum
Stillstand bringen. In zweifacher Art kann der Dornröschenschlaf
der Seele herbeigeführt werden: einmal, indem die erste bewußte
Begegnung mit der Welt die Seele so erschreckt, daß sie sich abwendet und ins Träumen flüchtet, – und zum zweiten, indem man als
Reaktion auf die Schmerzbegegnung mit der Welt sich selbst Substanzen in die Blutbahn einführt, die die Seele in einen langen Schlaf
versetzen. Beides kann, wie beim Dornröschen, schon von früher
Kindheit her mitgebracht sein und erst um die Pubertätszeit hervor-

brechen (»Jugend-Irresein«). Lassen wir uns von dem Drogen-»Dornröschenschlaf« eines Süchtigen berichten, der mir gegenüber äußerte:

»Die Empfindungen des Raumes und der Zeit waren beide mächtig erregt. Der Raum schwoll an und erreichte unaussprechliche Ausdehnung. Dies aber beunruhigte mich nicht so sehr wie die ungeheure Ausdehnung der Zeit. Zuweilen war es mir, als hätte ich in einer einzigen Nacht 70 oder 100 Jahre lang gelebt. Ja, manchmal hatte ich das Gefühl, als seien 1000 Jahre in der Zeit vergangen oder jedenfalls eine Dauer, welche die Grenzen der menschlichen Erfahrungen weit übersteigt.«

Erwacht die Seele nicht in rechter Art an der Welt, so muß man – entwicklungsbedingt – so lange warten, bis die eigene Königskraft herangereift ist, unser Ich (der Prinz im Märchen). Die Dornenhecke öffnet sich, der Zugang ist da, man muß kräftig hindurchschreiten. Rein von außen ist aber in dieser Zeit nur bedingt Hilfe möglich! Wie im Märchen, wo alles noch einmal da beginnen muß, wo es aufgehört hat, nur jetzt bewußter, so muß auch im Leben des Heranreifenden – auch in der Drogentherapie – alles Versäumte in intensiven Bewußtseinsschritten nachgeholt werden. Keine Rache an der bösen Fee: die Erb- und Selbstschuld muß allein getilgt werden!

»Nicht zu früh!«, das ist die Warnung des Märchens vom Dornröschen; Schönheit und Verletzbarkeit im Bild der Rose als Ausdruck der Seele in der Pubertät.

»Glassarg« (Neurasthenie) auf der einen Seite, verletzende »Spindel« (Hysterie) auf der anderen – als Ausdruck des sich zu starken Verschließens vor der Welt oder der zu großen Verletzbarkeit der Seele und ihre Rettung in den Schlaf. Ein Schein-Gleichgewicht von Innen- und Außenwelt stellen die Drogen her, als die oft einzigen und teuflisch zuverlässigen Helfer.

Therapeutische Konsequenzen zur Drogenprophylaxe im dritten Jahrsiebt aus den Märchen Schneewittchen und Dornröschen

Beide Märchen erzählen uns in bildhafter Form nicht nur eine allgemeine Menschheitsproblematik, sondern auch die seelischen Entwicklungsprobleme, die bei jedem einzelnen auftreten können. Da die Jugendlichen in der Pubertät am stärksten drogengefährdet sind, sei hier noch einmal auf die Prophylaxe eingegangen. Was wäre mit Dornröschen geschehen, wenn die Eltern aufgepaßt hätten? Ist eine schmerzvolle Erfahrung immer von Übel?

Ist das innere Ich-Wesen stark genug, das Anziehungsband zwischen äußerem und innerem Schicksal fest geknüpft, so kommt der Mensch gestärkt aus einer Gefahrensituation heraus. Auf die Drogen bezogen, die ja die Seele auch in einen Tiefschlaf versetzen und dadurch innere Entwicklungen verhindern, heißt das: der innere Kern muß fest geschmiedet und stark genug sein, dann überwindet der Jugendliche relativ unbeschadet den Abstieg in die Sucht. Immerhin sind es nicht wenige Jugendliche, die probieren und wieder von allein aufhören. Aus eigener Erfahrung in der Schulzeit kann ich sagen, daß man zwar durch einen Überkonsum an Alkohol äußerlich betrunken sein kann, im Innern sich aber etwas dagegen wehrt; ein innerer Widerstand tritt auf. Das Ich? Das ist der beste Garant, daß der Stoff nicht vom ganzen Menschen Besitz ergreifen kann. In den ersten zwei Jahrsiebten wird dieses Fundament angelegt, oder die starke Individualität bringt es schon auf die Erde mit. Leider kann man bei der ersten Drogenberührung nie sicher voraussagen, wie stark ein Mensch ist und wie schnell er wieder herauskommt. Deshalb ist die richtige Prophylaxe so wichtig!

Schauen wir das Märchen aber noch einmal von der psychologischen Seite an:

Die Eltern überlassen heute ihre Kinder viel zu früh sich selbst. Zwar wirken die Kinder schon aufgeklärt und fertig, aber die Gefahren sind heute so angewachsen, daß der innere Faden zwischen Kindern und Eltern nicht abreißen darf. Aus amerikanischen Untersuchungen bei gewalttätigen Jugendlichen ist bekannt, daß eine der Hauptursachen der Gewalt unter Teenagern die mangelnde elterliche Sorgfaltspflicht ist. Wir werden bei den Drogen und der Beziehung zur Kriminalität noch darauf zurückkommen. Das zu frühe und innerlich unvorbereitete Zusammenstoßen mit der Welt und allen ihren Gefahren kann zu einer innerlichen Verletzung führen, zu einer Seelenwunde, die, wenn sie nicht erkannt und geheilt wird, die Grundlage zum Drogenkonsum werden kann. Nach meiner Erfahrung ist dieser »Stich am Leben« eine der Hauptursachen der Sucht. Oft hat keiner die Sache ernst genommen. Für uns war es vielleicht kein Thema, es hat uns sogar gar nicht berührt, aber für den betreffenden Menschen war es lebensentscheidend. Wird der Notruf nicht wahrgenommen, der sich am Anfang in Drogeneinnahme oder dem Spiel mit dem Selbstmord zeigen kann, so verstummt die Seele schließlich und betäubt ihren Schmerz. In der Therapie muß mit viel Geduld und Instinkt gearbeitet werden, um diese verborgenen Wunden freizulegen, sonst hat man keine Chance, den Patienten vom Gift wegzubekommen. Erst wenn man in der Begegnung den richtigen Zeitpunkt abwartet und den inneren Menschen ansprechen kann, schließlich die nötige Liebe und das echte Interesse für die verschüttete Seele vorhanden ist, kann man therapeutisch viel erreichen. Frühe Schocks, Trennungserlebnisse, seelische Entbehrungen, schwere Ungerechtigkeiten, Liebesenttäuschungen bzw. -entzug, sie alle können die wuchernden Gifte sein, die diese Wunde schüren. Weite Teile der Seele bleiben so unterentwickelt, eingeschlafen, man hängt seelisch an dem Verletzungszeitpunkt fest. Äußerlich geht alles seinen Gang, aber die innere Uhr ist stehengeblieben. Daher kommt dann – besonders in der Drogentherapie – die Schwierigkeit, einen Menschen zu behandeln, der äußerlich und intellektuell zum Beispiel dreiundzwanzig Jahre alt ist, aber innerlich im vierzehnten Jahr steckengeblieben ist. Die Seelenkräfte sind total ungestaltet, wuchernd, vegetativ, wie wir das bei Dornröschens Dornenhecke sahen. Dieser seelische Wucherungsprozeß ist aber psychologisch gesehen ein hysterischer Prozeß: Gefühle wuchern ohne Richtung wie ein Gestrüpp. Bei dieser Patientengruppe finden wir auch das schon weiter oben erwähnte nie Sattwerden und das ewige Verlangen nach irgendeinem »Konsumartikel«, der auch ein Mensch sein kann, um die innere Gefühlswelt mit äußeren Dingen zu beruhigen, denn das Ich ist zu schwach angelegt, um das von innen her zu leisten. Bei den ganz ausgeprägten Fällen muß dann eine Art »Ersatz-Ich«, der väterliche Therapeut von außen, mit *liebevoller Strenge* dem Menschen eine Zeitlang die Führung geben.

Äußerlich sehen diese Patienten – im Gegensatz zu den neurasthenischen Kopftypen – eher jünger aus, sie können einen durch ihren seelischen »Duft« ungeheuer betören, aber auch, wenn man nicht immer die innere Aufmerksamkeit auf sie richtet, sehr stark verletzen – eben wie eine Rose. Dieses Verwundungsgefühl und das Aufschäumen der Gefühle, die man nicht vom Ich her lenken und ordnen kann, wecken dann das Bedürfnis, sich »dicht zu machen«. »Ich laufe immer wie eine offene Wunde herum«, hat mir einmal ein heroinabhängiger Patient gesagt. Hier haben wir das Gegenmotiv zum Schneewittchen: Dort das seelische Erstarren im Glassarg und das Bedürfnis nach Rausch und Ekstase, hier das innere Offensein, das seelische Verbluten und das Verlangen nach Grenze und Schutz. Schauen wir auf die Wirkung des Heroins mit seiner Tendenz in die Erstarrung, so können wir verstehen, daß es in diesen Fällen wie ein »Heilmittel« wirkt.

In dieser Polarität von Neurasthenie und Hysterie haben wir den Gegensatz von halluzinogenen und »dichtmachenden« Drogen zu sehen, obwohl es noch viele Übergänge gibt, aber es ist die erste Orientierungshilfe zum Verständnis von Stofflichkeit und Seelenproblematik.

Zwei therapeutische Motive werden für diese Krankheitsbilder, die natürlich manchmal in Mischformen auftreten und gar nicht so leicht zu differenzieren sind, deutlich:

1. die Aufwachprozesse durch äußere Lebensereignisse, das heißt in einer Welt, in der nichts wirklich Aufrüttelndes für die Seele passiert (wir meinen hier nicht Krimis oder Horrormeldungen!) und die Langeweile sich wie eine chronische Krankheit verbreitet, sind natürlich derartige Aufwacherlebnisse nicht häufig und müssen in der Therapie oft erst veranlaßt werden. Deshalb sind Reisen und Kultur so wichtig, es gibt aber auch Erlebnismöglichkeiten im Alltag und in der Natur (Bauernhof etc.)

2. das liebevolle Interesse am anderen Menschen und der Zugang zu den verschütteten Seelenfähigkeiten. Ein Patient spürt diesen nicht zu erschütternden Glauben an den Menschen. Ich habe selbst erlebt, daß ich wieder und wieder belogen wurde, ohne es zu merken, oder ich habe es nicht merken wollen. Später kamen die jungen Menschen selbst zu mir, weil sie es nicht mehr aushielten. Wenn ein starkes Ich die Seele berührt, kann ein Aufwachprozeß in Gang kommen. Deshalb darf man für die eigentliche Drogentherapie nicht zu jung und unerfahren sein. Es ist gut, schon etwas gesundes Mütterliches bzw. Väterliches zu haben – und den nötigen Humor.

Entdeckt man hysteroide oder neurasthenische Einseitigkeiten bei Jugendlichen früh genug und geht sie mit pädagogischen und medizinischen Mitteln an, so ist es eine der wesentlichsten Hilfsmittel gegen das Süchtigwerden, das ja, wie wir sahen, mit diesen psychischen Schwächen zu tun hat.

Im dritten Jahrsiebt, wenn der individuelle Seelenleib geboren wird, ist noch – *vor der Ich-Geburt* – eine Hilfe möglich. Wird aber das Seelengehäuse vorher zerstört und die Ich-Geburt sogar verhindert, treten Chaotisierungen im Denken, Fühlen und Wollen auf. Der Jugendliche ist dann nicht mehr erreichbar, handelt entgegengesetzt von dem, was er sagt, oder redet viel, fühlt etwas anderes und handelt nicht. Wer mit Drogenabhängigen zu tun hat, kennt diesen den Mitmenschen aussaugenden Wirrwarr. Je länger die Drogeneinnahme dauert, desto korrumpierter werden Leibes- und Seelengehäuse, und die individuellen Kräfte werden herausgedrängt. Es gibt aber in der Welt nichts Leeres, in das nicht etwas anderes einzöge.

In bildhafter Weise haben wir diese Situation der Besetzung des »Hauses« durch Räuber bzw. Dämonen im Märchen der »Bremer Stadtmusikanten«. Dort werden die verlorenen Seelenglieder, im Bilde als Tiere benannt, wieder zusammengeschmiedet, und es gelingt ihnen gemeinsam, die Räuber zu vertreiben. Dieses Märchen wird uns dann noch im therapeutischen Teil beschäftigen, wo wir die Arbeit an den Leibes- und Seelengliedern besprechen werden, die ja wieder in Harmonie gebracht werden müssen.

Familie und Generationen

Zusammenhang von Einzel- und Volksschicksal

Schon bei Säuglingen treten heute – oft bedingt durch Umwelteinflüsse und seelische Vererbungsverhältnisse – gehäuft schwere nervöse Störungen auf, die sich dann in der Schulzeit fortsetzen. Diese äußern sich als Konzentrationsstörungen, Aggressivität, Schlafstörungen und anderes. Sie werden dann häufig mit Psychopharmaka behandelt, um die Kinder »ruhigzustellen«. Diese »Pillenpest« ist ein äußerst bedenkliches Zeichen, an deren Entwicklung die Ärzte nicht ganz unschuldig sind.

Schaut man einmal den Zusammenhang des Einzel- mit dem ganzen Volksschicksal an und nimmt hinzu, daß es nicht nur körperliche, sondern auch seelisch-geistige Vererbungsverhältnisse gibt, so erkennt man auch die tieferen Ursachen dieser epidemieartig um sich greifenden Nervositäten, Labilitäten und Dünnhäutigkeit. Die seit vielen Generationen gepflogenen, rein materialistischen Denkgewohnheiten, der Intellektualismus, durch den sich die ganze Seelenkraft an der Oberfläche des Lebens zersplittert, schaffen von Geschlecht zu Geschlecht immer mehr seelische Schwächen mit innerer und körperlicher Kraftlosigkeit und mangelnde Beherrschung der Seelen- und Leibeskräfte durch das Ich. Der Mensch wird dadurch »poröser« und allen äußeren Disharmonien zugänglich, denen er von innen nichts mehr entgegenzusetzen hat. Stellvertretend für diese »Verdünnung« der Leibes- und Seelensubstanz von Generation zu Generation sei hier Thomas Manns Roman »Die Buddenbrooks« genannt, der den Zerfall einer Familiensippe zum Inhalt hat.

Seit dem 18. Jahrhundert gibt es nachweislich eine Zunahme dieser oben geschilderten Krankheiten, die mit dem immer mehr sich

verbreitenden Materialismus zu tun hat.[16] Die schon 1906 von Rudolf Steiner vorausgesehenen Probleme, daß »Kinder schon zit-
ternd geboren werden, an jeder Umgebung eine Schmerzempfin-
dung haben und epidemische Geisteskrankheiten auftreten« würden, sind heute in der Praxis keine Seltenheit mehr. Sie sind alle –
einschließlich der »organischen Löcherigkeit« wie Ekzem, Allergien und Heuschnupfen – einem Krankheitsbild zuzuordnen. Dagegen hilft natürlich kein kurzfristiges Tablettenprogramm, sondern nur eine Spiritualisierung alter Denkgewohnheiten und eine
Neubesinnung auf *allen* Gebieten. Denn das kulturelle Boot leckt
an allen Ecken und Enden, und man kann nicht allein das Loch
»Drogensucht« stopfen und meinen, damit das Zivilisationswrack
wieder seetüchtig zu bekommen. Wenn Medizin und besonders
Pädagogik die Zukunft unserer Kultur, unsere Jugend, weiter so
seelenlos erziehen und behandeln, werden sich die Probleme nicht
ändern. Schließlich ist die Droge auch ein Krieg gegen die neue Generation, die eigentlich die Zukunft vorbereiten sollte.

»Der da heimsuchet der Väter Missetat ...«

Schon seit alten Zeiten galt es als eine unumstößliche Tatsache, daß
der Mensch als ein seelisch-geistiges und soziales Wesen nicht allein
aus sich selbst erklärbar ist, sondern in ihm auch weiter zurückliegende geschichtlich-kulturelle und seelische Vererbungstatsachen
sich ihren Ausdruck suchen. Menschheits- und Individualschick-
sale durchdringen sich in intensivster Weise. Wir tragen immer auch
das ganze Volksschicksal mit uns herum, dadurch werden wir dann
Deutsche, Engländer, Russen oder Franzosen. Immer auch erleben
wir die Auseinandersetzung zwischen uns und unserem »Volks-
geist«, den wir manchmal, besonders wenn wir viel von der Welt
gesehen haben, schwerlich akzeptieren können. Ideal wäre es,
wenn jedem Menschen, wenn er auf die Erde kommt, seine maßge-

schneiderten Leibes- und Seelenhüllen in Umwelt und Erziehung
zur Verfügung stünden: die ihm entsprechenden Vorbilder zur
Nachahmung, die richtige Autorität und die entsprechenden Ideale.
Wäre diese absolute Identifikation zwischen dem inneren und äußeren Menschen vorhanden, hätten wir paradiesische Zustände: keine
körperlichen und seelischen Krankheiten, das heißt keine Disharmonien, aus denen ja die Krankheiten letztlich entstehen. Dadurch
wäre aber auch Langeweile vorhanden, keine freie Entscheidungs-
möglichkeit zwischen Gut und Böse und letztlich keinerlei Entwicklung. Denn die vollzieht sich (leider) nur durch Kampf, Auseinandersetzung, Schmerz und Fehler.

Wir sagten oben, daß es eine der wesentlichsten Aufgaben von
Familie, Schule und Kulturwelt ist, den »äußeren«, an den Erdenverhältnissen zu erziehenden Menschen so heranzubilden, daß er
dem aus dem Vorgeburtlichen mitgebrachten »inneren« Menschen
mit seinen Sehnsüchten, Talenten und noch zu entwickelnden Fähigkeiten möglichst wenig im Wege steht. Die heute teilweise aus
Unkenntnis entstehenden Kränkungen, die von Jugend an dem
Menschen in die Seele und damit in den Leib fließen, sich aber nicht
mit unserem Seelenwesen verbinden können und sich wie Gifte in
uns ablagern und uns zu innerer oder äußerer Zerstörung treiben
können, stehen dem aber in der Praxis vielfach entgegen. Wie belastet sind die Menschen oft durch die »irrsinnigen« Ansichten ihrer
Eltern, die durch die Erziehung in sie hinein geflossen waren. Aus
diesen rein im Irdischen erworbenen seelischen Deformitäten entstehen die meisten psychischen Probleme wie Hysterie, neurotische
Einseitigkeiten und zum Teil auch schizoide Verhaltensweisen, Resultate manchmal eines Zerriebenwerdens der Kinder zwischen
dem Kampf der gefühlsüberbordenden Mutter und dem gemütsverarmten, prinzipienreitenden Vater (»Das hatten wir früher auch
nicht ...«). Je umfassender aber die Erkenntnis von den Entwicklungsstufen des Kindes wird, desto idealer wird das Milieu für ein
gesundes Gedeihen, um so Kräfte gegen die Krankheiten der Zeit zu
entwickeln.

Trotzdem können natürlich krankhafte Impulse im Menschen selbst liegen, die ihre Ursache nicht in der Vererbung oder Erziehung haben und die trotz besten Bemühens ausbrechen. Ich sage das nur für jene Eltern drogenabhängiger Kinder, die mit schweren Schuldkomplexen herumlaufen und sich dauernd Vorwürfe machen. Das hilft natürlich keinem! Manches kommt aus den tieferliegenden Vererbungskräften Generationen später ans Tageslicht, was nicht in unserer Hand liegt. Deshalb muß es unser innerstes Anliegen sein, die Gesundheitsverhältnisse im Volke zu verbessern für die nächsten Generationen. Dazu gehört natürlich in erster Linie, den mütterlichen Organismus zu pflegen, in dem das werdende Kind neun Monate heranwächst.

Zunächst müssen wir, was die sogenannte Vererbung angeht, uns mit einigen Tatsachen bekanntmachen. Es ist eine alltägliche Erscheinung, daß Erwachsene oft abfällig über die Jugend urteilen. Das war aber schon immer so. Dabei schauen sie zum größten Teil in ihren eigenen Spiegel, denn was sie dort als »Produkt« vor sich haben, ist ja mehr oder weniger das Resultat der herrschenden Kultur- und Erziehungsgewohnheiten, also von ihnen selber »hergestellt«. Haben wir nicht unter anderem in der Rauschgiftsucht nur einen Spiegel der Suchtgesellschaft mit ihrem Selbstzerstörungstrieb? Liegen Alkohol, Hasch, LSD, Spielsucht oder Fernsehsucht so weit auseinander? Sind es nicht nur verschiedene Ebenen eines großen Problems: Wie begegne ich heute in Pädagogik und in der gesamten Kultur dem schleichenden Prozeß der seelisch-körperlichen Aushöhlung, und wo sind sozialtherapeutische Ansätze, die auch vom Menschen selber ausgehen und ihn mit einbeziehen?

Das führt uns zu der medizinisch und psychologisch wichtigen Frage, wie sich Außenverhältnisse in der Seele und im Leib des einzelnen spiegeln. Gibt es z. B. Zusammenhänge zwischen dem unkontrollierten Wuchern unserer Industrie (»soziales Karzinom«) und dem zerstörerischen Wachstum der organischen Krebszellen? Wie leben sich die versteckten oder offenbaren Krankheiten des umgebenden Milieus im einzelnen aus? Wie der Irrsinn und die

Fehler vergangener Generationen in der jetzigen Generation? Wie die Sünden der Väter bei ihren Kindern? Schauen wir uns erst einmal das Naheliegendste an:

Das » Mikromilieu« Familie

Mag es auch im Zeitalter der Emanzipation und Selbstbestimmung, des Egotrips und des Narzißmus als überholt erscheinen: die Familie mit Vater *und* Mutter, als die Urbilder von Erde und Himmel, ist *das* Milieu, das, wenn es gesund ist, dem Menschen bis zum Lebensende Halt, Tragekraft und innere Wegzehrung gibt. Ein nicht unwesentlicher Teil der Drogenprobleme wird heute in zerstörten oder zerrütteten Familiensituationen gesehen – ob es sich um juristische Scheidungen oder emotionale handelt, ist gleich.

Bei jeder Suchterkrankung muß neben den individuellen körperlichen und seelischen Problemen die Familiensituation vom Lebensanfang an abgeklärt werden. Denn der Jugendliche stammt ja aus einem Menschenumkreis, der ihn in wesentlichen Bereichen bestimmt hat. In Frage kommen: frühkindliche Verlusterlebnisse durch den Auszug von Vater oder Mutter, der dadurch bedingte Trennungsschock, Tod eines Elternteils, Gewalt (meistens des Vaters) an den Familienangehörigen, Trunksucht mit den bekannten Folgeerscheinungen, Bevorzugung eines Geschwisters und ähnliches. Diese Verwundungen müssen gefunden und *sehr* ernst genommen werden, auch wenn manches uns belanglos erscheint.

Auch in den sogenannten »heilen« Familien sitzen sehr oft die – manchmal unbewußten – Gifte, die den schwächsten Teil der Familiensippe krankmachen. Das soll keinerlei Schuldzuweisung bedeuten, sondern allein die Blickrichtung ändern. Dies kann uns, wie wir das auch aus der gewöhnlichen Medizin wissen, zu einem bedeutenden Leitsatz für die Krankheitserkenntnis führen: »Dort, wo das Krankheitssymptom ans Tageslicht tritt, liegt meistens nicht die Ursache der Erkrankung.« Man denke nur an die Migräne, die vom Stoffwechselsystem ausgeht, den hohen Blutdruck, der aus dem Seelischen stammt, und an bestimmte Augenerkrankungen, die mit der Niere in Zusammenhang stehen. In einem sozialen Milieu, wo wir keine chemisch-physikalisch-quantitativen Untersuchungen machen können, sondern es mit seelisch-geistigen *Qualitäten* zu tun haben, ist es schon schwieriger, den Zusammenhang zwischen Anstecker und Angestecktem, Vergifter und »Giftopfer« zu entdecken. Unausgelebte, verdrängte Familienprobleme kommen oft bei dem sensibelsten, labilsten Kinde zum Vorschein, äußern sich sogar in schweren Fällen als psychotische Erscheinungen. Ich erinnere mich eines Falles von schwerem Alkohol- und Haschischkonsum, wo der Jugendliche jahrelang zwischen einer verängstigten, gefühlsüberschäumenden Mutter, die ihren Sohn noch wie ein kleines Kind behandelte (der Sohn war inzwischen zwanzig Jahre alt), und einem total gefühlsverarmten, von Prinzipien beherrschten Vater emotional hin- und hergerissen wurde. Es zeigten sich bei dem Jungen, der durch Drogen und andere Unarten die noch vorhandene seelische »Nabelschnur« zu seiner Mutter zerreißen wollte, ja mußte, gewisse schizoide Züge, die er wiederum mit Alkohol oder Haschisch beruhigte.

Diese Problematik wurde schon vor vielen Jahren durch die sogenannte »Anti-Psychiatrie« von Laing und Cooper genauestens beschrieben. Dabei wurden die verdrängten Krankheiten in den Sozialmilieus und auch der Psychiatrie selbst aufgedeckt und damit wichtige Anstöße zur Familientherapie gegeben, die auch bei den Suchterkrankungen sehr wichtig ist. Gerade in der »Urzelle Familie« findet häufig die erste Isolierung (»... er war immer schon ein schwieriges Kind ...«) und seelische Folterung statt, indem ein Sündenbock für die anderen Probleme geschaffen wird. Dieser »Familienspeer«, der die Wunde im einzelnen schlägt, muß auch benutzt werden, um die Wunde zu heilen. Das heißt, daß – so schwer es auch manchmal ist – die Familie, aus der sich der Süchtige zurückgezogen hat, mit in die Therapie einbezogen werden muß. Dazu müssen *alle* bereit sein, ihre » guten Absichten « und ihr poliertes Bild von sich selbst in Frage zu stellen. Erkennt die Schicksalsgemeinschaft ihre gemeinsame Wunde und damit Selbstheilungsaufgabe, kann für *alle* eine neue Gesundheit aus dem bewußten Umgang mit dem einzelnen entstehen.

Denken Sie immer daran: Auch wenn Ihr Kind sich von Ihnen abwendet, innerlich leidet es sehr unter dieser Tatsache! Kommen Sie ihm entgegen – ihrem » verlorenen « Kind ... » Der Speer nur heilt die Wunde, die er schlug ...«, heißt es in Richard Wagners Oper » Parsifal «.

Schaut man also immer nur auf das Opfer, macht man einseitige Schuldzuweisungen, so bleibt das Milieu selber ungesund. Der Problemfall, der Kranke, wird normalerweise dann in eine Klinik gesteckt und von der Familie isoliert, bekommt dort vielleicht Hilfe und eine gewisse Stabilität. Kommt er aber in das unveränderte Milieu zurück, so beginnt der Teufelskreis von Sucht und Flucht erneut. Auch die äußerlich intakten Familien erweisen sich manchmal bei genauerem Hinsehen als » Pseudogemeinschaft «, die nach außen Übereinstimmung vortäuscht, jedoch nur, um die innerhalb existierende Feindseligkeit, Unbeweglichkeit und gegenseitige Destruktivität zu verdecken. Grausame, fast mythisch anmutende Strafen (» Wenn du das tust, bist du nicht mehr meine Tochter. Du bist für mich gestorben ...«) drohen dem, der es wagt, gegen die » heiligen Kühe « innerhalb des Systems zu verstoßen (Familienehre, Feindbilder, Anstandsregeln, Ansehen bei den Nachbarn). Wie oben erwähnt, handelt es sich an dieser Stelle nicht um plumpe Schuldzuweisungen zu Ungunsten der Eltern, sondern um das Brechen von Tabus, die bei der Suchtentstehung maßgeblich verantwortlich sind und deren Aufdeckung eine entscheidende Hilfe darstellen. Denn der Süchtige in seiner Krankheit und Not spiegelt die ans Tageslicht tretende Vergiftung eines Milieus und gibt dem ganzen Umkreis die Chance, sich zu ändern. Ich habe oft erlebt, daß durch ein seelisch oder körperliches (zum Beispiel heilpädagogisches) Kind die ganze

Familie innerlich weitergekommen ist und sogar Zugang zu neuen geistigen Erkenntnissen gewonnen hat.

Da diese Thematik und die wirklichen Schicksalszusammenhänge im einzelnen noch gar nicht ausgeschöpft sind, möchte ich das geistige Urbild dieser seelischen Kränkungen von Mensch zu Mensch an einer Krankenheilung aus dem Neuen Testament näher erläutern. Es war für mich, ähnlich wie die Märchen von Dornröschen und Schneewittchen für das Seelische, ein Schlüssel für die Krankheitsentstehungen, die über die aussaugenden, negativen Kräfte unserer Mitmenschen kommen, mit denen wir ja in Familie, Arbeitsplatz und Schule in einem gemeinsamen seelisch-sozialen Fluidum leben. Wer kennt zum Beispiel nicht die auszehrenden Einflüsse durch Neid, Lüge, Gerüchte und ähnliches auf unsere Lebenskräfte?

Die Heilung der Jairus-Tochter – oder der »seelische Vampirismus«

Der Evangelist Lukas, selbst Arzt, beschreibt im Evangelium eine Krankheitserscheinung, die nach meiner Auffassung mit unserem Suchtthema und den negativen Einwirkungen durch Zweitpersonen engstens zusammenhängt: in diesem Falle die Heilung einer »blutflüssigen« Frau und die Auferweckung der Tochter des Jairus. Sie soll uns als »Modell« für eine Tatsache gelten, die wir später noch genauer untersuchen wollen: wie sich eine Krankheit – dazu gehört auch seelische Ansteckung – von Mensch zu Mensch *leibhaftig* übertragen kann. Das setzt natürlich einen nicht ausschließlich materialistischen Leibbegriff voraus, da der Leib immer auch durchseelt und durchindividualisiert, also durch-*Icht* ist. Oft kommt ein Kranker zum Arzt, der das »Opfer« seiner Umgebung ist. Der eigentliche Kranke, der sich selbst als »gesund« empfindet, erscheint natürlich nicht in der Sprechstunde, ist aber oft der »Vampir«, der am Lebensblut des andern saugt. Häufig behandelt man heute die Falschen – aber man sage einmal einem »Gesunden« bzw. »Normalen«, daß er krank ist und sogar noch seine Umgebung infiziert!

Wir haben es in der oben erwähnten Krankengeschichte (Luk. 8, 40–59) mit einem älteren und einem jüngeren Menschen zu tun, die nicht miteinander verwandt sind. Die ältere Person, die Frau, leidet seit zwölf Jahren an einer Dauerblutung (Blutfluß), die offensichtlich durch nichts zu stillen ist. Gleichzeitig lebt in ihrer unmittelbaren Umgebung ein zwölfjähriges Kind, das Töchterlein des Jairus, dem seit der Geburt, also genau so lange, wie auch die Krankheit der Frau dauert, die Lebenskräfte versiegen, das sich also nicht entwickeln kann und das zu diesem Zeitpunkt, da Christus erscheint, im Sterben liegt. Die Zahl zwölf (Tierkreis) verweist auf das Geheimnis des physischen Leibes, der unser Ich-Wesen trägt und aus den zwölf Kräften des Tierkreises (zum Beispiel Stirn = Widder, Kehlkopf / Nacken = Stier, Füße = Fische usw.) gebildet ist. Diese Krankengeschichte deutet also auf das Geheimnis, daß wir mit unserem Leib zum ganzen Kosmos gehören. Seelisch-geistig ist der Mensch zwar individualisiert, doch im Körperlichen seines Leibes, der höheren Gesetzen untersteht, zeigt sich etwas Menschheits-Verbindendes. Die persönliche Gesundheit hat immer auch etwas mit den Gesundheitsverhältnissen der gesamten Menschheit zu tun.

Es liegt also zwischen der Frau und dem Kind in der Pubertätszeit eine tiefe menschliche Schicksalsbeziehung vor. Medizinisch würde man sagen, daß die Frau zu viele überquellende Kräfte im Blute hat, die nicht von ihrem Ich her beherrscht werden können – deshalb quillt das Blut und damit das rein Seelische über. Dieses Überfließen haben wir aber auch in den hysterischen Erscheinungen, die die ganze Umgebung in Gefühlen ertränkt.

Was der eine nun zu viel hat, nimmt er oft aus seiner Umgebung, die dann Mangel leiden muß. Das Kind hat zu wenig Seelen- und damit Lebenskräfte und ist um die Pubertätszeit so geschwächt, daß es vor der beginnenden Erdenreife eigentlich sterben möchte. Es kann den Schritt in seine individuelle »Seelengeburt« nicht tun und vermag damit die Erdenverhältnisse nicht anzuerkennen. Denken wir nur an die Probleme der vielen »erdflüchtigen« Jugendlichen heute, die sich in Magersucht, Selbstmorden oder Verweigerungen verschiedenster Art äußern. Wer hat ihnen die Jugendkräfte schon ausgesaugt, wer oder was lebt auf Kosten ihrer Jugend?

Sind die Verhältnisse so, muß erst die Umgebung, das heißt in diesem Fall die Frau gesund gemacht werden. Christus gibt einen Teil seiner Kraft ab, die Glaubenskraft, die das Ich der Frau erstarken läßt und sie gesund macht, so daß sie ihr Blut wieder »beherrschen« kann. Als *Mittler* kann Christus nun die überschüssigen Kräfte des Blutes der ehemals Kranken dem Kinde zur Verfügung stellen. Es kann genesen, die Entwicklung kann weitergehen, und Er ordnet an, dem Mädchen nun zu essen zu geben, was die intimste Beziehung zur Mutter Erde bedeutet.

Bei den Aufnahmegesprächen in der Drogenheilstätte haben wir oft Patienten, deren Mütter zum Beispiel überbordend fürsorglich waren. Sie stülpten ihre Seelenkräfte gewissermaßen über ihre Kinder und verhinderten damit – in bester Absicht – deren individuelle Reifung. In Wirklichkeit werden damit dem Kind Lebenskräfte geraubt, wie es in der Begebenheit des Neuen Testamentes geschildert ist.

Die Seele des Kindes wird dabei förmlich erstickt. Sie kann sich nicht gesund entwickeln und muß sich oft mit Gewalt aus der gutgemeinten Umarmung lösen – wie die Fliege aus den Armen der blutsaugenden Spinne. Meistens wird die Selbstbefreiung noch mit dem Kommentar von Vater oder Mutter quittiert, den wir sicher alle kennen: »Was habe ich nicht alles für dich getan, und das ist nun der Dank!« Schafft das nicht ungeheure Schuldkomplexe und eine weitere Verstärkung des Seelenchaos? Das kann durchaus Anlaß zur Drogeneinnahme werden. Da müssen vom Therapeuten oft wahre Kraftleistungen vollbracht werden, um die beleidigten Eltern zur Einsicht zu bringen.

Das Problem der seelisch-leiblichen »Übertragung«

Ein besonders typisches Beispiel dafür, wie bestimmte kranke See-
lenkonstitutionen eines Elternteils auf ein schwaches Kind einwir-
ken können und leiblich-sichtbar zum Ausdruck kommen, soll hier
stellvertretend für viele selbst erlebte Fälle angeführt werden. Hier
wird in besonderem Maße deutlich, wie eng die Bande bis in die
Gesundheitsverhältnisse zwischen Eltern und Kindern geknüpft
sind, und auf was die Eltern in Zukunft bei der Erziehung achten
müssen, damit ihre Kinder gegen die Drogen seelisch resistent sind.
Erst die *Erkenntnis* der wahren Zusammenhänge schafft die neuen
Gesundheitsverhältnisse. Da sind also weder das Gesundheitsamt
noch die Polizei gefragt, sondern die Erkenntnis und die Initiative
jedes einzelnen!

Im vorliegenden Fall handelte es sich um einen Jungen in der Pubertät, der durch Exhibitionismus und Stehlerei auffällig geworden
war. Er wuchs vaterlos auf, was häufig – wie auch hier – zu einer
überstarken Mutter-Sohn-Bindung führte. Die Mutter war sehr unglücklich, sie zog und sog gewissermaßen innerlich an dem Kind,
um so ihre eigene innere Haltlosigkeit zu kompensieren. Sie war auf
der einen Seite überbesorgt, auf der anderen urteilsunsicher und
unentschlossen. Diese Problematik wird als »konstitutionelle Haltlosigkeit« im Seelischen bezeichnet. Das individuelle Ich ist nicht
fähig, sich selbst wie auch dem Kind Ziel und Halt und damit Le-
benssicherheit zu geben.

Die zu stark ausfließenden und unkonturierten Seelenkräfte der
Mutter prägen sich tief in die Lebensgewohnheiten und Organver-
hältnisse des seinerseits schon labilen Buben ein. Sein äußeres Verhalten wird somit ein getreues Ebenbild der mütterlichen Seelenkonstitution.

In der ganzheitlichen Medizin ist dieses Gesetz bekannt, das auch
innerhalb der Generationen unter bestimmten Bedingungen wirk-
sam werden kann. Was in der Seele vorgeht, wird allmählich in die
Lebensverhältnisse, das heißt in die Organfunktionen eingeprägt

und kann später zu manifesten Organstörungen führen. Von der Seele über die Lebenskräfte in die Organe verläuft die übliche psychosomatische Krankheitsentwicklung. Die *innere Unsicherheit* der Mutter äußert sich bei dem Jungen in *äußerem Imponiergehabe*, das ja letztlich aus innerer Unsicherheit stammt: im schamlosen sich Exponieren, dem leiblichen Exhibitionismus, und im Stehlen. »Hier kann man sehen, wie Vererbung wirklich vor sich geht. Was bei den Eltern seelisch vorhanden ist, das zeigt sich in der nächsten Generation leiblich, das ist medizinisch bekannt«, sagt Rudolf Steiner, der diesen Fall beschrieben hat.[17]

Hier stoßen wir auf eines der Urgesetze der sogenannten »Erbsünde«. So wirkt sie sich im realen Leben aus. Jeder, der Kinder hat, wird bestätigen, daß oft die merkwürdigsten Charakterzüge der Eltern oder Großeltern wieder bei den Kindern auftauchen. Das liegt sicher jenseits der Chromosomen. Es zeigt vielmehr, daß auch Seelenqualitäten weitergegeben werden. Deshalb ist für uns Erwachsene Erziehung in erster Linie Selbsterziehung. Verprügelt man sich manchmal nicht selbst, wenn man ein unartiges Kind straft?

Aus den Gesprächen in der Drogenberatung kann man die obigen Ausführungen in vielfacher Art bestätigen. Seelisch überfließende, richtungslose und inkonsequente Mütter, in vieler Hinsicht verunsichert, und auf der anderen Seite prinzipienreitende, gemütsverarmte Väter – dazwischen das Kind, hin- und hergerissen zwischen seelischer Über- und Unterversorgung. Wie viele Mütter suchen inneren Trost und Halt bei ihren Kindern, weil sie ihn in der Ehe nicht finden. Durch all dies sind viele Kinder schon früh psychisch zerrissen und überfordert. Ist da nicht Haschisch das Valium des Jugendlichen?

Wie ist nun ein solcher oben erwähnter Fall menschenkundlich zu verstehen und zu behandeln? Der Schüler stand kurz vor der Pubertätszeit, die an sich schon kritisch ist, besonders für labile Jugendliche. Die Zeit der Nachahmung im ersten Jahrsiebt und der geliebten Autorität im zweiten Jahrsiebt war nicht erfüllt worden. So konnte der »äußere« Mensch, der ab der Pubertät das Fundament und den Halt für den »inneren« Menschen, das individuell Seelische bilden muß, nicht stark genug werden. Man könnte auch sagen: Der »untere«, irdische Mensch konnte den »oberen«, den geistigen Menschen nicht genügend tragen.

Was aber geschieht, wenn die Seele auf schwankendem Grund steht? Sie wird haltlos, vagabundiert und läßt sich von allen möglichen äußeren Dingen beeinflussen, versucht sich zunächst anzupassen, indem sie alles Mögliche ausprobiert. Die Nahtstelle zwischen der Jugend und dem allmählichen Erwachsenwerden ab der Pubertät ist brüchig geworden; die Seele ist nicht ordentlich in die Gesetzmäßigkeit des Physischen verankert. Das bedingt einen Bruch im Seelischen. Die Kinder bringen zwar viel an Intellekt und Begabung mit auf die Erde, erfahren aber durch die mangelnde Beziehung zum Leib eine Schwächung, die man heute zunehmend beobachtet und die dann bei den schweren Jugenddelikten in groteskester Weise zum Vorschein kommt: Es ist eine moralische Blindheit, bezeichnet als »moral insanity«, was etwa moralischer Wahnsinn bedeutet. Das Seelische schlägt gewissermaßen um sich, weil in der Jugend keine gesunde Führung, keine gesunde Autorität da war, an der sie sich hätte orientieren können.

Begabteste junge Leute stehen heute wegen Drogenmißbrauchs, Raubs und Totschlags vor Gericht und kennen überhaupt keine Reue. Da müssen tiefere Schädigungen vorliegen, die nur in den ersten zwei Jahrsiebten eingetreten sein können. Dazu gehören zweifellos auch die Gewaltakte, die Kinder und Jugendliche mit Spannung und oft Genuß in Fernseh- und Videofilmen verfolgen oder bei Computerspielen selbst ausführen. Ist dieses offensichtliche Auseinanderbrechen von Intelligenz und Moral, Kopf und Herz bzw. Hand, Theorie und Praxis nicht überhaupt *das* Signum unserer Zeit und damit *die* Gesellschaftswunde, die heute ein Millionenheer von legalen und illegalen Süchtigen nach sich zieht? Bis zur Pubertät ist die Pädagogik das beste Vorbeugungsmittel gegen die Sucht. Nur sie vermag möglicherweise diesen Bruch zwischen uns und der Welt zu vermeiden. Hat man einen solchen Jugendlichen vor sich, den man ja heute nur allzuleicht von der Schule wirft, so muß man als verantwortungsbewußter Pädagoge zwei Tugenden ausbilden:

1. Man muß es lernen, den richtigen Zeitpunkt abzuwarten, und
2. eine Fähigkeit der liebevollen Strenge zu entwickeln, ohne jedoch das Verhalten gutzuheißen. Man sollte innerlich den Kontakt mit dem Jugendlichen aufnehmen und mit Interesse und Humor an seinem Tun teilnehmen, ohne zu moralisieren.

Rudolf Steiner weist darauf hin, daß man vor- und nachpubertäre Störungen in den meisten Fällen mit Geduld und aufmerksamen Wohlwollen vorübergehen lassen kann. Der richtige Zeitpunkt zum aktiven Eingreifen liegt dann um das achtzehnte Lebensjahr. Um diese Zeit regen sich zum ersten Mal die Willenskräfte des individuellen Ich. Es erwacht die Persönlichkeit.[18] Jetzt vollzieht sich sehr oft von selbst eine Wende. Häufig zeigt sich ein Gewissensruck, die Jugendlichen sind zur moralischen Einsicht fähig. Deshalb ist es bei Störungen aus den ersten zwei Jahrsiebten unbedingt notwendig, den ganzen therapeutischen Elan auf das dritte Jahrsiebt, *also vor der Ich-Geburt*, zu legen, und sei es mit Hilfe von Fachleuten. Nach dem 20. Jahr – das gilt auch für die Magersucht – wird es von Jahr zu Jahr schwieriger. An was soll man denn auch im Erwachsenenalter appellieren, wenn das Ich, die Persönlichkeit, nicht ordentlich ausgebildet ist? Dann saugt nämlich die Seele an den Persönlichkeitskräften der Umgebung. Deshalb sind die Menschen in der Familie eines Süchtigen so ausgelaugt. Das Ich gibt Stetigkeit und Ziel, die sich in Eigenschaften wie Pünktlichkeit, Ordnung, Zuverlässigkeit und Ehrlichkeit ausdrücken. All diese Tugenden sind in der Drogentherapie mit Mühe wieder zu erwerben. Jeder Therapeut kann davon ein Lied singen.

Es fällt bei den Menschen zunehmend eine immer größer werdende Kluft zwischen mitgebrachter Begabung und auf der Erde nur mangelhaft erworbener Moral auf. Offensichtlich bringt man die Moralität nicht von allein mit. Sie muß vielmehr durch die Erziehung entwickelt werden. Das heißt nicht, daß sie nicht in jedem Menschen tief verankert wäre wie das religiöse Gefühl, aber sie muß geweckt werden, das Organ muß hier gebildet werden. Denn was nützt die schönste Seele, wenn sie kein Auge hat, um die Welt zu genießen? Goethe schreibt in der »Pädagogischen Provinz« seines »Wilhelm Meister«, daß der Mensch alles mitbringt, nur eines muß er sich durch die Erziehung auf der Erde erwerben: die *Ehrfurcht – für das, was unter ihm ist, neben ihm ist und über ihm ist.*

Die seelisch-leibliche Übertragung einer »Krankheit« kann nun auch innerhalb einer Gemeinschaft auftreten. Dadurch kann in einem familiären Zusammenhang ein Mensch plötzlich Probleme bekommen, die die anderen nicht haben, obwohl sich alle in einer ähnlichen Situation befinden.

Ein Familienmitglied oder ein Mitglied einer Gemeinschaft wird beispielsweise seelisch krank. Man wird den Patienten zunächst isoliert untersuchen und sogar behandeln. Bei der genaueren Betrachtung muß man aber feststellen, daß einer der »Gesunden« der Gemeinschaft einen »psychisch-organisch kranken Kräftekomplex« (R. Steiner) hat, der in seinem ganzen Verhalten, seinen Reden, in seinem ganzen Wirken zunächst gar nicht so stark nach außen tritt, den Starken in der Familie auch nicht schadet. Das schwächste Glied der Familienkette aber ist zu schwach, dem etwas entgegenzusetzen. Es ist die ganze Zeit dem Seelengift des anderen ausgesetzt. Im Grunde ist also der sogenannte »Gesunde« viel kränker, nur macht es ihm persönlich nichts, denn seine *Gesamtkonstitution* ist so stark, daß er seine Schwächen kompensieren kann. Ist also derjenige, der sich allen Verhältnisse anpassen kann, der nur vom Geld und Autos redet, alle Gefühle verdrängt, seelisch seine Umgebung aber vergewaltigt, zehn Flaschen Bier verträgt und im Winter mit kurzem Nylonhemd herumlaufen kann, ohne sich zu erkälten, gesünder als der, der sensibel ist und somit alle negativen Einflüsse in seiner Umgebung registriert und an ihnen organisch und seelisch leidet? Der seelisch viel Kränkere, aber nach außen hin Robustere steckt gewissermaßen den Labilen in seiner Umgebung an, kränkt ihn fortwährend, und wenn er nur den Schwächeren zunächst zum Verstummen bringt. Später kommen dann aus den heruntergeschluckten Worten und Tränen die psychischen oder psychosomatischen Krankheiten. Wer müßte jetzt eigentlich behandelt werden? Haben die Vorfahren einem eine gute Konstitution vererbt, brauchen diese Labilitäten keine allzu große Rolle zu spielen. Der eine hat vielleicht von seiner Abstammung und seiner Jugendzeit her eine robuste Bauernnatur, der andere stammt seit vielen Generationen von lauter Stadtmenschen ab. Der erste verträgt den kranken Komplex der inneren Schädigungen, überträgt ihn aber auf den Schwachen, der dann durch psychische Ansteckung, durch eine Imitation erkrankt, die ja auch in anderen Bereichen von Mensch zu Mensch immer gegeben ist. Man macht immer leise die Bewegungen, die Sprache, den Gesichtsausdruck des Gegenüber nach und fühlt sich deshalb auch so »angekränkelt«, wenn jemand eine unangenehme Stimme hat und man gerade dort empfindsam ist. Man stelle sich nur eine dauernd schimpfende Mutter vor, die auf das Kind stundenlang ihr »Trommelfeuer« losläßt ...

Für eine tiefergehende Krankheitserkenntnis ist es also besonders im Drogenbereich unerläßlich, das betreffende Milieu genauestens zu studieren und die Faktoren, die für den einen zwar unbedeutend, aber für den anderen krankmachend sind, zu eliminieren. Oft hat man in einer Familie das berühmte »schwarze Schaf«, das dann unter den oben genannten Aspekten angesehen werden muß.

Da der Mensch im sozialen Zusammenhang, aber auch sonst täglich von anderen Menschen in Betrieb, Schule und sonstigen kulturellen Einrichtungen umgeben ist, muß ebenso gefragt werden, wie weit hier öffentliche Einflüsse, öffentliche Irrtümer und Lügen bei einzelnen, sensiblen Menschen zu »Irrsinn« führen konnten. Denn das ist die geistige »Luft«, die wir täglich atmen. Immer mehr klafft heute der Abgrund zwischen dem Individuum und seinen Bedürfnissen und einem öffentlich-politisch-zivilisatorischen Wahnsinn.

Jede Form von Gesellschaftsirrsinn kann sich bei bestimmten Individualitäten als psychische Ab-Irrung spiegeln. Wir denken in diesem Zusammenhang an das Schicksal Nietzsches, des »großen Neurasthenikers« des 19. Jahrhunderts. Er war *der* Repräsentant einer ganzen geistverleugnenden Epoche. So gesehen müßten heute in erster Linie die weltanschauliche Gesinnung und das ganze kulturelle Leben »geheilt« werden, damit die Menschen sowohl vor dem Irrsinn bewahrt als auch die schon psychisch Kranken durch ein menschengemäßes Milieu gebessert werden. Die therapeutischen Milieus für die Drogenkranken sind die geeigneten Orte, um an der »Spitze des Eisberges« Erfahrungen zu sammeln, die der gesamten Kultur zugute kommen können. Goethe schrieb schon gegen Ende des 18. Jahrhunderts aus Italien, daß, wenn die Zivilisation sich weiter veräußerlichen würde, in Zukunft »die ganze Welt ein Hospital und einer des anderen humaner Krankenwärter sein würde...« Nur allzuleicht kann sich der Staat seine »Opfer«, selbst züchten, die er fälschlicherweise dann als »Täter« bezeichnet.

Die sich für die Ausgestoßenen verantwortlich fühlende Bettina von Arnim hat dies schon gesehen, wenn sie sagt: »Der Staat ist Mensch, die Menschheit zur Freiheit heranbilden ist seine physische Geschichte. *Er* trägt die Krankheitsstoffe in sich und soll sich aus ihnen erlösen ... Der Verbrecher ist des Staates eigenstes Verbrechen. Der Beweis, daß er sich als Mensch an der Menschheit versündigt. Die ihn dahin bewegen zur Willkür, die alten Staatsphilister, sind auch seine Krankheiten.«

Verfolgung und Bestrafung der »Ausgestoßenen« sind im Grunde nicht die richtige und tatsächlich das Übel beseitigende Methode, vor allem nicht, wenn es um die Drogensüchtigen geht.

Auch die Drogengesetze können das Problem nicht an der Wurzel packen. Eine tatsächliche Besserung von Grund auf bringt nur die Einsicht in eine geistige Gesinnung, aus der heraus eine neue Pädagogik gehandhabt wird wie auch eine genaue Kenntnis der Stoffe und ihrer Wirksamkeit. Das meint Augustinus, wenn er sagt:

»Zwei Gesetze gibt es, das des Buchstabens und das des Geistes. Das eine soll dir die Sünde zeigen, das andere sie von dir nehmen.«

Wir müssen die tieferen Ursachen der »Sünde« erkennen. Wir müssen uns angesichts unserer Kinder immer wieder den Zusammenhang bzw. den Gegensatz zwischen individuell aus dem Vorgeburtlichen mitgebrachten Fähigkeiten und auf der anderen Seite unseren Erziehungsmethoden einschließlich der öffentlichen »Bildungsanstalten« klarmachen: Was kommt den Kindern, die »Mensch werden« wollen, da entgegen? Wird durch unsere seelenlosen, vorwiegend intellektuellen Erziehungsmethoden nicht die Sucht als pervertierte Form des Suchens geradezu herangezüchtet? Wie anders wäre es zu erklären, daß sie so epidemieartig unter den Schülern und Lehrlingen um sich greift? Ist die Jugend im 20. Jahrhundert im Gegensatz zum 19. Jahrhundert anders geworden? Was braucht sie, um in dieser Welt seelisch zu bestehen, ihre Ideale nicht zu verlieren und gegen die zivilationsbedingten Versuchungen standhalten zu können? Gelten die alten pädagogischen Regeln des Hineinstopfens vielleicht gar nicht mehr? Vielleicht haben wir noch gar nicht entdeckt, welche neuen Fähigkeiten diese Jugend mitbringt, die an den alten »Sozialkonserven« innerlich zerbricht, sich entweder anpaßt oder verstummt. Bekommt sie nicht, was sie eigentlich braucht, dann wäre die Droge eine Art von Aufschrei der jugendlichen Seele gegen Verhältnisse, die sie nicht mehr meistern kann. Vielleicht geht es manchen Menschen so wie dem französischen Philosophen Montaigne, der schon vor bald 200 Jahren gesagt hat: »Ich kann mir keinen Zustand denken, der mir unerträglicher und schauerlicher wäre, als bei lebendiger und schmerzerfüllter Seele der Fähigkeit beraubt zu sein, ihr Ausdruck zu verleihen!«

Das Erbsündeproblem

Oft tauchen im Menschenleben eigentümliche Krankheiten auf, die man in zurückliegenden Generationen vermutet oder sogar findet: die sogenannten Erbkrankheiten, von denen man zu Recht sagt, daß sie »über das Blut« weitergegeben werden. Neben den rein organischen Schwächen oder schwereren Krankheiten (Diabetes, Blutkrankheiten, Stoffwechselstörungen und anderen) tauchen nun aber auch aus dem Erbstrom sowohl seelische wie charakterliche Schwächen oder Fähigkeiten auf, die über mehrere Generationen zurückverfolgt werden können. Man kann sagen, daß die menschliche Individualität sich vor der Geburt über den Erbstrom gewisse Stärken oder Schwächen »aussucht«, um durch sie auf der Erde ihre Aufgabe zu erfüllen oder durch Leid an ihnen zu reifen. Man ist manchmal erstaunt und sogar amüsiert, wie bis in das äußere Gehabe, die Gesten, Ansichten, Eßgewohnheiten, Tics oder Labilitäten der Charakter der Eltern oder Vorfahren durchschlagen kann. Diese vererbten Eigenarten sitzen somit in der äußeren »Hülle« des Menschen, sind also nicht identisch mit seinem eigentlichen Wesen. Sie werden entweder ins Leben integriert, also akzeptiert, manchmal sogar umgearbeitet, oder abgestoßen, je nach Stärke der Individualität.

Eine der ganz großen Fragen, die wir ja weiter oben aufwarfen (s. S. 115) ist nun die, inwiefern Schädigungen des inneren, seelisch-geistigen Menschen (z. B. Kriege, zerstörerische Ideologien, kollektive Ängste oder Verdrängungen) an die nächsten Generationen »weitergegeben« werden, und ob sie in der »dritten oder vierten Generation« – wie es im Buch Moses heißt – in maskierter Form als jetzt mehr äußere Schädigungen und Schwächen an Tageslicht treten können. Denn alles, was innen war, kommt eines Tages nach außen! Gibt es so zum Beispiel Zusammenhänge zwischen Schwarzer Magie der Eltern (praktiziert in der Schwangerschaft) und Zerstörungstrieb und Drogensucht bei den Kindern? Ich habe einen solchen Fall in der Praxis erlebt, worauf die zwei Kinder schwer drogensüchtig wurden.

Wie ist es zum Beispiel bei Selbstmorden, Depressionen, Alkoholismus, Sadismus und ihrer Wirkung auf die nachfolgenden Generationen? Gibt es Zusammenhänge zwischen moralischen Schwächen (den sogenannten »Sünden der Väter«) oder Schocks (zum Beispiel in den beiden Weltkriegen) und später auftretenden, körperlich-seelischen Labilitäten?

Wir stoßen hier auf die tieferliegenden Zusammenhänge der Erbsünde, die meines Erachtens noch viel zu wenig bei den vielfältigen Jugendproblemen Beachtung gefunden haben. In früheren Zeiten wurde immer von einem Zusammenhang von Sünde und Krankheit gesprochen. Im Zeitalter von Drogensucht und Aids, den modernen Seuchen, muß die Frage des Zusammenhanges von Moralität, das heißt Stärkung des Ich, neu gestellt werden. Verdünnt sich nicht die Seelensubstanz, wenn sie nicht geistige Kräfte entwickelt? Zerfällt nicht unser geistiges Wesen, das Ich, wenn es nur noch seelisch an die Materie, an das Geld gebunden wird? Ist der Seelenkern nicht gepflegt, so ist man den äußeren »Feinden« nicht mehr gewachsen.

Es zeigt sich, daß Fragen über Fragen entstehen, wenn man den Menschen nicht als ein isoliertes Wesen, sondern als Glied eines sinnvollen Ganzen erfaßt.

Suchen wir diese Gesetzmäßigkeit einmal im Hinblick auf Lehrer und Schüler zu erkennen, in dem wir Biographien der materialistischen Denker des 19. und 20. Jahrhunderts zugrunde legen. Da finden wir interessante Belege. Durch die rein materialistische Weltanschauung, die in Biologie, Psychologie, Sozialwissenschaft und vielen anderen Bereichen zum Ausdruck kam, werden nur zwei Generationen gesund, das heißt willensstark erhalten: der eigentliche Begründer, der mit innerster Zufriedenheit und Schöpferkraft arbeitet, und der Schüler, der alles aus erster Hand, vom »Meister« selbst in Empfang nimmt. Die nächste Generation, die diesen Materialismus übernimmt, wird immer dogmatischer und initiativeloser: Willensschwächen und tiefe Unzufriedenheiten entstehen, weil man nur noch »totes Seelenbrot« zu essen hat.

An dieser Stelle seien noch einige Erkenntnisse der heutigen Psychologie angeführt, die sich mit meinen Überlegungen und Beobachtungen decken. In ihrem sehr empfehlenswerten Buch: »Am Anfang war Erziehung« hat die bekannte Schweizer Psychologin Alice Miller sich auch mit Deutschlands bekanntester Drogensüchtigen, Christiane F., befaßt. In dem Kapitel: »Der Vernichtungskrieg gegen das eigene Selbst« analysiert sie die Jugend dieses Mädchens anhand ihrer Darstellungen über die väterlichen Brutalitäten, seelischen Folterungen, Selbstverleugnungen und die Konsequenzen für ihre Drogenkarriere mit der ganzen Versklavung des Körpers und der Ausbeutung des Willens. »Wie man als kleines Kind behandelt worden ist, so behandelt man sich später sein ganzes Leben lang. Und *die qualvollsten Leiden sind oft diejenigen, die man sich selber zufügt.*« In diesem Kapitel wird auch die Geschichte einer depressiven Mutter erzählt, die, im Dritten Reich aufgewachsen, als Kind in die ganze, mit intensiven Gefühlen begleitete Stimmung der Lieder, Reden und jubelnden Massen kam und Stolz und Begeisterung empfand und später als Erwachsene die schrecklichen Wahrheiten dieses Systems intellektuell integrieren mußte.

Wie, so wird mit Recht gefragt, soll ein Mensch diese einander widersprechenden Erkenntnisse – sein emotionales und sein intellektuelles Wissen – in Einklang bringen, ohne einen wichtigen Teil seines Selbst zu verleugnen? Der Sohn dieser Frau fing mit zehn Jahren an, Hakenkreuze zu malen, genau zu der Zeit, als die Patientin die Rückkehr ihres Vaters von der Ostfront erlebte.

Wir stoßen hier auf Zusammenhänge kollektiver Verdrängungen und seelischer Krankheiten, die zum Teil heute immer noch nicht erforscht oder tabuisiert sind. Deshalb ist die Veröffentlichung der oben genannten Autorin äußerst dankenswert. Sie sei, auch weil ich meine Ansichten nicht »wissenschaftlich« belegen kann, an dieser Stelle wörtlich zitiert:

»Als ich von Christianes Problemen mit der Polizei und den Dealern las, sah ich plötzlich vor mir das Berlin von 1945, die mannigfachen Wege der illegalen Nahrungsbeschaffung, die Angst vor den

Besatzungssoldaten, den schwarzen Markt – die damaligen ›Dealer‹. Ob das nur meine rein private Assoziation ist, weiß ich nicht.
Für viele Eltern der heutigen Fixer war dies einst die einzig mögliche Welt, denn ihre Kinderaugen kannten keine andere. Es ist nicht
ausgeschlossen, daß vor dem Hintergrund der inneren Entleerung
infolge der Gefühlsunterdrückung das Bühnenbild der Drogenszene auch etwas mit dem schwarzen Markt der vierziger Jahre zu
tun hat. Dieser Gedanke beruht im Gegensatz zu vielem in diesem
Buch Gesagten nicht auf wissenschaftlich belegbarem Material,
sondern auf einem Einfall, auf einer subjektiven Assoziation, der
ich nicht weiter nachgegangen bin. Ich erwähne sie aber, weil jetzt
an vielen Orten psychoanalytische Studien über die Spätfolgen des
Krieges und des Naziregimes in der zweiten Generation durchge-
führt werden und man immer wieder vor der erstaunlichen Tatsache
steht, daß Söhne und Töchter das Schicksal ihrer Eltern um so intensiver unbewußt inszenieren, je ungenauer sie es kennen. Aus den
wenigen Brocken, die sie in ihrer Kindheit über die frühen Trauma-
tisierungen durch den Krieg bei ihren Eltern aufgeschnappt haben,
entwickeln sie aufgrund ihrer eigenen Realität Phantasien, die sie
dann oft in Gruppen während der Pubertät ausagieren. So berichtete z. B. Judith Kestenberg von Jugendlichen, die in den sechziger
Jahren mitten im Wohlstand und Frieden in Wäldern verschwan-
den, und es stellte sich später in der Therapie heraus, daß ihre Eltern
als Partisanen in Osteuropa den Krieg überlebt hatten, aber nie mit
ihren Kindern genau darüber gesprochen haben (vgl. Psyche 28,
S. 249–265).

Ich wurde einmal von einer siebzehnjährigen Magersüchtigen
konsultiert, die sehr stolz darauf war, daß sie jetzt das gleiche Ge-
wicht hatte wie ihre Mutter vor 30 Jahren, als sie in Auschwitz gerettet wurde. Im Gespräch stellte sich heraus, daß dieses Detail das
einzige war, was die Tochter über die Vergangenheit ihrer Mutter
wußte, denn die Mutter weigerte sich, über diese Zeit zu sprechen,
und bat die Familie, ihr keine Fragen zu stellen. Es ist gerade das
Geheimnisvolle, das im Elternhaus Verschwiegene, das an die

Scham-, Schuld- und Angstgefühle der Eltern Rührende, das die
Kinder beunruhigt. Eine wichtige Möglichkeit, mit dieser Bedro-
hung umzugehen, ist die Phantasietätigkeit und das Spiel. Mit den
Requisiten der Eltern spielen zu können, gibt dem Jugendlichen das
Gefühl, an deren Vergangenheit teilhaben zu dürfen.

Könnte es also sein, daß die von Christiane beschriebene seelische Ruinenwelt auf die Ruinen von 1945 zurückgeht? Wenn ja,
wie ist es zu dieser Wiederholung gekommen? Die Brücken führen
vermutlich über die psychische Realität der Eltern, die in einer
Zeit der extremen materiellen Entbehrungen groß geworden sind
und denen die Sicherung der materiellen Existenz deshalb zum
obersten Prinzip ihres Lebens wurde. Die immer weitere Bereicherung diente der Abwehr der Angst, je wieder wie ein hun-
gerndes, hilfloses Kind auf Ruinen sitzen zu müssen. Aber diese
Angst kann mit keinem noch so groß aufgebauten Luxus vertrieben werden. Solange sie unbewußt bleibt, treibt sie ihr Eigenwesen. Und nun verlassen die Kinder diese luxuriösen Wohnungen,
in denen sie sich nicht verstanden fühlen, weil Gefühle und Ängste
hier keinen Platz haben dürfen; sie gehen in die Drogenszene und
entwickeln entweder eine Geschäftigkeit im Dealen wie ihre Väter
in der großen Wirtschaft, oder sie setzen sich apathisch auf die
Steine und sitzen da, wie kleine hilflose, gefährdete Kinder auf
Ruinen, die ihre Eltern einmal real waren, die aber mit niemandem
über diese Realität sprechen durften. Dieses Ruinenkind wurde
aus ihrer Luxuswohnung auf ewig verbannt, und nun erscheint es
wie ein bedrohlicher Geist in den verwahrlosten Söhnen und
Töchtern, in ihrer zerrissenen Kleidung, ihrem apathischen Gesicht, ihrer Hoffnungslosigkeit, ihrer Fremdheit, ihrem Haß auf
den ganzen angesammelten Luxus.«[19]

Diese Zusammenhänge zwischen Drittem Reich, seinen meist
drogenabhängigen Führern und den psychischen Massenerkran-
kungen in der darauf folgenden, nur auf äußerliche Dinge orientierten Wohlstandsgesellschaft, wird auch von dem bekannten Publizi-
sten J. Fest vertreten:

»Vielleicht präsentiert uns in diesen Tagen, in den achtziger Jahren, das wachsende Heer der Abhängigen vom Alkohol und anderen Rauschgiften eine Art Quittung für Verhaltensweisen, die in den zwanziger, dreißiger und vierziger Jahren Millionen Deutschen ganz normal erschienen? Zumindest für die deutschen Verhältnisse wäre das eine Spekulation, über die sich einmal, in differenzierterer Weise, nachzudenken lohnte« (J. Fest, »Hitler«, Frankfurt a.M. 1973).

Immer wieder hört man auch in dieser Richtung Bemerkungen selbstkritischer Eltern von Drogenabhängigen:

»Wir haben die Ereignisse im Dritten Reich verschlafen und danach die Dinge um uns beim Wiederaufbau«, sagte mir der Vater einer Heroinsüchtigen.

»Das Haus, das wir gebaut haben, mußten unsere Kinder ›bezahlen‹ – wir haben ihnen wertvolle Zeit gestohlen, um eine Existenz aufzubauen, die uns heute mehr und mehr fragwürdig erscheint...«, so formulierte es eine Mutter gegenüber einem bekannten Psychologen.[20] Hier stoßen wir wieder auf ein Geheimnis der seelischen Vererbung und Krankheits- bzw. Suchtentstehung, die wir beim therapeutischen Gespräch berücksichtigen müssen und dessen Aufklärung auch den Eltern die Chance gibt, ihre eigenen inneren Wunden zu kurieren. Ich weiß aus eigener Erfahrung, wie dankbar die Jugendlichen sind, wenn sie einmal die größeren Zusammenhänge ihrer Krankheit und Sucht erfahren und der Therapeut sie nicht nur aus rein bürgerlicher Engherzigkeit von den Drogen wegbringen möchte. Erst der Einblick in die tieferen Weltzusammenhänge gibt den therapeutischen Enthusiasmus für den einzelnen!

Die Situation der Jugend heute

*»Die Welt reformieren heißt, die Erziehung reformieren«
(J. Korczak).*

Einer der immer wieder aufgeführten Gründe für die Drogeneinnahme ist neben dem Verlangen, sich vollständig zu betäuben und »dicht zu machen«, das Bedürfnis des Jugendlichen, eine Verstärkung der Innenempfindung bei optischen oder akustischen Reizen zu suchen. Gleichzeitig mit der Verstärkung der Sinnesempfindung wird jedoch die Willenstätigkeit gelähmt. Wir können das an uns selbst beim Autofahren, Fernsehen und bei jedem »Rausch« beobachten. Der Augenblick möchte seelisch ganz ausgekostet werden; der Reiz verstärkt, was die heutige Drogenforschung die »Sucht nach Gegenwart« bezeichnet. Da in den meisten Fällen Vergangenheit und Zukunft keine seelisch relevanten Größen mehr darstellen – man *verdrängt die Vergangenheit* oder *fürchtet sich vor der Zukunft* –, bleibt nur der Augenblick übrig, an dem sich die verarmte Seele »berauschen« möchte. Irgendwoher muß man sich die Empfindung der »Ruhe und Geborgenheit« holen, wenn die Welt als solche so abstrakt und nüchtern ist.

Wieder muß die Frage gestellt werden: Was wird in der frühen Kindheit gesät und führt dann zur Drachensaat der Sucht bzw. eines Seelenbruchs mit der Welt und mit sich selbst? Der junge Mensch sucht eine Beziehung zur Welt und damit nach dem eigenen Sinn in diesem Zusammenhang. Das ist sein geistig seelisches Motiv. Die »Sucht« entsteht aus der Erkenntnis der Sinnlosigkeit und der damit verbundenen Konsequenz: Weltflucht und zugleich Flucht in die eigene Innerlichkeit.

Hier soll einmal kurz ein besonderes Augenmerk darauf geworfen werden, wie heute in den meisten Fällen in der Schule »Welt« vermittelt wird: Es geschieht durch abfragbares Kopfwissen, durch Übermittlung reiner Fakten, durch abstrakte Theorien und starke Spezialisierung der Themen. Es ist ein Weltbild aus zweiter Hand.

Die Schule mit ihren zum Teil schon elektronischen Lernprogrammen wird zum seelischen »second hand shop«. Der Lerninhalt ist ein Vorstellungsgespenst, dem jedes Lebensblut der Sinnlichkeit und Erfahrung fehlt und mit dem die Seele sich nicht verbinden kann. Pflanzensorten, Geschichtsfakten, Unterabteilungen von Reptilien, kurz: ein spezialisiertes Fachwissen wird heruntergelernt, um es nach der Prüfung wieder zu vergessen – in Wirklichkeit hat man dies alles nie gesehen! Die Folge davon ist vielfach – wie ich es einmal mit unseren Drogenpatienten auf einer Reise in Finnland erlebte –, daß Tiere beispielsweise nicht mehr beobachtet, sondern einfach getötet werden, wenn man ihnen begegnet.

Durch derartige Lernmethoden koppelt sich der innere Seelenkern schon früh von der Welt ab, weil die sinnliche Welt nicht als Sinnes- und damit *Sinn-Erfahrung* erschlossen wird. Unmittelbare Erfahrung an der Welt wird nicht zugelassen. Nur eine solche aber kann im Leben weitergestaltet werden, worauf dann wieder aus dem Menscheninneren Ideen an der Wirklichkeit entwickelt werden können.

Wird durch diese Art von Wissensvermittlung der Mensch lebenstüchtig gemacht, das »Lernziel Leben« erreicht? Wird da nicht ein Millionenheer potentieller Neurotiker herangezüchtet? Diese im doppelten Sinne zu verstehende »Sinn-Losigkeit« schließt die Seele in einen gläsernen Sarg ein, das Ich wird nicht richtig entwickelt, die Willenskräfte werden gelähmt. Weltoffenheit wird zu Selbstfixierung. Der Mensch, so von der Welt abgekoppelt, sucht nun, da ihm Vor-Bilder und Ur-Bilder fehlen, künstliche Erlebnisse in sich selbst. Er beginnt, mit bestimmten Substanzen seinen Leib und damit seine Seele auszuquetschen, um innerlich wärmende Bilder entstehen zu lassen, oder er schließt sich innerlich in eine schützende Hülle ein, weil er sich permanent von der Welt verletzt fühlt. Denn seelisch in einer Welt zu leben, die durch ihre Erscheinung nicht dauernd Anregung zu eigener Gefühls- und Gedankenbildung gibt, die über die ganzen Sinne ein sinnvolles, das heißt mit der Welt übereinstimmendes Denken, Fühlen und Wollen anregt, muß als bedrohlich empfunden werden. Eine Rettung aus dem Dilemma ist nur möglich, wenn eine Übereinstimmung zwischen den innerseelischen Bildern und der seelen- und damit sinnerfüllten Wirklichkeit erreicht wird. Das geschieht mittels einer Pädagogik, die durch gezielte Methoden nicht nur ein lebendiges Wissen vermittelt, sondern auch künstlerische und handwerkliche Tätigkeit in den Unterricht mit einbezieht. Insofern ist die gängige Pädagogik mit ihrer sinnesfeindlichen und gemütsverarmten Erziehung mit eine der gravierendsten Ursachen für die Suchtbereitschaft bestimmter Menschen, deren innere Suche nicht befriedigt wird. Auch dieser Aspekt müßte eigentlich bei jeder Gerichtsverhandlung gegen einen Drogensüchtigen mit berücksichtigt und hinterfragt werden. Schon lange vor dem Zweiten Weltkrieg hat der große polnische Arzt und Pädagoge J. Korczak in seinem Werk »Verteidigt die Kinder« geschrieben: »Unsere Schule ist eine Kaserne. Die Kinder machen wir mit Uhren in der Hand zu Mannequins, wir gleichen ihre Charaktere an, ordnen ihre Initiative aus. Wir haben die Kinder numeriert, haben eine mit Tausenden von Gesetzen, Verordnungen und Anordnungen dem Gefängnis ähnliche Disziplin eingeführt. Wir führen mit ihnen kluge Reden, die zum sophistischen Verständnis beitragen sollen. Die Kinder bekommen fast keine Luft in diesem brutalen, kalten, künstlichen Leben, das ohne jegliche Illusion und Poesie ist.« Wenn auch äußerlich unsere Schulen keinen Kasernen mehr gleichen, so gilt diese Charakterisierung heute noch gleichermaßen für die weitverbreitete innere Armseligkeit und Nüchternheit des Schulbetriebs. Je mehr aber nüchterne Intellektualität geboten wird, desto größer ist die Suche nach Rausch und Ekstase; je tiefer man in die Materie hineingezogen zu werden droht, desto stärker wird der Drang, sich aus ihr zu befreien.

Bedingt durch die weitgehend seelenlosen Einrichtungen und besonders durch die abstrakte Erziehung sind weite Teile der Gesellschaft immer mehr zu einer Sucht- bzw. Fluchtgesellschaft geworden, deren alltägliche Gewohnheiten in weiten öffentlichen und privaten Bereichen durch Angst gesteuert werden. Der Glaube an die Welt, den Menschen und damit an die Zukunft ist verkümmert und hat einem zynisch-egoistischen Glauben an ein Maximum von Erleben im Augenblick und Hier und Jetzt Platz gemacht. Ein mit Valium und Alkohol angefülltes Heer von angepaßten Neurotikern mit überzogenen Karriere-Illusionen und Hoffnungsklischees fristet heute ein menschlich verkümmertes Dasein. Eine lähmende Lethargie ergreift immer mehr auch schon die jetzt vierzehn- bis siebzehnjährigen. Das im folgenden wiedergegebene Gespräch mit einem Hauptschüler kann als beispielhaft angesehen werden für die innere Verfassung vieler Jugendlicher:

»Was möchtest du werden?«

»Metzger.«

»Hast du schon eine Lehrstelle?«

»Nein.«

»Hast du dich schon umgeschaut?«

»Nein.«

»Du warst aber bei der Berufsberatung?«

»Nein.«

»Was hast du dann bisher gemacht?«

»Nix.«

»Und glaubst du, du kriegst dann, wenn du aus der Schule kommst, sofort eine Lehrstelle?«

»Kommt drauf an.«

»Was machst du, wenn du keine kriegst?«

»Dann hock ich halt rum und rauch meine Zigarette.«

Heutzutage sind Drogen und Drogenhandel in der Schule keine Seltenheit mehr. Teilweise stehen schon die Dealer vor den Schulpforten und warten auf ihre Opfer. Durch den enormen Prüfungsstreß nehmen immer mehr Schüler Tabletten und geraten damit in einen Teufelskreis: Barbiturate gegen Schlaflosigkeit und Weckamine zum Aufputschen und Wachwerden. Durch diese »uppers« und »downers« wird aber der so wichtige natürliche Wach- und Schlafrhythmus geschädigt. Außerdem schädigen die Schlafmittel das Gehirn, und die Aufputschmittel machen süchtig. Der Weg in die härteren Drogen ist dann nicht mehr weit. Es sind übrigens nicht die Unintelligenten, die den Lehrern Sorgen bereiten, sondern oft die Schüler mit den besten Noten, die plötzlich die große »Verweigerung« beginnen und nicht mehr lernen wollen oder die Schule schwänzen. Nach neueren Untersuchungen haben übrigens Schulen, die nach außen angaben, keine Drogenprobleme zu haben, die allermeisten Schwierigkeiten in diesem Bereich. Deshalb muß heute in *allen* Schulen eine sachgemäße Aufklärung, die Eltern, Schüler und Lehrer gleichermaßen mit einbezieht, vonstatten gehen. Vertrauensleute müssen gewählt werden, bei denen sich die Schüler Rat und Hilfe holen können, ohne polizeiliche Repressalien befürchten zu müssen.

Im September 1989 hatte ich in Zürich ein Gespräch mit einer amerikanischen Kriminologin. Sie berichtete mir, wie an den New Yorker Schulen mit Rauschgift gehandelt wird, insbesondere mit der Modedroge »Crack«, einer Mischung aus Kokain und Backpulver (s. S. 239). Die Schüler können damit das »schnelle Geld« machen, bis zu 10 000 Dollar die Woche. Sie können sich teilweise einen Luxus leisten, von dem manche Erwachsenen nur träumen. Ist es ein Wunder, daß die »Kinder« nachahmen, was die Gesellschaft ihnen als höchstes Ziel vorgaukelt? Wie soll man diese Verführung sinnvoll bekämpfen, wenn die materiellen Güter das wichtigste Prestige der Gesellschaft sind?

Gibt es eine neue Jugend?

»Was sich im 20. Jahrhundert bisher zugetragen hat, duldet keinen Vergleich mit vorhergehenden Ereignissen derjenigen Geschichte, die man verzeichnet hat in den menschlichen Annalen. – Aber gerade wenn man tiefer hineindringt in die Ereignisse der Gegenwart, so muß man bemerken, daß dieses so ist, daß allerdings in unserer

Zeit für die Menschheit Dinge erfahren werden sollen, welche sich nicht vergleichen lassen mit den Dingen früherer Zeiten.«[21] Aus einem seelischen Hang zum Traditionellen möchten viele Menschen, daß alles so bleibt, wie es schon immer gewesen ist. Jungsein im eigentlichen Sinne (nicht als Anzahl der Jahre gemeint) heißt, Bestehendes, Konserviertes und Eingefahrenes immer in Frage zu stellen und lebenslang ein Lernender am Leben sein zu wollen. Dadurch kommt ein gesunder rebellischer Zug in die Gesellschaft, so daß durch den fruchtbaren Dialog und Zusammenprall zwischen Alt und Jung Entwicklungen möglich werden. Das Alte zerstören kann man nicht, die »weltfremden« Ideen der Jugend zurückweisen soll man nicht. Ergießt sich doch ein gesunder seelischer Erneuerungsstrom durch die Jugend in die Menschheit. Die Alten sind zwar an Lebenserfahrung reicher, die Jungen dafür an Idealismus, Offenheit und Unbefangenheit. Altes darf nicht liegengelassen, sondern muß umgeschmolzen werden, sonst wird es zum Gift, weil es nicht mit der Entwicklung mitgehen kann. Alle berühmten Künstler haben erst das Alte, Bewährte studiert und teilweise sogar kopiert und konnten dann erst das Neue aus sich herausgebären. Das hat nichts mit Konservatismus zu tun, sondern ist ein Urgesetz. Zerreißt die Kette zwischen den Generationen, so bauen sich Fronten auf, das Vertrauen versiegt, zwischen Tradition und Utopie wird die Kluft immer größer, eine vom Menschen nicht mehr kontrollierte Eigendynamik beginnt – Chaos verbreitet sich. Finden die jungen Menschen mit ihren seelisch-geistigen Willensimpulsen, das heißt Idealen, keinen Anschluß an unsere Kultur, so droht die Gefahr einer Polarisierung: Die einen fühlen sich von der Mystik zum Beispiel des Ostens angezogen, die unserem westlichen Bewußtsein jedoch nicht entspricht, die anderen verfallen dem Materialismus.

In den meisten Analysen über die Ursachen der Drogensucht findet man zu Recht die Verbindung mit unserm Wohlstandsdenken und dem Zerfall der sozialen und kulturellen Werte. Insofern ist sie eine schwere »Sozialgrippe«, die nicht nur individuell angegangen werden kann.

Eine heute vielfach anzutreffende Pädagogik – nicht nur der Schulen – entläßt ihre Kinder mit einem antrainierten kritischen Bewußtsein – man gibt sich »cool«. Hier sei nochmals zusammengefaßt, was den Seelenboden der Kinder so präpariert, daß die »Drachensaat« der Rauschmittel aufgehen kann:

1. Die meisten Kinder werden zu früh und ungeschützt an die sogenannten Realitäten des Lebens herangeführt. Würde man eine kleine Tanne dem Sturm und den Gewittern aussetzen, bevor man sie nicht innerlich und äußerlich in einer Schonung gestärkt hat?

2. Ähnlich wie die Urteilsfähigkeit viel zu früh angesprochen wird, so auch die Sexualität. Immer wieder kann man erleben, daß die Jugendlichen innerlich noch gar nicht reif dazu sind und sich durch die Einseitigkeit der Aufklärung (auch der Aids Aufklärung) Freundschaft und Liebe gar nicht ohne Sexualität vorstellen können. So müssen sie zu der Ansicht gelangen, nur die körperliche Liebe sei ein echter Liebesbeweis und kommen innerlich unter Druck, was nicht selten zu einer Sexualneurose führt. Diese »Schwächen« liegen nach meiner Erfahrung bei vielen Drogenabhängigen latent im Untergrund.

3. Es wird in den Schulen zuviel und zu früh mit Angst und Druck gearbeitet, woran auch die karrieresüchtigen Eltern nicht unschuldig sind. Welche Lernmotive gibt es heute außer dem Ehrgeiz nach guten Noten? Da wird auf der einen Seite der Egoismus angesprochen, auf der anderen regiert die Angst. »Ein bayrischer Lehrerverband spricht in seinen Befürchtungen offen aus, daß künftig nicht mehr Neugierde, Forschungstrieb, Entdeckerleidenschaft und Leistungsfreude im Mittelpunkt der Lernmotivation unserer Schüler stehen, sondern die nackte Angst.«[22] Ist es da ein Wunder, daß immer mehr Kinder nervös, aggressiv und verzweifelt sind und »Erlösung« aus diesem Elend durch Alkohol, Psychopharmaka und Drogen suchen? Viele Ärzte sind, was die Tabletten angeht, dabei ihre besten Verbündeten. Nach einer

Erhebung des Senats der Stadt Hamburg wurden schon vor einigen Jahren 3000 Schüler innerhalb von acht Wochen wegen Trunkenheit in der Schule nach Hause geschickt. Bei den vierzehn- bis sechzehnjährigen Mädchen stieg in den letzten Jahren der Alkoholmißbrauch um das sechsfache. Nach neueren Untersuchungen im Auftrag des Schweizer Schulinspektorates vom Dezember 1988 an über 700 Volksschülern wurde festgestellt, daß 42 % aller Schüler Hilfe benötigen, weil sie »irgendwo hängenblieben«. Fast die Hälfte der jungen Menschen wird heute mittels Stützkursen und Sonderschulen auf das Leben vorbereitet, und doch warten nachher viele vergeblich auf Lehrstellen oder Studienplätze. Sollte man angesicht dieser Tatsachen die Anforderungen an unsere Gesellschaft nicht von Grund auf neu überdenken?

4. Es herrscht heute ein zu großes Mißverhältnis zwischen den öffentlichen sozial-kulturellen Einrichtungen und dem inneren Wesen des Menschen. Viele junge Menschen sehen die Probleme in bezug auf Gefährdungen der Umwelt oder soziale Mißstände und setzen sich ein. Diese positive »Samaritermentalität« ist vielfach anzutreffen, stößt aber immer wieder auf Widerstand und fast unlösbar scheinende Probleme. Die Überbürokratisierung unserer Gesellschaft läßt kaum noch Spontanes und Unkonventionelles zu. So laufen viele Menschen wie neben ihrem eigenen Ich-Wesen her, sie finden ihr Schicksal nicht und werden seelisch wie körperlich krank. Ich habe es einige Male erlebt, daß hilfesuchende Patienten in unsere Drogenklinik kamen, die in der einen Hosentasche ein esoterisches Buch und in der anderen ihre Portion Heroin hatten. Das Leben drückt sich immer in Symptomen aus – und dieses spricht wohl für sich. Die sich durch die Erziehung entwickeln wollenden leiblich-seelischen Hüllen, die dem Ich als Instrument dienen müssen, werden heute zunehmend schon primär vergiftet, besonders durch die degenerierte Ernährung mit ihren vielen Spritzgiften und anderen Schadstoffbelastungen; ferner durch die »vergifteten« Bilder, die die Lebenskräfte korrumpieren und zu lebenszerstörenden Gewalt-

akten führen; und schließlich durch das Übermaß an zu früh geweckter Intellektualität und Sexualität, durch die Denken, Fühlen und Wollen chaotisiert werden. Dadurch wird eine kulturelle Schizophrenie erzeugt, die noch zusätzlich durch den »Verlust der Mitte«, des Gemüts, zu gravierenden Seelenverarmungen und Gemütskrankheiten führt, die mit allerlei Stoffen »geheilt« zu werden versucht wird.

Werden aber diese leiblich-seelischen Hüllen bis zum Ich-Erwachen um das 20. Lebensjahr nicht gesund und stark ausgebildet, kann die eigentliche Geburt der Individualität und damit das Schöpferische und Originelle im Menschen nicht herauskommen. Entweder entsteht der Rebell, der mit seinem Ich gegen das Bestehende ankämpft (kultur- oder selbstzerstörerisch), oder der entindividualisierte Massenmensch, der sich mit anderen – wie Tiere mit ihren Artgenossen – in Gruppen und Banden zusammenrottet, wo Einzelverantwortung nicht mehr gefragt ist. Hier versammeln sich die Gefühlsverdränger, Gefühlszerreder und die Gefühlsverarmten.

Jugend in Bewegung

Ein kurzer historischer Rückblick auf unser Jahrhundert zeigt, daß es im Laufe der Jahrzehnte immer wieder Jugendbewegungen gegeben hat, die sich – meist zu Recht – gegen die jeweils bestehenden Gesellschaftsordnungen aufgelehnt haben. So sind sich auch in bezug auf die Suchtentstehung die meisten Drogenexperten darin einig, daß hier eine innere Verflechtung von Individuum und Gesellschaft vorliegt. Die Drogenplage ist also nicht von ungefähr über die Menschheit gekommen, sie ist auch nicht das perverse Privatvergnügen einiger Leute, sondern sie ist neben der Selbstverneinung aus Mangel an Selbst auch Ausdruck der Verzweiflung über die bestehende Gesellschaft – also ein Motivbündel, das manchmal nur schwer zu durchschauen ist.

Kommt durch die Kräfte und Impulse der Jugend ein seelischer Erneuerungs- und Regenerationsprozeß in die bestehende Kultur – die ja auch ständig absterben und sich erneuern muß wie alles Leben –, so äußert er sich meistens aufgrund der drei Seelenkräfte in einem neuen Denken, Fühlen und Wollen.

Studieren wir unter diesem Aspekt die drei »Jugendbewegungen« in diesem Jahrhundert, die erste in den zwanziger Jahren, die zweite zwischen den beiden Weltkriegen und die dritte in den sechziger Jahren, so bemerken wir ein durchgängiges Phänomen: die Abkehr von der traditionellen Kulturwelt, ihre totale Ablehnung und das Anschlußbedürfnis an sich selbst, das zu einer eigenen Sprache, Subkultur bis zu Ritualen führte – ein einmaliges Geschehen, das es in den früheren Jahrhunderten in dieser radikalen Form nicht gegeben hat. Ein Kriterium war, vor allem in den sechziger Jahren, daß die wesentlichsten Fragen nach neuen geistigen Werten von der älteren Generation entweder nicht beantwortet werden konnten oder als »unwissenschaftlich« abqualifiziert wurden. So ging vieles im Aufbau, Wiederaufbau, Wohlstand und Materialismus bei gleichzeitigem kulturellem Wertverfall unter. Streß auf der einen und Nostalgie auf der anderen Seite bringen heute den modernen Menschen in eine innere Zerrissenheit. Neben der »grünen« Front, die die Umwelt und die politischen Verhältnisse ändern möchte, entstand die »violette Front« mit ihrer mehr meditativ-apolitischen Gesinnung. Alle drei Jugendbewegungen haben bei genauerem Hinsehen eines gemeinsam: die innere Abneigung gegen die technisch-rationale Welt, die man entweder ganz ablehnt oder in der man total untergeht, und das tiefe Verlangen, Akademikertum und Arbeiterschaft, Leben und Lernen in eines zusammenzufügen, die Menschenrechte zu wahren. Die Angst vor dem »Dämon Technik« wird von der Jugend schon früh formuliert. Ihn kann man nicht entfliehen, weil er sich inzwischen – meist undurchschaubar – in alle menschlichen Verhältnisse hineingedrängt hat.

Zwei Wege stehen offen: die Technik erkenntnisgemäß zu durchdringen und frei verfügbar zu machen, oder eine Gegenkultur zu schaffen, die aber immer in Gefahr steht, von der nicht mehr beherrschten Technik überrollt zu werden. Das zeigte sich in den beiden Weltkriegen und gipfelte in den Atombomben von Hiroshima und Nagasaki.

So ließ sich schon vor dem Ersten Weltkrieg (1913), als die Welt noch äußerlich in Ordnung schien und man sich dieses Ausmaß von Zerstörung in den Kulturnationen nicht vorstellen konnte, eine ahnende Stimme vernehmen: »Verflucht! Ich kann den scheußlichen Gedanken nicht los werden. Immer wieder kommt er mir. Man ist vom Kleinbetrieb zum Großbetrieb übergegangen. Anstatt des Webstuhls, daran man mit den Händen schaffend saß, läßt man jetzt die großen Schwungmaschinen sausen. Einst war's ein Reitertod, ein ehrlicher Soldatentod. Jetzt ist es ein *Maschinentod!*«[23]

Ein solcher Rückblick auf unser Jahrhundert macht ganz deutlich, wie die Gemüts- und Lebenssubstanz im Laufe der Jahrzehnte immer schwächer wurde. Bürgerlich-akademische Jugend, die sogenannten »Kopfmenschen« und die Arbeiterströmung, die sogenannten »Handmenschen«, wollten sich, wenn auch nur andeutungsweise, dreimal die Hände zur Versöhnung der Gegensätze reichen, um ein volles Menschentum zu entwickeln. Diejenigen, die auf den Universitäten zu lange vom Leben abgehalten, und die, die schon mit 14 Jahren zu früh ins Leben gestoßen worden waren, ohne ihren inneren Menschen zu bilden, sie strebten besonders im »Wandervogel« aufeinander zu und suchten auf allen Gebieten mit größtem Idealismus eine Kulturerneuerung. In der zweiten Jugendbewegung zwischen den Weltkriegen mündete ein Teil der Strömungen dann in die Hitlerjugend; das »Proletariat« verfiel zunehmend der kommunistischen Ideologie – die Spaltung der Welt war perfekt, die Feindbilder konnten sich etablieren. Diese ganze Problematik war natürlich auch nicht ganz drogenfrei, doch nicht in diesem Ausmaß wie heute. In jenen Zeiten waren es hauptsächlich zwei extreme Gruppen, die Rauschmittel konsumierten: die in den

Elendsvierteln der Großstädte wie Harlem, um ihren physischen Hunger und die Arbeitslosigkeit zu vergessen, und die andere »Randgruppe«, die Künstler und die Intellektuellen, die seelische Ekstase und neue Inspirationen für ihr künstlerisches Schaffen suchten.

In den sechziger Jahren erhob sich von neuem ein revolutionäres Element: ähnlich wie im deutschen Idealismus durch Hegel, Schelling und Fichte, wollte sich durch die Jugend die Kulturseele fast auf der ganzen Welt erneuern.

Das neue *Denken* wurde besonders durch die »junge Linke«, der Frankfurter Schule um Adorno, Horkheimer, Habermas und andere vertreten, das neue *Empfinden* und damit neue Ansätze im sozialen Miteinander (Kommunen, Musik) von den Hippies, den »Blumenkindern«, und das neue *Wollen* durch die Rocker- bzw. Aktionströmung, die sich natürlich auch untereinander mischten. Zwei wesentliche Motive tauchten damals bei diesen Menschen auf; sie suchten *Bewußtseinserweiterung* und *Kulturerneuerung*, innere und äußere Umwandlung. Die Anfänge waren interessant, durch Idealismus geprägt und vielversprechend. Die beiden Extreme von Bewußtseinserweiterung und gleichzeitigem Umpflügen überkommener Sozialformen in Partnerschaft, Ehe und Familie trafen sich besonders in der rebellierenden Seelenmitte der Jugend, im Hippietum mit seinen spezifischen Liedern, Klängen und Poesien. »Liebe statt Krieg« und »Die Phantasie an die Macht« waren die vorherrschenden Parolen. Diese Gruppe experimentierte auch als erste aus ihrem instinktiven Empfinden nach geistigen Inhalten mit bestimmten halluzinogenen Rauschdrogen, um »einmal über den Zaun zu schauen«. Drogengurus wie Leary und Castaneda lieferten den ideologischen Background. Heroin und die diversen Suchtprobleme spielten noch gar keine Rolle. Haschisch und LSD waren die Markenzeichen für die Freiheit des Geistes, der seelische »Easy rider« entstand, der glücklich wie ein Astronaut durch den inneren Seelenkosmos flog – einige machten auch schon damals die ersten Bauchlandungen ... Der Anschluß an das reale Geistige wurde aber nicht gefunden, die ersten Zerrbilder und Karikaturen tauchten auf, das Zwitterwesen aus Freudianismus und Marxismus (z.B. Marcuse) erwies sich als zu schwach, um das etablierte Leben zu erneuern. Die Universitätsverordnungen kamen, Polizeimaßnahmen blieben nicht aus – die Restauration setzte ein. Mit ihr zerfiel die Mitte und polarisierte sich sofort in zwei Extreme: Aus dem Drang nach Bewußtseinserweiterung entstand immer mehr die Sucht nach Rausch und mit ihm die Sucht nach Stoff, die zunehmend in die unteren Altersklassen absackte und heute schon die Zwölfjährigen erreicht hat. Motive sind kaum noch vorhanden, doch man ahnt wenigstens ein unausgesprochenes: »Raus aus diesem Leib!« Heute wird oft schon alles konsumiert, was »antört« – die sogenannte »Polytoxikomanie«. Es entstanden die *Drogenabhängigen*.

Parallel dazu radikalisierte sich eine andere Kulturbewegung (»Marsch durch die Institutionen«), isolierte sich immer mehr aus der Gesellschaftsordnung und nahm fanatisch-zerstörerische Züge an. Der *Terrorismus* formierte sich. So begannen die Radikalformen von Selbst- und Kulturzerstörung, aus der der Staat seine Kontrollfunktion »zum Schutz der Bürger ...« ableitete.

In solchen verworrenen Zeiten kann es zunächst nur um die Rettung des einzelnen gehen. Es gibt, was die Sucht angeht, keine Patentlösungen, weder durch Freigabe der Drogen, noch durch Verbote. Eine süchtige Seele ist raffinierter als alle Gesetze und Polizeihunde, und jene, die die Gifte produzieren, sind gerissener als mancher Verbrecher. Denn wo die Milliarden fließen, öffnet sich manche Tür und Hand.

Was für eine Jugend steht da heute vor uns und wird in Zukunft gegen Ende dieses Jahrtausends vermehrt vor uns stehen? Was will sie? Warum rebelliert ein Teil von ihnen? Wie müssen die Erwachsenen ihr begegnen?[24]

Wir müssen versuchen, zu erspüren, was in ihnen lebt und was aus ihnen »heraus« möchte. Ich will dazu eine mehr intuitive Erfahrung schildern, die ich nicht wissenschaftlich belegen kann. Schon bei meiner ersten Begegnung mit Drogenabhängigen hatte ich das unbestimmte Gefühl, daß eine große Anzahl von diesen Menschen von ihrem inneren Wesenskern her aus einem anderen Kulturkreis stammen könnte. Ihre ganze Art, Dinge zu betrachten, ihre oft indianerhaften Gesichtszüge und Bewegungen, die hinter der Melancholie verborgene Weisheit, die Gewohnheit, mit übereinander geschlagenen Beinen im Kreise zu sitzen und die Haschisch(friedens)-pfeife herumgehen zu lassen, die Rituale, das Verbundensein mit »Bruder Tier« und »Schwester Pflanze«, das Tätowiertsein usw., ließen in mir eine Frage aufkommen, die nur durch den Gedanken der Wiederverkörperung zu erklären ist. Könnten sich hier aus dem Vorgeburtlichen stammende Impulse nach außen zeigen, die, wenn sie hier nicht den inneren Anschluß finden, sich in alter, nun karikierter Form darleben? Rein von der Konstitution her konnte ich feststellen, daß viele Jugendliche einen gewissen Vorbehalt gegen ihren eigenen Leib haben. Sie sind nicht so tief in ihn verwurzelt und dadurch auch psychisch wie physisch nicht so belastbar. Sie haben dafür einen Sinn und Interesse für übersinnliche Dinge, aber nur einen mangelhaft entwickelten Willen, auf der Erde richtig zuzupacken. So habe ich öfter erlebt, daß man beispielsweise über Fragen der Reinkarnation und ähnliches mit ihnen sprechen kann, das nachherige Aufräumen und Abspülen jedoch zu längeren Gruppensitzungen und Diskussionen Anlaß gibt.

Ich fragte mich, durch diese Wahrnehmungen angeregt, immer wieder, ob da in den jungen Seelen nicht etwas darinnensitzt – ein »Bild« –, das auf der heutigen Erde keine Entsprechung findet. Tatsächlich haben heute viele Menschen das Gefühl, daß sie neben ihrem eigentlichen Ich stehen und daß sie das, was in ihnen lebt, gar nicht herausbringen können oder nicht die Worte und Begriffe haben, um sich in diesem Punkte zu verstehen. Die Erde, als Mitte zwischen Über- und Untersinnlichen, kann von ihnen nicht ergriffen werden, und so verfallen diese Seelen entweder leicht in die erdflüchtige, nebulöse Mystik bzw. Esoterik, oder sie verfallen ganz dem Materialismus und eilen so, mit Hilfe der Drogen, einem Tod auf Raten zu, um sich so bald wie möglich wieder aus dem Erdenleib zu befreien. Ein Hauch von Todessehnsucht oder leiblicher Selbstverstümmelungstendenz durchzieht heute viele Jugendliche. Das Erlebnis eines inneren Zusammenhanges von Materie und Geist, Stoff und Seele, Natur und Mensch, Erde und Kosmos würde sie auf der Erde erretten. Dies ihnen zu vermitteln, muß immer wieder versucht werden.

»Pychologische Bilder entwickeln ...« – Die Aufgabe des Lehrers

Lassen sich die oben angeführten Einsichten auch nicht überall und von heute auf morgen umsetzen, so ist doch, falls einen die Verhältnisse zum Handeln aufrufen, ein Grundübel verhältnismäßig leicht und von äußeren Dingen unabhängig zu ändern: das mangelnde Vertrauensverhältnis und die seelische Distanz zwischen Alt und Jung, Lehrer und Schüler. Trotz ihrer äußeren Polarität und oft unüberbrückbaren Ansichten und Standpunkten können sie auch etwas Gemeinsames haben: die geistigen Ziele, die über das rein Persönliche hinausragen und wirklich über-persönlich sind. Dafür kann man Alt *und* Jung begeistern!

Das gilt auch für das Verhältnis von Lehrer und Schüler. Erkennt der Lehrer die Stärken und konstitutionellen Schwächen der heutigen Jugendlichen und weiß er, wie nötig sie den Erwachsenen haben, der großzügig, eine natürliche Autorität, mit Humor begabt und kein Pedant sein darf, so kann er als Erzieher eine tiefe Verpflichtung fühlen, die jungen Menschen an den vielen Gefahrenstellen des Lebens innerlich wie äußerlich *persönlich* zu begleiten. Dazu gehört auch der Spürsinn, im rechten Augenblick als *Mensch* zur Stelle zu sein, die Beamtenmentalität abzulegen und – wie in der Drogentherapie – ohne etwas für sich zu wollen, den Faden zu halten, bis die individuellen Ichkräfte des Jugendlichen so weit gestärkt sind, daß er die vielen Verführungen unbeschadet übersteht oder sie sogar meidet. Der hochgehobene Zeigefinger bewirkt meistens das Gegenteil!

Betrachtet man die innerseelische Entwicklung der heutigen Menschen, so wird deutlich, daß überall der *Wille zum Individualisieren* da sein muß, im Unterricht wie auch in der Drogentherapie. Allgemeingültige Rezepte oder Programme sind der größte Feind einer gesunden Ich-Entwicklung. Um das zu bewerkstelligen, kommt der Lehrer nicht umhin, diesen persönlichen moralischen Einfluß auch *nach der Schule* geltend zu machen. Statt der vielen Konferenzen sollte man lieber die Schüler zu sich einladen und mit ihnen wichtige Kultur- und Lebensfragen besprechen. Das fördert das Vertrauen ungemein. Daß das möglich ist, habe ich selbst erlebt und durch die Arbeit anderer Lehrer wahrnehmen können. Die Schüler sind in ihrem moralischen Urteil und Verhalten heute zu sehr auf sich selbst angewiesen und oft orientierungslos. Sie brauchen, da oft auch Verständnisschwierigkeiten im Elternhaus auftreten, den persönlichen Kontakt zum Lehrer als *Freund* – das hat nichts mit Anbiederei zu tun. Gelingt dies, kann meistens auf einen staatlichen Schulpsychologen verzichtet werden. Denn der Schüler weiß, wo er sich aussprechen und wem er sich anvertrauen kann.

Aus einem solchen persönlichen Vertrauensverhältnis heraus ist es dann auch leichter möglich, über Verfehlungen wie Drogeneinnahme zu sprechen, ohne daß sofort moralischer Druck oder Repressalien ausgeübt werden.

In Zukunft wird es mit an der Lehrerschaft liegen – in Zusammenarbeit mit Eltern und Arzt –, daß Schüler mit derartigen Schwächen, moralischen Defekten und gleichzeitig Begabungen frühzeitig erkannt und behandelt werden. Intelligenz und gute Schulnoten sind also noch kein Schutz gegen Drogen – manchmal im Gegenteil!

Ist jedoch der moralische Defekt zu stark und droht andere schwache Kinder in der Klasse anzustecken, muß der Betreffende für kürzere oder längere Zeit aus der Schule entfernt und in ein anderes Milieu gebracht werden (vgl. S. 263). Das hat jedoch nichts mit Rausschmiß zu tun.

Zum engeren Kontakt zwischen Schülern und Lehrern kann es aber nur kommen, wenn der Rahmen noch überschaubar, das heißt die Schule nicht zu groß ist. Ich warne an dieser Stelle ausdrücklich vor den riesigen »Bildungszentren«, die durch ihre Anonymität die seelischen Verwahrlosungen und die Verantwortungslosigkeit fördern. Die Jugend braucht in einer möglichst seelenvollen Atmosphäre die Haltekräfte der Erwachsenen. Sind wir als Eltern und Lehrer nicht auch schon zu müde und desinteressiert geworden? Trifft auf uns der Satz zu, den der französische Schriftsteller André Gide einmal geäußert hat: »Was man am wenigsten gern wechselt, sind, neben der Behausung, die Gedanken«? Können wir noch echte Begeisterung für die Welt entwickeln, auf der wir ja (notgedrungen) einige Jahrzehnte leben müssen? Wenn eine Jugend mit soviel neuen geistigen Fähigkeiten – die ja zum Teil verschüttet bleiben – auf die Welt kommt und uns anvertraut wird, muß sie, um Erdenliebe zu entwickeln, auf *Be-geisterung treffen, sonst wendet sie sich von uns und der Welt ab.*

Die von uns weiter oben beschriebene Konstitution des modernen Menschen, diesen Bruch zwischen dem Inneren und Äußeren zu spüren, der so empfunden werden kann, als ob man aus zwei Menschen bestünde, und die daraus zu ziehende pädagogische Konsequenz, den inneren Menschen durch die geeigneten Methoden und Inhalte mit dem Äußeren in Einklang zu bringen, gewissermaßen zu verwurzeln, ist von bedeutenden Zeitgenossen dieses und des letzten Jahrhunderts öfter beschrieben worden. Auch heute können wir bei immer mehr jungen Menschen beobachten, daß sie sich wirklich »heimisch« nur in ihrem Inneren fühlen und daß wir ihnen in der Welt ein Zuhause schaffen müssen, damit sie nicht auf ihre Weise die ihnen entsprechende »Heimat« suchen.

Die Drachensaat geht auf

Zur Problematik der Sucht und der Drogen

Wie alles anfing

Wirtschaft und Drogen

Eine der wesentlichsten Entstehungstatsachen des Rauschgiftproblems mit seiner Verkettung von Geld und Rausch finden wir bereits zu Beginn des 19. Jahrhunderts. An seinem Anfang wurde das Morphium entdeckt (1805), in seiner Mitte die Möglichkeit der subcutanen Injektion (Spritze unter die Haut, 1860) und am Ende das »berühmte« Heroin (1898). Letzteres wurde zunächst vielfach als nicht suchterzeugendes Hustenmittel und Entziehungsmittel bei Morphiummißbrauch empfohlen. Zehn Jahre brauchte man, bis man bemerkte, daß es noch gefährlicher als Morphium ist und noch weitere zehn Jahre, bis diese Erkenntnis auch in die Gesetze einfloß. 1930 war dann Heroin im Westen fast überall verboten.

Ab 1878 begann man mit der Massenproduktion von Narkotika (Betäubungsmittel). Ein halbes Jahrhundert wurde der Drogengebrauch von Apothekern, Ärzten und Konzernen gefördert, dann, in den zwanziger Jahren dieses Jahrhunderts, bemächtigten sich – nach der Illegalisierung der Drogen – die kriminellen Syndikate des Geschäfts, die in den USA, in Australien, Frankreich und China entstanden. Was aber war das diesem Geschehen zugrundeliegende Hauptmotiv? Die unselige Verbindung von Suchtbedürfnis einerseits und der Möglichkeit, daraus Unsummen von Geld zu schlagen. Diese Verbindung wurde übrigens schon lange vorher entdeckt. Als die Androhung der Todesstrafe für das Rauchen nichts mehr nutzte, hat ein Kalif im 17. Jahrhundert den Tabak besteuert und damit einen Großteil seines aufwendigen Staatshaushalts finanziert.

Im 19. Jahrhundert entstand so eines der folgenreichsten Probleme für die Gesamtmenschheit, welches wir aus der Geschichte als den »Opiumkrieg« kennen. Europas Kaufleute stürmten mit ihrer Macht- und Geldgier die noch in sich geistig fest gefügten, traditionellen »Burgen« Asiens, besonders Indien und China. Was war die Vorgeschichte?

Durch die »Englische Ostindische Gesellschaft« bestand schon seit längerer Zeit ein lebhafter Handel mit Indien, während der Handel mit China völlig einseitig verlief. England bezog Tee und Seide aus China und mußte alles mit Silber bezahlen. Die anspruchslosen Chinesen brauchten umgekehrt keine Ware aus England. So entstand für England eine negative Handelsbilanz. Dem mußte abgeholfen werden – mit allen Mitteln!

Sehr wahrscheinlich aus Arabien eingeführt, hatte sich seit dem 17. Jahrhundert in China die Sitte des Opiumrauchens verbreitet, eine Form, mit materiellen Mitteln noch zu einem Rest geistigen Erlebens zu kommen und gleichzeitig ein »Heilmittel« gegen Not, Hungergefühl, Armut und Krankheit zu haben. Die opiumgesteuerte Phantasie vom besseren Leben tröstete über manche Härte des Alltags hinweg. In diese, wenn auch noch schmale Lücke, stieß nun die »Ostindisch-Englische Kompanie«, verstärkte im benachbarten Bengalen den Opiumanbau und brachte es in kurzer Zeit fertig, durch ein vermehrtes Angebot auch die Opiumnachfrage in China zu steigern. Ab 1773 schon wurde jedes Jahr tonnenweise Opium mit Hilfe chinesischer Kaufleute heimlich nach China verkauft, das selbstverständlich mit Silber bezahlt werden mußte. Die Situation war bald in ihr Gegenteil verdreht. Ein Süchtiger ist für einen echten »Kaufmann« immer der zuverlässigste Kunde. Er bezahlt für die Ware fast jeden Preis. Schon 21 Jahre später, im Jahre 1794, sah man die ersten katastrophalen Folgen auf das geistige und körperliche Leben der Menschen, das Dekadentwerden der eigenen Hochkultur, und man verbot in China die Einfuhr von Opium. Trotzdem ging der Handel unvermindert weiter und erreichte im Jahre 1837 eine Menge von über 43 000 Kisten im Jahr, das Stück zu je etwa 700 Silberdollar. Die Sucht verbreitete sich über das ganze Land, bis schließlich neunzig Prozent der Bevölkerung dem Rauschgift verfallen waren. Trotz aller Verbote, Verhaftungen und Bestrafungen bis zur Todesstrafe konnte die chinesische Regierung nichts ausrichten. Der vom kaiserlichen Hof beauftragte Gouverneur Lin Zexú wagte schließlich auch, sich den ausländischen Kaufleuten entgegenzustellen. Er forderte von ihnen die Auslieferung von 21603 Kisten Opium, die er nach Peking schaffen wollte, um sie dort zu vernichten. Doch der Kaiser befahl die Vernichtung der 200 Tonnen Opium vor Ort. Erbost über diesen Verlust begannen die Briten dann 1839 den ersten Opiumkrieg, den sie offiziell als »Handelskrieg« bezeichneten und dem später noch ein zweiter folgte. Der Opiumkrieg und seine Folgen leitete ein Jahrhundert der Demütigungen für China ein.

Aber wie eine Ironie der Weltgeschichte will es erscheinen, daß aus den ehemaligen Konsumenten die Lieferanten geworden sind. China gilt heute als der größte und auch weitreichendste Opiumproduzent der Welt mit einem geschätzten Umfang von 6000 bis 8000 Tonnen im Jahr. Heute hört sich die Analyse des »umgekehrten Opiumkrieges« so an: »Als 1773 englische Kaufleute ihre erste Ladung indischen Opiums nach China schmuggelten, begann ein illegaler Handel, der einige der größten britischen Handelsgesellschaften reich machte und China bis 1949 zehn bis zwanzig Millionen (man schätzt die Zahl heute sogar auf das Doppelte d. V.) Opiumabhängige bescherte. Genau zwei Jahrhunderte später waren es die Syndikate von Auslandchinesen, die Unmengen südostasiatischen Heroins nach Europa zu schmuggeln begannen und damit in der westlichen Welt ein Drogenproblem bisher unbekannten Ausmaßes schufen. Hinter dieser historischen Ironie verbirgt sich eine bedeutungsvolle Entwicklung – Opium wird zu einer weltweiten Handelsware.«[25]

Kultur und Gegenkultur

Eine besonders destruktive Rolle in der Entwicklung der Drogenproblematik haben unter anderem die Massenmedien gespielt. Wir
können heute in verstärktem Maße erleben, wie es großen Teilen
der Presse gar nicht mehr auf sachliche Informationen ankommt,
sondern lediglich auf Stimmungsbildung und Sensationen, häufig
auf Kosten der Wahrheit. Der Irrtum wird somit öffentlich eta-
bliert. Es ist sicherlich für die allgemeine Seelenlage nicht gleichgültig, wenn täglich ein Millionenheer sensationslüstener Menschen,
um ihr inneres Vakuum auszufüllen, diese Verdrehungen und Lügen aufnimmt. So begann auch die Drogenepidemie sich erst richtig
auszubreiten, als sich die Massenmedien dieses Themas annahmen
und es mit den entsprechenden Fotos und detaillierten Berichten
auszuschmücken begannen – bis die meisten Menschen – wie heute
– diesem Elend gegenüber ganz abgestumpft wurden. Ende der
sechziger Jahre wurde in der Presse noch die »Hasch-Welle« als die
»Weiche Welle« und »gesunde« Opposition gegen die Gesellschaft
verharmlosend gefeiert, einige Jahre später war man schon von der
»Harten Welle« erschreckt und ernüchtert. Kultfilme wie »Easy
Rider« und »Wir Kinder vom Bahnhof Zoo« hatten zudem auf einen Großteil der Jugend keine abschreckende Wirkung, sondern
förderten noch den Hang auf Freiheit und Abenteuer mit Hilfe der
Drogen. Nach eigenen Beobachtungen waren viele junge Menschen
von dem Leben der Christiane F. in dem letztgenannten Film ange-
nehm berührt! »Da war jedenfalls was los ...« Als sich einige der
bekannten Beatmusiker wieder von der Droge und ihrer Verherrlichung abwandten, hat das schon keine Schlagzeilen mehr gemacht.
Das Heer der Drogentoten steigt unaufhörlich an ...

Fast gleichzeitig mit der Drogenwelle wurde die Sex- und Rock-
'n'-Roll-Welle von der Presse angeheizt. Eine der berühmtesten
Rocksängerinnen, J. Joplin, verherrlichte die oben genannten drei
»Geschwister« in ihrem Lied: »Sex, Drugs, Rock 'n' roll«. Diese
drei Kräfte wirken heute vorherrschend in der Jugendkultur, unter-

stützt durch diverse Jugendzeitschriften. Nach eigenen Nachforschungen bei einem »Insider«, einem Journalisten einer der bekanntesten Jugendillustrierten, wird der größte Teil der Leserbriefe, der ausschließlich von Sex handelt, von den Journalisten frei erfunden.

Betrifft die Sexualität vornehmlich das Leibliche, so zielen die Drogen mehr auf das Seelische, die Steuerung schließlich der Massen durch elektronische Musik, Fernsehbilder und Filme trifft überwiegend das Bewußtseinsleben der Menschen, den Inhalt ihrer Gedanken und Weltanschauungen. Durch alle drei Faktoren wird aber mehr oder weniger ausschließlich das *Instinktleben* angesprochen: Ekstase und Rausch. Zur Gesundung des Menschen und der Kultur bedarf es aber der gleichzeitigen Pflege der höheren Gegenbilder zu diesen Instinkten.

Vor ziemlich genau 72 Jahren (im Jahre 1918) hat Rudolf Steiner schon diese höheren, durch das Bewußtsein zu erlangenden drei Seelenfähigkeiten angesprochen und sie gegen ihre aus dem Instinktleben stammenden drei »Karikaturen« abgegrenzt.

Da diese Dinge heute immer aktueller werden, seien sie hier skizzenhaft dargestellt.

Nur auf Sexualität gebaute mitmenschliche Beziehungen und die medizinisch-psychologische Anschauung, den Menschen allein aus der Triebsphäre erklären zu wollen, ist die Karikatur dessen, was eigentlich von Mensch zu Mensch als wahre Brüderlichkeit fließen müßte. Wie befreiend kann es dagegen sein, sich nur auf seelisch-geistiger Ebene austauschen zu können, oder aber sowohl die sexuelle wie auch die geistige Begegnung in einer Beziehung in der richtigen Ausgewogenheit zu erleben.

Wie ist es nun mit den »Drugs«, den Drogen und den Mitteln, die das Seelenleben in eine »verordnete Anpassung« zwängen und die freie Entwicklung der Seele manipulieren? Hier hat besonders die moderne Medizin und Pharmakologie ihren entscheidenden Anteil. Es gibt heute eine differenzierte Palette von Substanzen, die ganz gezielt in das Seelenleben des Menschen eingreifen können: Ruhigstellen, ohne die Konzentrationsfähigkeit zu beeinflussen, entängstigen, ohne müde zu machen, und viele andere. Ein Millionenheer »angepaßter Neurotiker« wird so im Tag- und Nachtrhythmus pharmakologisch gesteuert. Dieses seelische Elend, auch bei der Depression, stammt aber hauptsächlich daher, daß diese Seelen keine Möglichkeit haben oder hatten, sich frei an der Welt zu entwickeln und damit ihre Weltanschauung, ihre Religion, ihre Ansichten und Ziele zu bilden. Denn das Wesen der Seele tendiert zur freien Persönlichkeitsbildung. In dieses Vakuum treten dann die bürgerlichen und unbürgerlichen Drogen ein. Die Medizin hat es nun in der Hand, Krankheiten und Gesundheiten willkürlich zu steuern. »Häßlich würde schön und schön häßlich in gewisser Beziehung, und man würde nichts davon merken, weil man alles als eine Naturnotwendigkeit ansehen würde. Aber es würde eine Abirrung sein von demjenigen Wege, der in der Menschheit selbst der Eigenwesenheit des Menschen vorgeschrieben ist.«

Es ist eine Tatsache, daß das Bewußtseinsleben der Menschen heute zunehmend durch die Medien »in Bewegung« gehalten wird und dadurch das Geistesleben – nicht durch Staatsideologien –, sondern durch Vertechnisierung von Ideeninhalten gleichgeschaltet wird. So wiegen sich Hunderttausende bei einem großen Rockkonzert im gleichen Takt; Hunderte von Millionen Menschen schauen bei Fußballspielen im Fernsehen zur gleichen Zeit das gleiche Bild an und entwickeln beim Treffer ins Tor die gleichen Gefühle. Ein gesundes Gegengewicht und damit auch Heilmittel gegen diesen Weltenmechanismus und das Hereindringen zerstörerischer Naturkräfte in das Geistesleben der Menschheit wäre die individuelle Pflege der Geist-Erkenntnis, die Entwicklung lebensfähiger Ideale, die Hingabe an Weltinhalte. Das menschliche Ich nimmt Schaden, wenn es nur konsumiert. Ist doch das Ichwesen das »Originelle« in uns, das einmalig Unteilbare, das nicht von der Instinkt-*Natur*, sondern von einer Geistes-*Kultur* lebt.

Die sozialen und kulturellen Hintergründe der Sucht und der Drogen

Der Mißbrauch von illegalen Drogen wie Haschisch, Kokain, Heroin und legalen, suchterzeugenden Substanzen wie Psychopharmaka, Alkohol und Tabak, die durch die Steuern dem Staate Milliardenbeträge einbringen, hat inzwischen ein beunruhigendes Ausmaß angenommen. Das Drogengeschäft hat mit steigender Tendenz einen Jahresumsatz von schätzungsweise 500 Milliarden Dollar erreicht. Die Drogenprogramme der westlichen Industrienationen mit ein paar Milliarden Subvention können da nur ein Tropfen auf den heißen Stein sein. Auffallend ist, wie man sich anhand der Weltkarte klarmachen kann (s. Abb.), daß es heute eine tödliche Spirale gibt: die Produktion von Waffen (als Perversion einer an sich se-

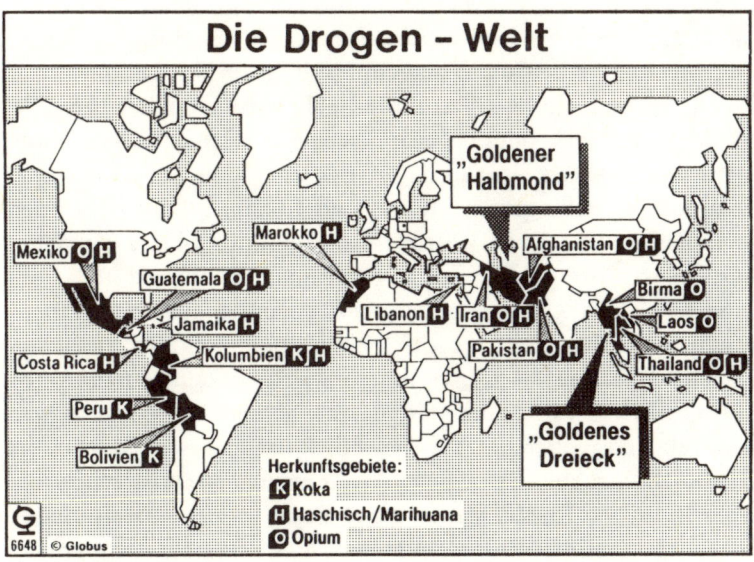

Vom Heilmittel zum Rauschgift

gensreichen Technik) einerseits und die Herstellung von Drogen (als Perversion von segensreichen Heilmitteln) andererseits. Die Waffen zeigen sich als die todbringende Seite der Technik für alles Lebendige, die Drogen als die todbringende Seite von Pflanzen und Mineralien für alles Seelische, wobei die *nördliche* Hemisphäre ihre Waffen an die Entwicklungsländer der *südlichen* Halbkugel verkauft, die sich aus den Drogengeldern, die sie aus dem Suchtbedürfnis der reichen Industrienationen des Nordens verdienen, diesen »Luxus« erlauben können. Während die Industrienationen des Nordens ihre physischen Zerstörungspotentiale in die südlichen Entwicklungsländer exportiert, schiebt die Dritte Welt nun die seelischen Zerstörungspotentiale, die Drogen, in die Industrienationen mit ihrem unersättlichen Hunger nach Rausch und Vergnügen, um wiederum die Waffen zu kaufen, die ihre korrupten Regierungen stützen können. In Kolumbien z.B. übersteigt der jährliche Export von Kokain und Marihuana mehr als das Zehnfache des gesamten kolumbianischen Staatshaushalts. Eigene, drogengestützte »Regierungen in der Regierung« mit weltweiten Vernetzungen und Privatarmeen entstehen. Das Drogengeld wird nicht mehr gezählt, sondern nur noch bündelweise gewogen. Westeuropäische Chemiefirmen liefern weiter an die »Giftküchen« die Substanzen, die dort zur Herstellung von Heroin und Kokain gebraucht werden (z.B. Essigsäureanhydrid zur Heroinproduktion). Da ja die »Chemie frei von Moral« ist, wird an den geliefert, der bezahlt.

So haben sich Waffen und Drogen zu einer der unseligsten Hochzeiten in der Menschheitsgeschichte verbunden – am Ende steht der einzelne Süchtige als Opfer des inzwischen weltumspannenden »Drogenkriegs«. Er ist der »unbekannte Soldat«, der den Irrsinn in der Welt auszubaden hat. Offensichtlich hat sich – schaut man die sich hochschaukelnden weltweiten Vergiftungen an – schon bewahrheitet, was Rudolf Steiner gegen Ende des Ersten Weltkrieges, 1917, den kommenden Jahrzehnten prophezeite, falls nicht grundlegende Impulse aus dem Geistesleben in die untergehende Kultur einfließen würden: daß nämlich, wenn der Mensch aus den von ihm bisher gesteuerten Geschichtsabläufen herausgedrängt würde, eine nicht mehr zu bremsende Verselbstständigung zerstörerischer Kräfte aufkäme. Ein fast automatenhafter Kreislauf von Seuche, Sucht und Zerfall entsteht, der nur durch eine *Gesamttherapie* des Menschen und der Zivilisation aufgehalten werden kann.

Durch die inzwischen sprunghaft angestiegene Neuentwicklung sogenannter »Designer Drogen« und die gleichzeitige Verlagerung der Drogenstrategie von den Großstädten aufs Land kann man mit Verboten und Polizeimethoden des Übels nicht mehr Herr werden. Inzwischen greifen auch schon – wie in Holland – die aufgebrachten Bürger zu Selbsthilfemaßnahmen und vertreiben mit Gewalt die Dealer aus den Quartieren. Neben den legalen Möglichkeiten einer Drogenbekämpfung müssen also hauptsächlich *prophylaktische* Maßnahmen und Strategien in Schule, Elternhaus und Kultur entwickelt werden, die die Menschen von innen heraus stärken und ihnen die Lust auf Gifte nehmen. Das ist nur durch die Verbreitung von tiefergreifenden Zusammenhängen möglich. Die größte Chance sehe ich für diese Probleme in Zukunft in der Erziehung.

Was ist Sucht?

Wie wir schon an anderer Stelle sahen, wurzelt das Wort »Sucht« in dem Mittelhochdeutschen »siech« (engl. »sick«), was soviel wie »krank, hinfällig, schwer leidend« bedeutet. Auch das Wort »Seuche« stammt aus der gleichen Wortsippe. Heute kennen wir in diesem Zusammenhang noch Ausdrücke, die auf einen kranken Prozeß hinweisen: wie Bleichsucht, Gelbsucht oder Schwindsucht. In den Wörtern wie Mondsucht und Tobsucht (aber auch Eifersucht) tritt schon deutlicher das mit der Krankheit verbundene *Verlangen* hervor, wo auch Versündigung und Leidenschaft eine gewisse Rolle spielen. Heute bedeutet »Sucht« allgemein das »krankhafte Verlangen nach Rauschmitteln«.

In unseren Ausführungen sollen zwei Aspekte beachtet werden:
1. der Zusammenhang zwischen der Persönlichkeitsstruktur und dem suchterzeugenden Mittel, da ja eine Substanz nicht süchtig machen kann, wenn nicht die seelischen Voraussetzungen dazu gegeben sind, und
2. der stufenweise Abstieg in die Abhängigkeit mit all ihren schrecklichen Begleiterscheinungen und den seelischen, körperlichen und sozialen Folgen. Mehrere Grundzüge tauchen bei jeder Sucht konstant auf:

– das übermächtige Verlangen, der *Zwang*, ein oder mehrere bestimmte Mittel zu konsumieren und alles – auch kriminelle Mittel – anzuwenden, um dieses Verlangen zu stillen;
– eine Tendenz, immer stärkere Dosen zu nehmen;
– eine totale seelische und körperliche Abhängigkeit von der Stoffeswirkung – wir könnten von einer Art von Versklavung sprechen – und die mit Notwendigkeit folgenden Entzugsprobleme, wenn die Wirkung des Stoffes nachläßt;
– die meist dauerhaften seelischen und körperlichen Schädigungen, die je nach Dauer, Menge und Beschaffenheit des Stoffes verschieden sein können. Damit verbunden die negativen Auswirkungen auf Arbeit, Familie und letztlich auf die Gesamtgesellschaft.

Eine Frage taucht in diesem Zusammenhang natürlich immer wieder auf: Gibt es eine festumrissene Definition, was Sucht ist? Welche Stoffe z. B. machen durch ihre Substanzwirkung allein schon süchtig, welche kaum oder gar nicht?

Ein Mensch, der gelegentlich einen wie auch immer gearteten Stoff zu sich nimmt, sei es Kaffee, Alkohol oder sogar Halluzinogene, um sich entweder besser oder auch mal ganz anders zu fühlen, kann nicht als Süchtiger angesehen werden. Er steht (noch) dem Stoff frei gegenüber, kann ihn nach Bedarf handhaben. Ein Süchtiger *braucht* den Stoff als seelische »Prothese«, um sich von einem

unerträglichen Spannungszustand wie Angst, Depression oder Verzweiflung zu befreien. Die giftfreien Perioden sind für ihn fürchterlich, denn sein »Normalzustand« ist die Wirkung der Droge. Der
»normale«, giftfreie Zustand, den wir für uns als gesund empfinden, ist für ihn eine Qual. Sein Ich, sein Bewußtsein, wird vom Stoff
gewissermaßen besetzt, der Stoff allein regiert sein ganzes Seelen-
vermögen, eine regelrechte Versklavung an die Materie findet statt.

Nach Absetzen des Stoffes reagiert der Organismus mit Entzie-
hungssymptomen, die je nach Stoffesart, schwer, mittel oder leicht
sein können. Die schlimmsten Reaktionen treten bei Opiaten auf
(Morphium, Heroin) in Form von Schmerzen, Verwirrtheit, Übelkeit, Herzrasen, Kreislaufzusammenbruch und ähnlichen Symptomen. Weniger schlimm sind Alkohol, Aufputschmittel und Kokain, das heißt aber nicht, daß sie nicht katastrophale Langzeitschä-
den verursachen können. Bei Halluzinogenen und Hanf-Drogen
fehlt die Entzugssymptomatik in der Regel völlig, was aber nicht
heißt, daß diese Stoffe unschädlich wären.

Wir können aber bei jeder Sucht eine Gewöhnung und einen Wie-
derholungszwang feststellen. Das vom Abhängigen gewählte
Rauschmittel paßt wie ein Schlüssel in das Schloß der seelischen
Probleme. Die Konflikte und Probleme werden dann nicht mehr
aus innerem Ringen und Leiden gelöst, sondern eine »geistartige«
Substanz, das Gift, übernimmt diese Aufgabe. Wenn eine latente
Suchtbereitschaft vorliegt, kann der Mensch bei jeder Seelenschwä-
che *jeglicher* Art von Stoff verfallen. Die enorme Schwächung der
Seelensubstanz erkennt man heute daran, daß die meisten Süchtigen
keine gezielten Stoffe mehr nehmen, sondern alle Arten von Sub-
stanzen, die die Seele in irgendeiner Art beeinflussen (sogenannte
Polytoxikomanie = Vielgiftlerei).

Es ist nun bei der Sucht so, daß sich die natürlichen Gesetzmäßigkeiten des Leibes, die vom Stoff, seiner Umarbeitung und vor allem
der Wiederholung abhängig sind, zu sehr dem höheren Seelen- und
Icherleben aufdrängen. Dann braucht auch der höhere Mensch den
Stoff für seine innere Existenz, was für den unteren Menschen –

bezüglich der Ernährung – durchaus normal ist. Der Stoffwechsel beginnt sich des freien Seelenlebens zu bemächtigen, der an anderer Stelle natürliche stoffliche Egoismus gerät in eine Sphäre, für die er nicht bestimmt ist; ein Zeichen dafür, daß der obere Mensch zu schwach gebildet ist. Aus Selbst-Bewußtsein wird die Selbst-Sucht! Dies sei an der gewöhnlichen Nahrungsaufnahme demonstriert:

Der gesunde Hunger ist ein aus dem Leibe stammendes Seelenempfinden, die Nahrung entfaltet in uns ihre Tätigkeit und wird in uns durch unsere *Eigentätigkeit* umgewandelt. Daran erleben wir leiblich gesehen Lust und Freude, eine Be-Friedigung tritt ein, die sich als Sättigung äußert. Das physische Bedürfnis auf die Welt läßt nach, wir sind wieder für die seelisch-geistigen Tätigkeiten frei und unser Behagen steigt, je weniger wir vom Leibe spüren. Dann, nach einer gewissen Zeit meldet sich der Organismus wieder …

Dieses Freiwerden vom Leib ist beim Süchtigen nicht mehr vorhanden, er hat einen immerwährenden »Hunger«, er lebt *ausschließlich* – wie ein Tier – für seine Sättigung. Was früher noch am Stoff selber als Wohlbehagen empfunden wurde und danach stoffunabhängig in der Seele weiterlebte, hört nun auf. Die Stoffbeschaffung diktiert den ganzen Tagesablauf. Der Stoff wird zum *Selbstzweck*, zur »sinnlosen Sinnlichkeit«. Das Muß bei der Sucht könnte auch als eine körperlich-stofflich induzierte Zwangsneurose bezeichnet werden.

Ist nun der Mensch nach einiger Zeit von der qualitativ-seelischen Wirkung des Giftes immer mehr in die quantitative, also die stoffliche Wirkung, abgeglitten, so muß beim Entzug erst einmal auf rein stofflicher Ebene ein adäquater Ersatz gefunden werden, um den Süchtigen von der Übermacht des Stoffes zu befreien. Denn der Leib reagiert mit schlimmen Schmerzen, wenn man ihm *seinen* Stoff einfach wegnimmt. Heute spricht man beim Entzug auch von der »Rache des Vegetativums« (das ist die unterbewußt verlaufende Nerventätigkeit in den Stoffwechselorganen). Ein Süchtiger denkt also nur noch »Stoff«, von dem er immer mehr haben muß, um immer stärkere Effekte zu erlangen. Der Stoff übernimmt gewissermaßen die eigene Ichfunktion und untergräbt damit den Willen. Daher die ganzen Folgeprobleme bis hin zur Kriminalität. »Der Opiathändler verkauft nicht seine Ware an einen Konsumenten, sondern einen Konsumenten an seine Ware« (W. Burroughs: »Junkie«, Wiesbaden 1963). Leider haben auch manche großen Popidole der Jugend, was das Rauschgift angeht, als negative Vorbilder gewirkt. Viele dieser Musiker sind elendiglich am Rauschgift zugrunde gegangen, doch hatte das meist keine abschreckende Wirkung. Nachdem der Ex-Beatle Paul McCartney in Japan mit 200 Gramm Marihuana in der Tasche verhaftet wurde, sagte dazu eine Schülerin, die man nach dieser Tat interviewte: »Was Paul gut findet (das Marihuana), kann so schlecht nicht sein.«

Durch die Art des Stoffgebrauchs wird nun eine differenzierte Wirkung auf den menschlichen Organismus ausgeübt. Wir müssen dazu unterscheiden lernen: den *gelegentlichen* oder *schwachen*, den übermäßig *starken* und den *gewohnheitsmäßigen*, einen Dauerzustand herbeiführenden Gebrauch. – Beim schwachen und gelegentlichen Gebrauch können wir bei den meisten Giften erleben, daß eine seelisch-körperliche *Anregung* entsteht. Auch wenn, wie zum Beispiel beim Opium, das Tagesbewußtsein langsam erlischt, so sind doch Vitalprozesse des Stoffwechsels vorherrschend, die den Schlaf und die mit den Organen verbundenen Träume und Phantasien hervorbringen. Auf Kosten des Bewußtseinslebens werden die Lebensvorgänge erst einmal gesteigert, man fühlt sich »aufgeputscht«. Später schlägt es dann ins Gegenteil um, wenn die Kräfte ausgeplündert sind. Bei dieser Form von Gebrauch befindet sich der Konsument also hauptsächlich in der Lebenssphäre des Organismus.

Werden dagegen übermäßig starke Dosen eingenommen, die sofort den Schlaf und damit die Bewußtlosigkeit herbeiführen, wird die Seele mit Gewalt aus dem Leib herausgedrängt. Diese rein seelische Wirkung wird zum Beispiel beim Opium, aber auch bei anderen Substanzen in aller Deutlichkeit erlebt: Es kommt zu Krämpfen, eine Schnarchatmung entsteht (wie kurz vor dem Tod), und das ganze Atmungssystem gerät sofort in Unordnung. Im Gegensatz zu dem dann geröteten Gesicht werden die Lippen, die ja als nach außen gestülpte Schleimhäute die ganze innere Verfassung der Organe spiegeln (siehe auch bei der Herzinsuffizienz), bläulich, was auf eine innere Atemstörung hinweist: Der Körper ist mit der giftigen Kohlensäure überladen. Im schlimmsten Falle beginnt das Seelische den Körper zu verlassen, die Atmung, an die sich die Seele bindet, stockt. Der Tod tritt ein.

Beim gewohnheitsmäßigen Gebrauch wird ein Stadium erreicht, in dem der Mensch weder richtig lebt noch stirbt. Die Seele wird in einen *Dauerzustand* versetzt zwischen Leben und Tod, Wachen und Schlafen, Traum und Realität. Es ist eine Schwellensituation, die auch das stabile Element in jedem Menschen, das Ich und damit den Charakter, dauerhaft verändert. Das geistige Erleben des Ich wird stofflich. Das Ich lebt jetzt nur noch von der »Gnade« des Giftes. Indem das Ich, die Persönlichkeit, zerfällt, zerfällt auch der Leib: Immunschwächen treten auf, Organe beginnen sich aufzulösen, das Gehirn wird zerstört. Typisch ist das leichenartige, bleiche Aussehen. Das individuelle Ich wird angefressen, und durch diese Entfesselung fallen natürlich die letzten Schutzbarrieren, der Stoff diktiert die Moral ...

So sehen wir, daß je nach Art des Gebrauches – und nicht nur durch die Chemie des Stoffes – eine jeweils andere Wirkung auf den Menschen erzielt wird. Einmal mehr auf die Lebenskräfte, dann auf die Seele und schließlich, beim gewohnheitsmäßigen Gebrauch, beim Dauerzustand, auf das Ich, die Persönlichkeit. Im letzteren Falle also, im Gewohnheitsstadium, ist die Wirkung des Stoffes dann so mit der Persönlichkeit identifiziert, daß man sich manchmal fragen muß: »Wer spricht oder handelt jetzt aus diesem Menschen, in diesem Moment? Ist es der Mensch selbst oder das Drogenphantom?«

Vom Wesen der Gifte

Die Drogen sind Gifte. Aber was ist ein Gift überhaupt seinem Wesen nach? Inwieweit hat vielleicht die »Natur« der Seele etwas mit der »Natur« giftiger Pflanzen bzw. ihrer Extrakte, der Drogen zu tun? Wie wirken sie auf den Menschen, was können sie alles im Bewußtseinsleben »hervorzaubern«, und welchen Einfluß haben sie letztlich (bis über den Tod hinaus) auf Leib und Seele? Haben sie doch zum Teil die Menschheit als »Freunde« bei Kummer und Schmerz begleitet und waren bei bestimmten Kulturen geheiligt oder blieben nur auserwählten Priestern vorbehalten (z. B. der Coca-Strauch bei den Inkas in Südamerika). Was in früheren Zeiten als »Reise zu den Göttern« gepriesen wurde, soll nun heute diffamiert und mit Gefängnis bestraft werden?

Wollen wir zunächst versuchen, dem »Gift«, bevor es zur zerstörerischen »Droge« wird, die den Menschen »süchtig«, das heißt krankmachen kann, seine Aura des Schreckens zu nehmen. Eigentümlicherweise bedeutet das Wort »Gift« in der indogermanischen bzw. englischen und auch der alten deutschen Sprache »Geschenk« oder »Gabe«. Es ist auch enthalten in »Mitgift«. Dieses »Geschenk« hat ein Doppelantlitz: Es bringt Linderung bei körperlichen und psychischen Schmerzen, das heißt, es löst uns weniger oder mehr aus unserer Leiblichkeit, kann sowohl enthemmen als auch vollständig betäuben. Es kann uns für die normale Sinneswelt »taub« machen.

Auf der anderen Seite kann es uns auch von sich abhängig machen, und ähnlich wie beim »Pakt mit dem Teufel« in Goethes »Faust«, der uns alles auf der Erde bietet, müssen wir den Vertrag mit unserem »Blut«, unserem Ich unterschreiben. Die »Befreiung« unseres Geistes bezahlen wir am Ende mit dem sozialen, körperlichen und psychischen Ruin.

Die Frage ist natürlich, was bei den geringen und seltenen Dosen der Gifte oder Drogen passiert, denn Gott sei Dank sind nicht alle »Giftler« schwer abhängig. Diese Frage wird natürlich auch immer gestellt. Wann fängt die Sucht an? Bei vier Glas, fünf Glas oder erst bei zehn Glas Bier?

Was die sogenannte »Bewußtseinserweiterung« angeht, die ja eigentlich zunächst nur eine Empfindungsänderung und innere Wahrnehmungsbereicherung darstellt, so sind sich auch die fanatischsten Anhänger der »psychodelischen« (bildererzeugenden) Drogen darin einig, daß diese Stoffe keine Gedanken und Bilder »machen«, sondern nur innere »Filter und Hemmungen« beseitigen und somit den bis dahin verschütteten Zugang zu anderen »Seelendimensionen« frei machen. Was sind aber diese anderen Seelenbereiche, und woher stammen sie? Lassen sie sich zum Beispiel auch mit anderen Methoden freilegen – in vielleicht bewußter Art, auch ohne Drogen? Besitzt jeder Mensch diese »verschütteten« Zustände?

Wir wollen an den Anfang eine These stellen, die wir am Beginn unserer Ausführungen bereits angedeutet haben: Es gibt eine Beziehung zwischen den atavistischen – das heißt den alten, schon überwundenen – Seelenkräften, die sich unter anderem im Traum, Hypnose, Hellsehen, Visionärem, Telepathischem und mehr Instinktivem äußern können, die wir die »alte Mondensubstanz« in unserer Seele nannten, und den »mumifizierten« Geisteskräften in bestimmten Mineralien, Pflanzen und Tieren, ja sogar im Leib des Menschen, *den Giften*, die unseren Geist in andere Daseinsbereiche entführen können. Ist diese alte, uns zunächst unbewußte Seelensubstanz für unser heutiges waches Bewußtsein ebenso ein Gift, wie die äußeren Gifte Zerstörer für den Leib darstellen? Jede Materie enthält auch ihren »Geist«, der befreit werden kann, wenn die materielle Grundlage auf irgendeine Weise zerstört wird (auf dieser Basis werden hömoöpathische Heilmittel hergestellt). Jede Einnahme von Gift bzw. Drogen muß diesem Gesetz folgen: »Geist« wird nur entbunden – ob bei halluzinogenen oder »dichtmachenden« Drogen, ob bei Kaffeegenuß oder bei Zigaretten, ja selbst bei jedem Denkvorgang –, wenn in irgendeiner Weise Materie abgebaut, das heißt letztlich zerstört wird. Diesen physiologischen Vorgang müssen wir beachten, denn er spielt sich dort am intensivsten ab, wo wir am bewußtesten sind: im Gehirn-Nervensystem, das wie ein »toter« Spiegel die Außenwelt und die inneren Vorgänge unserer Seele aufnimmt, die dann durch die Drogeneinnahme »entkoppelt« werden.

Was wird nun im gesamten Innerleiblichen, in den Organen wie im Nervensystem, abgebaut und zerstört und uns dann – als ehemaliger, organisch in unserem Unbewußten gebundener Geist – bewußt gemacht? Das scheint die entscheidende Frage zu sein, aufgrund der Tatsache, daß die Drogen diese Bilder und Erlebnisse nicht in sich tragen, sondern offensichtlich nur den »Weg ebnen« zu deren Auftauchen. Wir fühlen uns in elementarster Weise sofort in unserer Existenz bedroht, wenn wir in der Natur oder im Haushalt »Gift« begegnen, obwohl wir gleichzeitig wissen, das die wirkungsvollsten Heilmittel die in geringen Mengen gegebenen Gifte sind (Herzglykoside aus dem Fingerhut, krampflösende Stoffe aus der Tollkirsche und sogar »Gegengifte« gegen andere schwere Vergiftungen, zellhemmende Substanzen aus Mistel und Herbstzeitlose usw.). Wir gebrauchen den Ausdruck »giftig« auch für bestimmte Verhaltensweisen bei unseren Mitmenschen: »giftiger Kerl«, »Giftzwerg« bzw. »Giftnickel«, oder wir sagen: Er bzw. sie »spuckt Gift und Galle«. Letztere ist übrigens in ihrer Bitterkeit und Aggressivität auch ein Gift im Menschen, das wir aber für die Zerstörung der Nahrungsmittel brauchen. Tritt es zu stark ins Blut und damit in unser Ichwesen ein, werden wir »gallig«, bösartig und aggressiv, im milderen Falle cholerisch (griechisch chole = Galle). Wir werden später sehen, daß wir in unserem Organismus gar nicht so giftfrei sind, wie wir vielleicht denken, nur kommt es auf die Menge und die Stofflichkeit selbst an. Fest steht jedenfalls, daß auch wir körperlich wie seelisch »giftig« werden können.

Nirgendwo sonst also liegen – und das lehrt uns auch die ganze Geschichte der Drogen – Segen und Fluch, Heilung und Zerstörung, Freiheit und Fesselung so eng beieinander wie bei den Giften. Es scheint manchmal so, als ob die Gifte von der Schöpfung als

Prüfstein für die Freiheit und das Verantwortungsbewußtsein des Menschen geschaffen worden seien. Denn nirgendwo teilt sich der Weg so extrem nach oben oder unten: Freiheit oder Abhängigkeit, Heilung oder Vernichtung, Verantwortlichkeit oder Desinteresse für Leib und Leben. Einzig und allein der Mensch selbst entscheidet hier, ob die Gifte weiterhin Fluch oder – in ihren Schranken – wieder Segen sein werden. Die Drogen als solche sind also nicht mit dem wertenden Prädikat »böse« zu versehen. Als ein in sich leiblich vollendetes Wesen ist jeder Teil der Schöpfung sich selbst nichts Fremdes und damit Zerstörerisches, Giftiges. »Giftig« wird es nur, wenn es in den anderen Lebensbereich kommt, wo es »fremd« ist. Je mehr es dort sein Eigenwesen entfalten kann, seine Gesetzmäßigkeit dem anderen aufprägt, desto »überwältigender«, giftiger wird es. Gift wird also zum Fremden gerechnet, das sich nicht im Organismus aufgibt, sondern das »egoistisch« seine Natur entfalten möchte. Das wird schon beim Alltäglichsten, bei der Ernährung deutlich. Wir nehmen dabei Mineralisches, Pflanzliches und Tierisches als etwas Fremdes in uns auf, um es durch den Verdauungsvorgang zu unserem Eigentum zu machen. Damit wird jeder Ernährungsvorgang zum Anfang der Vergiftung; der Verdauungsprozeß wird zu einem Heilvorgang, der die Fremdwirkungen vernichtet und die giftigen Reste über Darm, Niere und Haut eliminiert. Wer aber scheidet in uns Aufbauendes und Zerstörendes?

Das ist eine uns erhaltende Lebenskraft, die eng mit dem Stoffwechsel zu tun hat und die wie ein alchemistischer »Scheidekünstler« das Brauchbare vom Unbrauchbaren trennt: der »innere Arzt«, wie ihn noch Paracelsus nannte. Diese Kraft bereitet das Hereingenommene so zu, daß es sein fremdes Leben verliert und den im Leibe wirkenden Ichkräften zur Verfügung steht. Von letzteren weiß man heute, daß sie den Immunvorgängen zugrunde liegen und sogar bis in die Eiweißstruktur der Zelle hinein den Menschen individualisieren. Wir sind also bis in die kleinsten Moleküle Ich-durchdrungen. Versagt nun dieses Prinzip – ob in Ernährung, Atmung, Wärme usw. –, so daß wir das Fremde nicht zu unserem

Eigentum machen können und das für uns Unbrauchbare ausgeschieden wird, entstehen parasitäre Herde im Organismus: die Vergiftung und Selbstvergiftung beginnt, mit allen organischen *und* psychischen Folgen. Das gleiche gilt natürlich für alles, was wir von außen aufnehmen. Auch Eindrücke, Gedanken, Anschauungen und Meinungen müssen seelisch »verdaut« werden und sich mit der eigenen Wesenheit, dem Ich verbinden, sonst werden sie für den Menschen und für seine Umgebung zum psychischen Gift. In der russischen Sprache heißt das Wort für Ich »ja«, das Wort für Gift »jad«.

Halten wir fest: Alles das, was im Körperlichen, Seelischen und auch Geistig-Kulturellen nicht vom Menschen oder anderen Lebewesen »verdaut« und im Ich neugestaltet werden kann, erweist sich als ein Gift und verhindert eine gesunde und geradlinige Entwicklung. Als nur sein eigenes Wesen entfalten Wollendes, tritt das Gift als ein »geistiges Exkrement« immer in Opposition zu den fortschreitenden Kräften. Was wir an der Verdauung sehen können, gilt auch für das Seelische: Wird das von außen kommende Lebendige im Organismus nicht vom Ich ergriffen und weitergestaltet, so wirkt es zerstörend und beginnt ein parasitäres Leben zu führen. Indem es aber sein fremdes Leben, seinen »Geist« für kurze Zeit aufgibt – wie bei der Verdauung –, wird es, wie alles Tote, das sein Übersinnliches entläßt, zum »Leichen-Gift«, das vom Geistigen im Menschen nun sein individuelles Leben eingehaucht bekommt. Wir stoßen damit auf eines der zentralsten Geheimnisse des Giftes: Ohne die alte, zurückgebliebene Geistsubstanz, das Gift in uns, könnten wir kein höheres Leben entfalten. Höheres muß Niedriges verwandeln, um selbst weiterzukommen, sonst bleibt das Alte mit seiner Intention zurück und wird auch für das Neue zerstörerisch.

Wenn wir denken, entwickeln sich im Organismus »Spuren von Giften«, ohne die wir kein bewußtes Tagesleben, das ja, wie wir sahen, mit Abbaukräften zu tun hat, entfalten könnten. Jeder Rückfall in das Alte, Überholte – das gilt auch für das politische, kulturelle oder religiöse Leben – muß die zukünftige Entwicklung beeinträchtigen. Geist, der nach oben strebt – Gift, das nach unten zieht und festhält: Sie sind nicht voneinander zu trennen. Was im Vorangegangenen an Erkenntnissen gewonnen werden konnte, kommt uns für das Verständnis der Rauschgifte zugute. Auch diese stellen unter Umgehung der verwandelnden Ichkräfte eine von unten kommende »organische Vergeistigung« dar, indem sie ihr Eigenleben entfalten und so den Menschen bewußtseinsmäßig auf ein »früheres« Seelenniveau herunterdrücken und so als altes, unverwandeltes Geistiges organzerstörend wirken.

Alles also, was den höheren Verwandlungskräften des Organismus, der Seele und dem Geist entschlüpft und sein eigenes Leben nicht für ein höheres aufgibt, wird zum Leichnam, zum Gift, dessen Kräfte in Höheres verwandelt jedoch zum Segen und zur geistigen Weiterentwicklung führen. Wir hatten dieses Prinzip als den »inneren Alchimisten« bezeichnet oder auch die »Ver-dauung« als innere Entgiftung. Versagt diese, dann entstehen »Ablagerungen«. Im Körperlichen sind es die Bakterien und Pilze, aber auch Ablagerungen bei Rheuma oder Gicht, und andere Stoffwechselerkrankungen bis hin zum Krebs. Auch im Seelischen lagert sich etwas ab, was aus dem eigenen Leben herausfällt und zum Balast wird oder sogar sein eigenes Leben zu führen beginnt, wenn jemand etwas nicht »verdauen«, das heißt vergessen kann. Ein solcher Kummer kann sich dann auch materiell im Körper ablagern und wird zum »Kummerspeck«, zum Unbrauchbaren, Belastenden und Überflüssigen. Auch verdrängte, unerlöste Gefühle wie Eifersucht und Neid gehören zu solch unverdauten Giften. Im Geistigen kennen wir die zerstörerischen Ideologien, den »Schnee von gestern«, das Konservative, das starre Festhalten an alten Ideen oder Formen, an alten magischen Praktiken und ähnlichem. Dieses eigentliche Wesen jedes Giftes, das etwas Mumifiziertes, Leichnamartiges an sich trägt, an dem man sogar das ehemals Berechtigte noch studieren kann und das in jedem heutigen Lebens- und Seelenvorgang latent darinnensteckt, wurde von Paracelsus mit einem Substanznamen bezeichnet, der nicht nur die Chemie des Stoffes, sondern vor allem auch seine Tätigkeit in der Natur und im Menschen charakterisiert: das Arsenik. Es ist somit der »geistige Stammvater« aller Gifte, der vertrocknenden, mumifizierenden, lebenszerstörenden Kräfte. Als Heilmittel in der Homöopathie gebraucht, ist es wiederum ein Mittel gegen Entkräftigung, Angst, Lahmheit, Vertrocknungen und Verhornungen, Atemnot und entgleisten Stoffwechsel bis hin zum Krebs. Denn alle Krankheit und auch der Tod tragen in sich diesen überall wirkenden »Arsenprozeß«: der Kampf des Alten mit dem neu Errungenen, Stoffwechsel gegen das Bewußtsein, Egoismus gegen Liebe. Das Zerstörerische muß aber im Menschen und in der Natur wirken, denn ohne Gifte gibt es keine Geistbefreiung, ohne Zerstörung des Alten keine Weiterentwicklung.

Dieses polare Urbild von Ernährung und Vergiftung, Nahrungspflanze und Giftpflanze finden wir also sowohl in der körpereigenen Physiologie als auch in der Mythologie wie in der gesellschaftlichen Auseinandersetzung der Jetztzeit. In der Stoffesphysiologie gibt es keinen größeren Gegensatz als zwischen Eiweiß, *dem* Träger des Lebens, und dem Zyan als *dem* Träger des Todes. Viele der Pflanzendrogen sind nun abgebaute Eiweiße und schweben zwischen Eiweiß (Leben) und zwischen Zyan (Tod), als »Degenerationsprodukte« der ehemaligen Lebensvorgänge, die sie jetzt zerstören müssen. Die Giftbildung als ehemaliges pflanzliches Eiweiß wird somit zum stufenweisen Todesprozeß, wie der Abbau des tierisch-menschlichen Eiweißes auch zum Todesprozeß wird: zum Aas, zum Leichengift. Die Drogengifte als »pflanzliches Aas« werden somit lebens- und entwicklungshemmend.

Zur Demonstration sei hier kurz die Stufenfolge des Eiweißabbaus über die Pflanzengifte bis zum Zyan in Formel-Verkürzung gebracht:

Eiweiß	C_7	H_{11}	$O_{2,5}$	N_2
Coffein	C_7	H_9	O_2	$N_{3,5}$
Atropin	C_7	H_9	O	$N_{0,5}$
Morphium	C_7	H_8	O	N

Strichnin	C_7	H_7	O	N
Nikotin	C_7	H_{10}	–	$N_{1,5}$
Zyan	C_7	–	–	N_7

(R. Hauschka: »Substanzlehre«, Frankfurt, 1981).

Hier haben wir bis in die chemische Strukturformel das Urwesen des Giftes: das alleinige Durchdringen des Irdischen C = Kohlenstoff mit dem Träger des Seelischen, dem N = Stickstoff. Die Gifte verzichten also weitgehend auf den Lebensträger O = Sauerstoff und das Feuerelement H = Wasserstoff. Beim Zyan haben wir im Vergleich zu den anderen Giften ein direktes Aufeinandertreffen von Stoff (C) und Seelenträger (N). Ihre Verbindung schafft im Organismus Bewegung und Atmung, wie wir das auch im Tierreich kennen.

Wir können uns also vorstellen, daß diese aus der Zyanbildung kommende Kraft dem Organismus zur Verfügung gestellt wird, wir also in Spuren Zyan im Körper bilden, als *Ausdruck* dieser Kräfte. Eine Vergiftung mit Zyan bzw. mit dem berüchtigten Zyankali würde ihn somit in einen alten Seelenzustand zurückwerfen (ihn also nicht nur leiblich schädigen), indem der Lebensträger (O) und der Wärme- und damit Geistträger (H) im Menschen erst einmal eliminiert werden. Wir können das bei dem Vergiftungsbild nach Blausäure, das heißt Zyaneinnahme erleben: Neben einem starken Gefühl des Zusammengeschnürtseins treten in der Seelenmitte, der Atmung, die Hauptkomplikationen auf, da ja der ganze »Bewegungsmensch« gelähmt wird. Für die Prognose der Vergiftung ist entscheidend: Je länger die Atmung erhalten bleibt, desto besser werden die Aussichten auf Erfolg. Die Blausäure, die übrigens auch in den bitteren Mandeln vorkommt, ist ja eines der stärksten und schnellsten Gifte – nur mit gewissen Schlangengiften zu vergleichen. Hier muß auch eine Wirkung auf die seelisch-geistigen Kräfte angenommen werden. Gerade durch Zyankali wird zutiefst in die fortschreitende Entwicklung der Individualität nach dem Tod eingegriffen. Aus diesem Grund ist auch die »Sterbehilfe« mittels Zyankali eine schwerwiegende, folgenreiche Tat, wobei hier nicht das Problem der Sterbehilfe diskutiert werden soll. Wir sehen, wie nahe Leben und Tod auseinander- und doch auch zusammenliegen, und daß wir aus dem die Organe aufbauenden Eiweiß nicht die Bewußtseinskräfte entwickeln können, sondern nur aus deren Abbau und damit Zerstörung. Diese so dem Bewußtsein dienenden Giftstoffe nehmen wir auch gerne als Genuß(!)mittel, um unser Seelenleben etwas zu erhöhen: Nikotin, Kaffee und Tee.

In der Mythologie finden wir nun die gleiche Polarität zwischen Nahrungspflanze und Gift (Heilpflanze), zwischen Entwicklung und Entwicklungsstillstand, zwischen Zukunft und dem Leben im Augenblick, wieder.

So wird Demeter die Mutter der Erde in der griechischen Mythologie, die, wie wir später noch sehen werden, eng mit dem Schlafmohn verknüpft ist, in älteren Abbildungen auch mit der Polarität Ernährung und Vergiftung dargestellt: mit Getreidehalm und Mohnkapsel.[26]

Dieser Zusammenhang wird bis in die heutige Zeit sichtbar. So gab es in der Türkei, wo ja sehr viel Mohn sowohl für medizinische Zwecke als auch für den persönlichen Konsum angebaut wird, eine Diskussion darüber, ob man nicht statt Mohn, der zwar viel Geld bringt, die Äcker wieder dem Getreideanbau und damit der heimischen Ernährung zur Verfügung stellen sollte. Wir haben also in diesen Ereignissen und Erkenntnissen noch einmal für die intimere Erkenntnis der Drogenwirkung eine der wesentlichen Polaritäten: auf der einen Seite die Heil- oder Nahrungspflanzen, auf der anderen die Giftpflanzen, die alte Erdzustände und damit den alten Geist materiell konservieren und deren Tätigkeit von der alten und neuen Esoterik als »ahrimanisch« bezeichnet wird. Diese zurückgebliebenen Kräfte finden wir auch als alte Restzustände im Unterbewußtsein unserer Seele, dem »Mondartigen«, das in Hellsehen, Magie und Visionärem lebt. Jede Art von »Hexerei« hat sich bis in die äußeren Zubereitungen hinein mit den Giftpflanzen verbunden (Bilsenkraut, Fliegenpilz, Tollkirsche). Diese vom Kosmos geschenkte, alte Mondennatur in uns, die nicht vom Ich durchdrungen ist, gilt es nun durch unser bewußtes Ich zu durchdringen und somit zu läutern und weiterzubringen. Damit kommen wir wieder auf das Urgesetz, das auch für die Generationen gilt: das Neue muß sich auf das Alte stützen und es umwandeln, sonst wird das Alte zum Zerstörungsfaktor.

Was geschieht nun eigentlich, wenn das nicht geleistet werden kann? Wie wirken die Drogen? Durch sie taucht aus den organischen Tiefen etwas auf, das man als bildhaft-instinktive »Organhalluzinationen«, als »Bauchhellsehen« bezeichnen könnte. Das machen auch »psychodelische« Kunstwerke deutlich. Hier werden oft menschliche Gestalten dargestellt, deren Kopf oder Gliedern, oder aber auch Organen Äste, Zweige, Blätter und Blüten entsprießen.

In vergangenen Erdepochen hatten die Menschen ein mehr traumhaftes Bewußtsein, das in Bildern ablief, ähnlich wie dies die sogenannten Halluzinogene wie Opium, Fliegenpilz, Bilsenkraut, LSD, Meskalin bewirken. Wie ist es möglich, daß solche »alten Bilder« im heutigen Menschen wieder auftauchen können? Wo befindet sich im Menschen dieser aus alten »Mondenzeiten« stammende Traumbereich, das »atavistische« Gehirn, das offensichtlich noch aktiviert werden kann und zu Bild- und Farberlebnissen führt, wie wir sie normalerweise auf der Erde nicht kennen? Offensichtlich hat sich im Verlauf der Entwicklung über das alte »Traumgehirn« ein junges »Tagesgehirn« gelagert, das mit unserem klaren Vorstellen und Denken zu tun hat. Um die Drogen in ihrem Wie zu verstehen, müssen wir die seelischen und organischen Bereiche von Bewußtsein, Traum und Schlaf aufsuchen.

Das »doppelte« Gehirn

»Opium läßt schlafen, weil in ihm die Schlafkraft ist.«
(Molière: »Der eingebildete Kranke«)

Eines der größten und heute noch immer nicht gelösten Rätsel der Drogen und Suchtmittel ist der Zusammenhang zwischen den einzelnen Stoffen, deren zum Teil aufgeklärten molekularen Strukturformeln und der Wirkung auf das Gehirn, das heißt das Bewußtsein. Zwar kennen wir heute Stoffe, die bei bestimmten sogenannten »Geisteskrankheiten« im Körper gebildet werden; wir kennen auch gewisse Übereinstimmungen zwischen diesen körpereigenen Substanzen und bestimmten Drogen. So weisen viele Halluzinogene chemische Strukturen auf, die einer bestimmten körpereigenen Substanz im Gehirn, die wir für unser Schlafen und Träumen brauchen, sehr ähnlich sind: dem Serotonin. Trotzdem aber weiß man fast nichts – außer daß diese Stoffe bei der Übertragung der Nervenimpulse an den Umschlagsenden, den sogenannten Synapsen, eine »besetzende« Rolle spielen. Das ist jedoch ein sehr unbefriedigendes Ergebnis, weil allein die Stoffe und Moleküle für die Änderung unseres Seelenlebens nicht aussagekräftig genug sind.

Uns interessiert natürlich besonders der tiefere Zusammenhang zwischen Stoff und Seele, Stoffwechsel und Gehirn. Aus eigener Erfahrung wissen wir ja, daß wir auch ohne Drogen zu gewissen halluzinatorischen Erlebnissen fähig sind: wenn nämlich bei hohem Fieber die Stoffwechselwärme in den Kopf steigt und wir die manchmal mit rauschhaften Farben und Bildern durchsetzen »Fieberträume« haben. Das ist der erste Hinweis darauf, daß etwas ins Bewußtsein kommt, was vorher unterbewußt in der Stoffwechselsphäre der Organe geruht haben muß. Diese »organbedingten Halluzinationen« drängen sich uns gewissermaßen ohne unser Zutun auf.

Im Organ-Stoffwechselsystem liegt die eigentliche Sphäre des *Tiefschlafes*, des totalen *Unterbewußten*, das bei bestimmten

Drogen wie zum Beispiel *Opium* in überwältigenden Bildern und betäubenden Sensationen wie ein Fieberrausch auftauchen kann.

Im Atmungssystem, im mittleren Menschen, im *Halbbewußten*, wo die Sphäre des Gefühlsmäßigen angesiedelt ist und daher auch die Phantasiekräfte zu Hause sind, die ja – ähnlich wie ein Traum – halb wirklich und halb unwirklich sind, herrscht die *Traumwelt*, die zum Beispiel durch mildere Halluzinogene wie besonders *Haschisch* angeregt wird.

In unserer *Bewußtseinssphäre*, im Gehirn können wir unser organisch Gebundenes auch loslösen: Es führt dann entweder zu einem leibfreien, bewußt geistigen Bilderleben, der sogenannten »*Imagination*«, oder mit Hilfe bestimmter Nervendrogen wie *Kokain* oder *Heroin* zu einer Aufputschung der Denkvorgänge bzw. zur seelischen »Abdichtung« gegen Innen- und Außenwahrnehmungen, das sogenannte »Cool-Sein«.

Durch die natürlichen, stofflich induzierten organischen Fieberträume (Halluzinationen) wird im Gehirn eine Sphäre aktiviert, die normalerweise von unserem an das Großhirn gebundene Tagesbewußtsein überlagert wird und nur nachts sich äußert: es ist das sogenannte Stammhirn. Es ist für alle traumhaften, bildschaffenden, instinktiven Fähigkeiten verantwortlich und erinnert an eine Entwicklungsepoche, in der die Menschen noch ein instinktives, dämmerhaftes Hellsehen besaßen, wie wir es zum Teil heute noch bei Volksstämmen in Südamerika oder Asien als Restzustände finden. Wir müssen uns vorstellen, daß die halluzinogenen Drogen diese »zwei Gehirne« entkoppeln, »die Verzahnung verschieben, die Abgrenzung modifizieren«.[27] Dabei wird das denkende, vorstellende, aktive Bewußtsein des Großhirns zugunsten des alten, »atavistischen«, fühlenden, mehr passiven Stammhirns ausgeschaltet. Wie beim intensiven Fühlen und Träumen werden Zeit und Raum aufgehoben, der Wille schläft ein, die inneren Bilder erwachen. Die moderne Geisteswissenschaft wird in ihren Ergebnissen von der heutigen Gehirnforschung absolut bestätigt:

Wir besitzen sozusagen zwei Gehirne: ein junges, das Großhirn, mit dem wir aktiv und willentlich denken, und das eben beschriebene ältere Stammhirn, das der Sitz und Ursprung unserer Instinkte, Triebe, Gefühle und inneren Bilder ist. Zwischen diesen beiden Gehirnen liegt noch wie ein Gürtel das sogenannte »limbische System« (Althirn), das für Stimmungen und Affekte die leibliche Grundlage bietet. Ist das funktionelle und stoffliche Zusammenspiel zwischen den Gehirnen in Ordnung, so haben wir tagsüber unser klares Vorstellungsvermögen und nachts den traumerfüllten Schlaf – falls die Drogen dieses Verhältnis nicht störend beeinflussen.[28]

Vom Wesen der Halluzinogene

Die halluzinogenen Drogen wie LSD, Meskalin und z. T. auch Haschisch und Alkohol in höheren Dosen aktivieren nun das alte Bild- bzw. »Mondengehirn« in uns. Dadurch fällt der Mensch aus der Freiheit in die Notwendigkeit, vom aktiven Denken und Ichgeführten Wollen in das passive, genießerische Bilderleben. Bewußtseinsmäßig bedeutet das für die Ichentwicklung einen Rückgriff in schon Abgelegtes. Das Geistige wird über den Leib mehr instinktiv erlebt – durch das bereits erwähnte »Bauchhellsehen«.[29] Durch die Halluzinogene tritt also eine niedere Form des »Hellsehens«, vermutlich der eigenen Organaura, auf, wie ja beim Traum auch meistens die eigenen organisch-seelischen Prozesse, die gar nicht leicht zu interpretieren sind, in bildhaft-stimmungsartiger Form auftauchen.

Was erlebt wird, sind in beiden Fällen keine wirklichen *Abbilder* der uns umgebenden oder sich in uns befindenden Welt, sondern *Nachklänge* innerer oder äußerer Vorgänge. Denken wir nur an Träume, so wissen wir, wie das aussieht: Das Ticken der Uhr wird zum Eisenbahnzug, die Kopfschmerzen werden zu schrecklichen

Tiergestalten, die unverdauten Bratkartoffeln zu brennenden Häusern.

Die durch die Drogen erzeugten »Vorstellungen« sind demnach auch keine wahren Abbilder, sondern *Sinnbilder* von Geschehnissen und dadurch auch flüchtig und schwebend. Aus dieser »alten Bewußtseinsform« kann kein klares oder auch nur blasses Vorstellungsbild auftauchen, sondern nur ein verzerrtes, manchmal surrealistisches Farbenbild, das sich durch die *inneren* Stimmungen zudem total ändern kann. Wir haben hier ein rein seelisches Wirken mit alldem, was in der Seele an verborgenen Gefühlen wie Liebe, Haß, Zorn oder Grauen vorhanden ist. Das Gegenstandsbewußtsein tritt zugunsten des Gefühlsbewußtseins zurück. Bilder werden mit Affekten durchzogen, die manche Menschen nicht aushalten und die sie »ver-rückt« machen und die Jahre später noch ohne Drogen entfesselt werden können.

Diese totale Ent-fesselung seelisch unkontrollierter Gewalten ohne Gedanken- bzw. Ichführung müssen wir den »Tiermenschen« in uns nennen. Ich bin der Meinung, daß er auch den Weg für die Verbrechen und zerstörerischen Gewalten bahnt, die mit den Drogen direkt zusammenhängen. Die Aufgabe des Menschen im Lauf seiner Entwicklung ist die Zähmung und Bezwingung des inneren Tiercharakters, wie uns das viele Märchen und Mythen erzählen.

Alle diese künstlich herbeigeführten, mehr magischen, das heißt unter Umgehung des Bewußtseins verlaufenden Zustände werden durch ihre zeitweilige Entfesselung zu »Empörungs- bzw. Auflehnungszuständen« gegen das Ichhafte und Fortschrittliche in der Welt- und Erdenentwicklung. Dadurch isoliert sich der Mensch vom Weltganzen, aber auch von seinem Schicksal mit anderen Menschen. Sein Bewußtsein wird »besetzt«, er führt das Leben eines Autisten: nur sich selbst, seinem innern Wohlgefühl hingegeben, im dauernden Widerstand gegen die Welt – fast leibfrei schwebt er selig im Vakuum ...

Das eben Dargestellte betrifft im wesentlichen die »unzuverlässigen« Drogen Opium, LSD und Meskalin. Unzuverlässig deshalb, weil man die Wirkungen, die auch von der eigenen Seelenverfassung abhängen, nie voraussagen kann.

Doch ist die »Entwicklung« bereits weitergegangen. Man hat die einzelnen Stoffe immer mehr aus dem Ganzen isoliert, konzentriert, analysiert und kopiert. Auch konnten Inhaltsstoffe künstlich so verändert werden, daß sie immer genauer auf bestimmte Seelenzustände und Organe zielen. Jetzt ist man zum Schöpfer der Stoffe geworden. In gewissen Kreisen der Pharmakologie spricht man deshalb vom »zweiten Sündenfall«, gemeint ist der Fall in die eigens erschaffene Stoffeswelt. Vom erdfernen Traum und Schlaf geht es heute immer mehr um den »Kick«, den »Speed«: Man will aus der Nervensphäre die letzten Kräfte ausquetschen, nicht betäubt, sondern dabei sein: mit Kokain, Heroin, Crack und seit neuestem mit »Ice«, eine aus dem alten Stimulanzmittel Amphetamin gewonnene Substanz, die eine 24stündige Euphorie von ungeheurer Intensität auslöst und heute schon als »Drogenplage der Zukunft« bezeichnet wird (vgl. S. 243). Das Gehirn – und damit das Höchste und Entwicklungsfähigste des Menschen – ist erobert.

Die Drogen

Körperliche und seelische Wirkungen

Ich möchte nun versuchen, ein Wesensbild der verschiedenen suchterzeugenden Drogen zu zeichnen, um ein vertieftes Verständnis der Stoffeswirkung auf Körper, Seele und Geist zu vermitteln. Sind doch die Pflanzen und ihre Stoffe Teil der Schöpfung wie wir selbst. Deshalb ist es wesentlich leichter, die natürlichen Pflanzengifte wie Opium oder Tollkirschengift zu verstehen als die chemisch veränderten, halbsynthetischen oder sogar rein synthetisch gewonnenen Drogen. Immerhin liegen in der Menschheit Jahrhunderte bzw. Jahrtausende alte Erfahrungen im Umgang mit Opium, Haschisch, Alkohol, Kaffee vor, geringe nur mit Heroin, LSD, Kokain und noch wenige mit den rein synthetischen Drogen wie Crack, Ice, PCP (»Engelsstaub«) und Fentanyl.

Das Bild der Pflanze zu studieren ist insofern wichtig, als man in den einzelnen Stoffen – je nach ihrer Herkunft aus Blatt, Blüte oder Wurzel, aufgrund ihrer Wachstumsprozesse, ihres Standorts, ihrer Verbreitung – das Wesen der ganzen Pflanze in irgendeiner Form wiederfindet. Sowohl für die Genußmittel und die Drogen wie auch für die Heilmittel gilt: Je isolierter oder synthetischer ein Stoff ist, desto undurchschaubarer und gefährlicher wird er. So ist auf die Dauer Opium weniger gefährlich als die Isolationsprodukte Morphium und Heroin. Auch ist die Drogenwirkung als solche von der jeweiligen Umgebung und von der seelischen Verfassung abhängig – manchmal dämpfend, manchmal erregend. Das gilt auch für den Entzug vom Gift. In einer menschlich warmen Umgebung braucht man für den akuten Entzug kaum Schmerzmittel.

So kann von einer »objektiven« Wirkung bei der Drogeneinnahme kaum gesprochen werden. Persönliche Gespräche mit den

Patienten einer Drogenheilstätte bestätigten, daß die Wirkung der Droge sehr individuell und natürlich auch dosisabhängig ist. Verkompliziert wird das Ganze noch durch die Gewöhnung an die Gifte, den jeweiligen seelischen Entwicklungsgrad und die gleichzeitige Einnahme verschiedener Substanzen. Doch lassen sich trotz dieser Tatsache auch gemeinsame Grundstrukturen erkennen.

Jeder Stoff ist nicht nur eine chemisch definierbare Strukturformel, sondern ist gleichsam erstarrt nach einem ehemals lebendigen Prozeß, der jedoch aus den Lebensverhältnissen der Pflanze immer noch etwas mitbringt. Auch Morphium, Heroin, Narkotin und Codein als Isolationsprodukte aus dem Opium können nicht ganz die gemeinsame Herkunft von Schlafmohn leugnen, so verschieden sie auch im einzelnen sein mögen.

Der Konsum von Genuß- und Rauschmitteln ist immer begleitet von der Frage nach Gesetz oder Freiheit, Kontrolle oder Willkür. Es ist unbestritten, daß die Menschheit zum gedeihlichen Zusammenleben Gesetze braucht, schon um die Hilflosen, Unwissenden und Unmündigen zu schützen. Auf der anderen Seite muß es aber auch stets der eigenständigen Vernunft und Einsicht jedes einzelnen überlassen bleiben, gewisse Dinge aus innerer Freiheit selbstverantwortlich zu handhaben und nicht allem sofort zu verfallen. Immer nur etwas zu unterlassen, weil es das Gesetz vorschreibt, verstößt gegen die dem Menschen innewohnende Selbstentscheidungs- und Urteilskraft. In radikaler Form hat das Rudolf Steiner einmal so ausgedrückt: »Ja, wenn es dahin kommt mit der Menschheit, daß die Menschheit nur noch vernünftig bleibt, überhaupt brauchbar bleibt, wenn man ihr alles einzelne vom Gesetz vorschreibt, dann ist eigentlich die Menschheit auf der Erde nicht mehr viel wert.«

Kaffee und Tee

Kaffee und Tee werden normalerweise nicht zu den Suchtmitteln gerechnet und sind bei mäßigem Genuß auch nicht gesundheitsschädlich. Sie gehören zu den »angenehmen Süchten« des Alltags. Durch die Giftstoffe Koffein bzw. Tein haben aber auch sie einen gewissen Einfluß auf das Seelenleben. Die Welternte an Kaffee beträgt etwa 5 Millionen Tonnen im Jahr, das heißt, die Menschen nehmen jährlich über 75 000 Tonnen Koffein zu sich.

Der Brauch des Kaffeetrinkens kam zwischen dem 13. und 15. Jahrhundert von Äthiopien nach Arabien und vermutlich über Mekka – durch Pilger – in die gesamte islamische Welt. Weitgereiste Europäer berichteten dann vom Kaffeestrauch und Kaffeetrinken. Erst in den öffentlichen Kaffeehäusern vertreten – eingeführt in Wien während der Belagerung der Türken – wurde der Kaffee bald Symbol für die häusliche Gemütlichkeit, wenn er zunächst auch noch lange nur den Wohlhabenden zugänglich war.

Wie wirkt der Kaffee im Menschen? Das Koffein erregt in den üblichen Dosen das Zentralnervensystem, besonders die Großhirnrinde (klarer Gedankenfluß, schnellere Assoziationsfähigkeit, Verzögerung oder Unterdrückung des Müdigkeitsgefühls). Die Durchblutung wird gefördert, der Blutdruck steigt, die Ausscheidungen von Niere und Darm werden beschleunigt.

Überdosierung von Kaffee führt zu Unruhe, Gedankenflucht, Schweißausbrüchen, Schlaflosigkeit, Muskelzittern; extrem hohe Dosierungen zu Krämpfen. Die tödliche Dosis beträgt beim erwachsenen Menschen etwa elf Kilogramm.

Entgiften und für Magen, Darm und Leber bekömmlicher machen kann man den Kaffee dadurch, daß man ihn nach orientalischer Art zwei bis dreimal mit etwas Zucker aufkochen läßt. Die den Stoffwechsel belastenden Stoffe wie Harze und Seifenstoffe – zur Erhaltung des Aromas werden die Kaffeebohnen häufig mit Wachs oder Harz glasiert – gehen dann heraus. Durch das mehrmalige Aufkochen verliert der Kaffee auch seine aufputschende Wirkung. Vom Filtern mit dem üblichen Papier ist wegen der Schadstoffbelastung und der Geschmacksveränderung abzuraten.

Menschen mit Herzrhythmusstörungen sollten sich vor zu viel Kaffee hüten. Allgemein schaden zwei bis drei Tassen Kaffee am Tag nicht, da sich der Körper auch an das Koffein gewöhnt.

Der Teestrauch, von dem die Blätter genommen werden, stammt ursprünglich aus dem Osten, aus China, den Gebieten, wo mehr die Blumigkeit der Phantasie als die Intellektkräfte zu Hause sind, die wiederum schon im frühen Mittelalter den Arabern zuzusprechen waren, aus deren Ländern der Kaffee kam. Der Tee enthält genausoviel Koffein bzw. Tein wie der Kaffee, nur werden beim Aufbrühen das Koffein und die Aromastoffe rasch, die Gerbstoffe erst nach und nach ausgezogen. So macht kurz aufgebrühter Tee wacher als lange gezogener. Im ganzen ist der Tee in seiner Wirkung sanfter als der Kaffee, was auch seinem »östlichen Temperament« entspricht.

Die Solidität des Gedankens, wie er beim Kaffeegenuß entsteht, wird hier aufgehoben, die Gedanken können mehr fluktuieren, auseinanderflattern und sogar träumerische Phantasien anregen. Manche Menschen, die ihrem Wesen nach schon zerstreut sind, sollten keinen Tee genießen.

Heute noch werden im fernen Osten Teezeremonien abgehalten. Rudolf Steiner bezeichnete den Kaffee als »Journalistengetränk«, den Tee hingegen als das »Diplomatengetränk«, weil er redselig, nonchalant und »blumig« macht. Der Schriftsteller Ernst Jünger hat 1948 in ähnlicher Art über Kaffee und Tee philosophiert: »Der Tee ist meiner Ansicht nach ein Phantastikum, der Kaffee ein Energetikum – daher besitzt der Tee auch einen ungleich höheren musischen Rang. Ich merke beim Kaffee, daß er das feine Gitter von Licht und Schatten zerstört, die fruchtbaren Zweifel, die während der Niederschrift eines Satzes auftauchen. Man überfährt seine Hemmungen. Am Tee dagegen ranken sich die Gedanken genuin empor.«[30]

Kaffee bringt dem Staat jährlich 1,6 Milliarden DM an Steuern ein, der Tee etwa 60 Millionen. Die Welternte an Tee beträgt z.Zt.

über 1,5 Millionen Tonnen. Ihn muß man in Ruhe genießen. Seine asiatische Abkunft konnte er nie verleugnen.

Alkohol

Eine der ältesten uns bekannten, vielleicht auch am besten erforschten und sicherlich am weitesten verbreiteten Drogen ist der Alkohol. An ihn haben wir uns seit Jahrtausenden gewöhnt. Als »Volksdroge Nummer eins« wird er in seiner tieferen Wirkung nicht ernst genug genommen, da er auch gesellschaftlich voll integriert und akzeptiert ist und Alkoholismus häufig als reines »Kavaliersdelikt« verharmlost wird. Immerhin bringt er jedes Jahr dem Staat rund 6–7 Milliarden DM an Steuern ein. Auch heute noch ist das Symbol der Männlichkeit stark von der Trinkfestigkeit abhängig. Der Erfolg eines öffentlichen Festes wird oft in Hektolitern errechnet, und Bier ist bei vielen Veranstaltungen häufig noch billiger als nichtalkoholische Getränke.

Aus der Geschichte des Alkohols ist es interessant zu sehen, daß die Trinkgewohnheiten immer nachließen, wenn die Menschen mehr Bewußtsein von seinen eigentlichen Wirkungen bekamen. Puritanische Moralgesetze, Bildungsarbeit oder Gewerkschaftsaktivitäten ließen den Alkoholkonsum, »das Brot des armen Mannes«, rapide sinken. Aus der damaligen Zeit stammt die Parole: »Der denkende Arbeiter trinkt nicht, und der trinkende Arbeiter denkt nicht.«

Was aber ist der Alkohol für eine merkwürdige Substanz, und wie entsteht er?

Der Ausgangsstoff für die Alkoholbildung ist eine Substanz, die wir auch im menschlichen Blut finden: der Zucker bzw. die Kohlehydrate. Diese zuckerartigen Stoffe werden mit Hilfe bestimmter Kleinlebewesen (Hefen) durch Gärung in den Alkohol übergeführt: Honigwasser in Met, Gersten- bzw. Weizenabkochung in

Bier, Traubensaft in Wein. Interessanterweise finden alkoholische Gärungen auch im menschlichen Stoffwechsel statt, so daß jeder Mensch Spuren von selbsterzeugtem Alkohol in sich trägt, was zunächst einmal wie ein unlösbares Rätsel erscheint. Zuckerbildung und Alkoholbildung in der Natur, und das Gleiche im Menschen!

Durch bestimmte Kleinlebewesen, die sich ja nur dort entfalten können, wo die Lebenskräfte schon im Abnehmen begriffen sind, wird also erreicht, daß die ehemals lebendige Zuckersubstanz in die Erstarrung, Konservierung und damit in die Erhaltung der Form auch nach dem Tod gerät. Das zeigt sich auch in der mumifizierenden, bewahrenden Komponente des Alkohols. Zusammenfassend kann man sagen: Durch die Wärmekraft der Sonne wird in der Traube Zucker erzeugt, der sich auf natürliche Art schon innerhalb der Traube in Alkohol umzuwandeln beginnt und damit den ehemaligen Sonnen-Wärmekräften in der Substanz Dauer verleihen kann. Dieser Prozeß vollzieht sich auch im Menschen. Hier wird durch die Wärmekraft des *Ich* (der »inneren Sonne«) aus den Nahrungsstoffen der Zucker erzeugt und wandelt sich durch Gärung in Spuren von Alkohol um, was ein Zeichen dafür ist, daß das Ich sich mit dem Blut und dem Stoffwechsel verbindet. Das Ich wird somit stärker an den Leib gekettet, sozusagen im Irdischen konserviert. Dieser in homöopathischen Dosen gleichsam gesund stattfindende Prozeß wird durch den fremden, von außen genossenen Alkohol extrem verstärkt. Jetzt werden nämlich die mit der kosmischen Umgebung verbundenen Ichkräfte aufgelöst, der Mensch fühlt sich »oben wie herausgezogen«, während gleichzeitig eine intensive Verbindung und Verfestigung des Ich in der Stoffwechsel- bzw. Triebsphäre stattfindet. Das fördert das Abschneiden von der Umwelt und verhindert zugleich das Zu-sich-selber-Kommen, vereinsamt aber auch. Obwohl er oberflächlich gesehen sozialer macht, isoliert der Alkohol letztlich den Menschen und verschüttet sein inneres Wesen. Deswegen sind die einsamen Trinker auch am gefährdetsten. Schauen wir uns die Wirkung des Alkohols auf das Leibliche, Seelische und das Geistige einmal genauer an:

Zunächst wird die Wärmebildung im Körper angeregt, die Zirkulation des Blutes verbessert, das Lebensgefühl gesteigert (man fühlt sich »sauwohl«). Der Körper wird mit innerer Wollust wahrgenommen, man fühlt sich im ganzen angeregt und wird seelisch lockerer und enthemmter. Der Alkohol geht unmittelbar in das Blut über, das dadurch »in Wallung« gerät.

Die Selbstsicherheit steigt, gleichzeitig sinken aber Urteilsbildung und Selbsteinschätzung, was man ja besonders deutlich beim Autofahren merkt. Die Ichkontrolle versagt zunehmend, Leidenschaften werden aktiviert, Sinneseindrücke und Schmerzempfindungen dagegen gedämpft, und das klare Bewußtsein verschleiert sich. Man ergötzt sich an seiner eigenen, immer flacher werdenden »Geistigkeit« – die Peinlichkeit, die man dadurch in der Umgebung erzeugt, wird nicht mehr realisiert. Hier hat Alkohol auch eine gewisse Ähnlichkeit mit Haschisch. Das Ich, im Blut gebunden, genießt die organisch-seelische Selbstwahrnehmung, wird aber dadurch von allem spirituellen, von oben kommenden Erleben und damit natürlich auch von Sitte und Moral abgeschnitten.

Wir können deshalb verstehen, warum Rudolf Steiner bezüglich des Alkoholgenusses davon sprach, daß eine Art »Gegen-Ich« erzeugt wird. Der intellektuelle, seelische und moralische Verfall des Trinkers, der Gedächtnisverlust, die Affektlabilität, die sich in plötzlichem Lachen oder Weinen äußern kann, die Unzuverlässigkeit, die Maskierungen, der Wahn, das Delirium, der Zerfall des Gehirns schließlich bezeugen in eindrucksvoller Weise die allmähliche Auflösung der höheren Ichkräfte, die für Selbstkritik, moralisches Verhalten, Kontinuität, aber auch die Erhaltung des Leibes verantwortlich sind.

Den Zusammenhang zwischen den eigenen Produktionskräften und den »geistigen« Getränken, aber auch den anderen Möglichkeiten, brachliegende Kräfte zu aktivieren, finden wir in ganz vortrefflicher Art in einem Gespräch Goethes mit seinem Sekretär Eckermann wiedergegeben. Es beinhaltet *das* Grundproblem von aktiver und passiver Stimulierung.

»Goethe: ›Mein Rat ist daher, *nichts zu forcieren* und alle unpro-
duktiven Tage und Stunden lieber zu vertändeln und zu verschlafen,
als in solchen Tagen etwas machen zu wollen, woran man später
keine Freude hat.‹

Eckermann: ›Sie sprechen etwas aus, was ich selber sehr oft erfahren und empfunden und was man sicher als durchaus wahr und
richtig zu verehren hat. Aber doch will mir scheinen, als ob wohl
jemand durch natürliche Mittel seine produktive Stimmung steigern
könnte, ohne sie gerade zu forcieren. Ich war in meinem Leben sehr
oft in dem Fall, bei gewissen komplizierten Zuständen zu keinem
rechten Entschluß kommen zu können. Trank ich aber in solchen
Fällen einige Gläser Wein, so war es mir sogleich klar, was zu tun
sei, und ich war auf der Stelle entschieden. Das Fassen eines Ent-
schlusses ist aber doch auch eine Art Produktivität, und wenn nun
einige Gläser Wein diese Tugend bewirken, so dürfte ein solches
Mittel doch nicht ganz zu verwerfen sein.‹

Goethe: ›Ihrer Bemerkung will ich nicht widersprechen; was ich
aber vorhin sagte, hat auch seine Richtigkeit, woraus wir denn sehen, daß die Wahrheit wohl einem Diamant zu vergleichen wäre,
dessen Strahlen nicht nach *einer* Seite gehen, sondern nach *vielen*.
Da Sie übrigens meinen ›Divan‹ so gut kennen, so wissen Sie, daß
ich selber gesagt habe: ›Wenn man getrunken hat, weiß man das
Rechte –‹ und daß ich Ihnen also vollkommen beistimme. Es liegen
im Wein allerdings produktivmachende Kräfte sehr bedeutsamer
Art; aber es kommt dabei alles auf Zustände und Zeit und Stunde
an, und was dem einen nützet, schadet dem andern. Es liegen ferner
produktivmachende Kräfte in der Ruhe und im Schlaf; sie liegen
aber auch in der Bewegung. Es liegen solche Kräfte im Wasser und
ganz besonders in der Atmosphäre. Die frische Luft des freien Fel-
des ist der eigentliche Ort, wo wir hingehören, es ist, als ob der
Geist Gottes dort den Menschen unmittelbar anwehe und eine göttliche Kraft ihren Einfluß ausübte ...‹«[31]

In diesen wenigen Bemerkungen liegt ein ganzes Konzept zur
Überwindung der Drogensucht, die ja auch eine passive Stimula-

tion ist und nur durch das Lusterleben an der *aktiven* inneren und äußeren Tätigkeit letztlich überwunden werden kann. Wer für sein Seelenleben nichts Entsprechendes in der Welt findet, versucht es mit Stoffen aus seiner eigenen Leiblichkeit zu quetschen. Der Alkohol ist bei uns das populärste Mittel der passiven Anregung, aber dadurch nicht gerade die Willenskräfte des Ich stärkend. Das Ich kompensiert dabei sein Verlangen nach Erlebnissen durch eine intensivere Verbindung mit der eigenen Leiblichkeit und der Wärme des eigenen Stoffwechsels. Man kann über den eigenen Leib seine Seele genießen, was aber, wie wir das am Ende der römischen Kultur sahen, zu einer allmählichen körperlichen und seelischen Degeneration bzw. Verweichlichung führt. Der Mensch wird körperlich und damit willensmäßig immer labiler. Man muß sich auch darüber im klaren sein, daß die körperlichen und seelischen Folgeerkrankungen an die nächsten Generationen weitervererbt werden. Der Alkohol erweist sich somit als der gravierendste Erbschädiger.

Da der Alkohol auch in die Muttermilch übertritt, werden schon die Säuglinge massiv geschädigt. Trinkt zudem die Schwangere z. B. in den ersten drei Monaten eine tägliche Menge von 60 bis 80 Gramm reinen Alkohols, was einer Menge von etwa 6 Flaschen Bier oder ½ l Wein entspricht, so führt das beim Embryo zu schweren Hirn-, Herz-, Augen- und Gelenkschäden. Jährlich kommen dadurch allein in der Bundesrepublik rund 3000 mißgebildete Kinder zur Welt. Das sind in einem Jahr die Hälfte der gesamten Contergan-geschädigten Kinder. Die Zahl der Trinkerinnen wird heute – ohne die Dunkelziffer – auf über 300 000 geschätzt. Im ganzen gibt es in Deutschland etwa 3 Millionen schwere Alkoholiker, für die die Gesellschaft 30 Milliarden DM aufwenden muß. 16mal mehr Menschen sterben durch Alkohol als durch Rauschgifte. Jeder Bundesbürger trinkt jährlich im Schnitt 12 l reinen Alkohol.

60 % der Jugendlichen in der BRD (man schätzt etwa 1 000 000 regelmäßige Alkoholkonsumenten unter ihnen) machen ihre ersten Alkoholerfahrungen im Elternhaus, kopieren also die Trinkgewohnheiten von Vater und Mutter. Wird der Alkohol noch vor der

Pubertät genossen, bevor die individuellen Seelenkräfte des Kindes frei werden, wird der Mensch viel zu früh – wie auch bei der verfrühten Sexualität – an seine eigene Leiblichkeit gekettet und bekommt später seelische Entwicklungshemmungen. In Frankreich zum Beispiel sterben jährlich 20–30000 Menschen an alkoholbedingter Leberzirrhose, Delirium tremens (Säuferwahn) und Nierendegeneration. Besonders konzentrierte Alkoholika schädigen das gesamte Nervensystem.

Im allgemeinen sind die therapeutischen Möglichkeiten für Alkoholkranke besser als bei der Rauschgiftsucht. Das liegt daran, daß das Trinken im allgemeinen nicht im Jugendalter, sondern erst später begonnen wird. Beim Alkoholismus sind die Probleme, die zur Trunksucht führen, meist milieubedingter Art (Familie, Arbeitsplatz, persönliche Hemmungen, Sexualprobleme). Diese können in speziellen Kliniken angegangen werden. Auch sind aus der Schulmedizin, der anthroposophischen und homöopathischen Medizin Medikamente zur Behandlung verfügbar.

Des weiteren gibt es Selbsthilfegruppen ehemaliger Alkoholiker (»Anonyme Alkoholiker«), die dem einzelnen eine enorme Stütze bieten können. Denn sie sprechen aus Erfahrung und kennen die Probleme aus eigener Anschauung. Sie wissen auch, daß ein ehemaliger Alkoholiker, auch wenn er »trocken« ist, bei jedem kleinen Schluck wieder in das alte Muster verfallen kann. Das therapeutische Motiv heißt wie bei aller Sucht auch hier: Weltinteresse statt Selbstinteresse!

Als »Ersatzgetränk« sei der schwarze Johannisbeersaft empfohlen, der durch seine Vitalität und den Reichtum an Mineralien die Widerstandskräfte von Leib und Seele stärken kann: Er ist der »Wein der Zukunft«.

Wie sehr bei der Sucht die Ichstärke des Therapeuten einen gesundenden Einfluß nehmen kann, soll nachfolgende Episode verdeutlichen. Sie zeigt, daß nicht nur Verstand und Psychologie nötig sind, um einem Suchtkranken zu helfen, sondern auch eine zu erwerbende moralische Stärke, die dem geschwächten Ich des Patienten von außen her eine Stütze sein kann. Von dem Psychiater August Forel, dem Begründer einer Trinkerheilstätte, wird folgendes aus seiner Anstalt berichtet:

»Ein einfacher Schuhmacher der Umgebung hatte einen großen Einfluß auf die im Burghölzli bei Zürich behandelten Trinker, und Forel kränkte sich darüber, daß der bescheidene Handwerker erfolgreichere Kuren zustandebrachte als er selber. Der Schuhmacher war Vorstand des dortigen Temperenzvereins. Alle Bemühungen Forels, seine Alkoholiker zu Wassertrinkern umzuwandeln, blieben vergebens, bis er eines Tages auf den Gedanken kam, sie zu diesem Laien und in die Versammlungen des Vereins zu schicken. Und zum ersten Mal in seiner Praxis erlebte er damals Trinkerheilungen, wie durch ein Wunder, echte, dauernde Heilungen.

Eines Tages hielt es den Arzt nicht länger, und er suchte den Schuhmacher auf. ›Mein lieber Freund, seit nahezu zwei Jahren habt Ihr Euch in so selbstloser Weise meinen Alkoholikern gewidmet und viele geheilt. Ich habe nie etwas Ähnliches gesehen. Erklärt mir doch, wie Ihr das macht. Ich werde vom Staate bezahlt, um diese Leute zu kurieren, und bringe es nicht zuwege. Ihr seid der Mann, der sie heilt und nicht ich. Warum kann ich es nicht tun? Ich empfinde darüber tiefe Beschämung.‹

›Es ist sehr einfach, Herr Doktor‹, antwortete der Schuhmacher. ›Ich bin abstinent, und Sie sind es nicht. Darin liegt das Geheimnis. Sie können nicht anderen etwas überzeugend beibringen, was Sie selber nicht einhalten.‹

›Von diesem Tag an‹, erzählt Forel, ›wurde ich abstinent, und mit mir zugleich auch meine Frau … Damals hat der böse Zauber mich verlassen. Ich konnte mich meinem eigenen Segel anvertrauen und brauchte keine fremde Hilfe mehr in Anspruch zu nehmen, um meine Patienten zu heilen. Man muß durch einen solchen Wechsel selber hindurchgegangen sein, um die Macht des Beispiels und der eigenen Standhaftigkeit schätzen zu lernen. Hunderte von Trinkern und Trinkerfamilien konnte ich seither heilen und aus tiefstem Elend einem nutzbringenden und glücklichen Dasein zuführen.‹«[32]

Tabak

Die Tabakpflanze, aus dem westlichen Amerika stammend, gehört zu den Nachtschattengewächsen wie Tollkirsche, Kartoffel, Paprika und Tomate, die alle gewisse giftige Substanzen enthalten und bilden können.

Der Tabak (Nicotiana tabacum) gilt als einer der weitverbreitetsten Genußdrogen der Welt, die geraucht, geschnupft oder auch gekaut wird. 1968 betrug die Welternte fast 5 Millionen Tonnen. In der BRD wurden im Jahre 1976 etwa 130 Milliarden Zigaretten im Gesamtwert von beinahe 16 Milliarden DM geraucht, was einer Pro-Kopf-Menge von über 2000 Zigaretten im Jahr entspricht. Der Staat kassierte im Jahre 1987 fast 15 Milliarden DM an Tabaksteuern. Tausende von Menschen sterben jährlich an den unmittelbaren Folgen des Tabaks: Gefäßverengung, Herzerkrankungen, Lungenkrebs, Asthma. Der volkswirtschaftliche Schaden ist also enorm hoch. Die Zahl der etwa 500–600 Rauschgifttoten erscheint dagegen – was die Quantität betrifft – niedrig.

Durch das Rauchen verschiebt sich nachweislich das Verhältnis von Sauerstoff und Kohlensäure im Blut. Menschen, die 20 Zigaretten und mehr pro Tag rauchen, erreichen eine Sättigung ihres Blutes mit Kohlenmonoxyd von etwa 22 %, das heißt, daß mehr als ein Fünftel ihres Blutes keinen Sauerstoff mehr binden oder transportieren kann. Bei einer CO-Konzentration von 10 % kommt das einem Verlust von etwa einem halben Liter Blut gleich. Der starke Raucher erlebt also eine ständige Sauerstoffknappheit, was besonders zu Schädigungen des Herzens, der Gefäße und des Hirns führen muß.

Gefäßverschlußerkrankungen der unteren Extremitäten werden durch Nikotin verschlechtert. Nicht selten führt die arterielle Mangeldurchblutung im Endzustand zur Amputation der betroffenen Extremität (Raucherbein). Der tödliche Ausgang des Herzinfarkts ist bei Rauchern signifikant höher als bei Nichtrauchern. Bei Inhalationen von täglich 20 Zigaretten lagern sich im Verlauf von

20 Jahren in den Lungen und Bronchien rund 6 Kilogramm Staub-
partikel ab, die nur teilweise wieder abgebaut werden.

Man muß sich dabei vorstellen, daß der eingesogene Tabakrauch
durch Mundhöhle, Nasen-Rachenraum, Kehlkopf und die Bronchien mit ihren feinsten Verzweigungen bis in die Lungen streicht.
Dabei kondensieren die im Rauch enthaltenen Abbrandprodukte
und scheiden sich als Teer auf der Schleimhaut der Luftwege ab.
Inhalierende Raucher erkranken etwa elfmal so häufig an Lungenkrebs wie Nichtraucher. Auch Karzinome im Bereich der Mundhöhle und des Kehlkopfs sind bei Rauchern vier- bis fünfmal häufiger als bei Nichtrauchern.

Die Lunge ist auch die Heimat der Seele, die sich im Ausatmen an
die Welt hingibt und im Einatmen wieder zu sich kommt. Alle Seelenstörungen drücken sich in Unregelmäßigkeiten des Atemrhyth-
mus aus (Angst, Schrecken, unterdrückte Gefühle und dergleichen). Alle Atemstörungen beeinträchtigen das Seelenleben.

Der im Tabak vorkommende Stickstoff (in den sogenannten Al-
kaloiden, dem eigentlichen Gift des Tabaks) mit seiner besonderen
Beziehung zum Luftorganismus verstärkt noch die Wirkung auf die
Seele.

Die gesundheitschädigenden Folgen des Rauchers beruhen jedoch nur zum Teil auf der Wirkung des Nikotins; vielmehr werden
beim Abbrennvorgang des Tabaks eine große Anzahl anderer to-
xisch wirkender Stoffe freigesetzt, zum Beispiel Kohlenmonoxid,
Ammoniak, Stickoxide, Blausäure sowie Spuren von Chrom und
Arsen. Die psychische Wirkung des Tabaks ist, ähnlich wie zum
Beispiel bei Haschisch und anderen Drogen, stark von der jeweiligen Stimmungslage abhängig, das heißt einmal beruhigend, ein anderes Mal anregend. Schwindel tritt leicht nach der ersten Zigarette
auf, wenn man längere Zeit nicht mehr geraucht hat. Gleichzeitig
erlebt man ein Schwere- und Verfestigungsgefühl in den Beinen.
Charakteristisch ist das Vergiftungsbild des Nikotins, das eine sehr
starke Wirkung auf Herz- und Blutkreislauf, besonders auf das arterielle System hat: Angstgefühle, Herzrasen, kalter Schweiß, Ge-

fäßkontraktionen und schließlich Kollaps treten auf. Damit haben wir schon die Hauptwirkungen des Tabaks geschildert: Es ist eine gewisse Lockerung im oberen Nervenbereich und dadurch eine Ent-Spannung, eine gleichzeitige Verfestigung im Blutbereich, bis hin zur Gefäßverengung bzw. -verkalkung und damit seelische Konsolidierung im Physischen. Durch die Vernebelung im Luftbereich kann eine gewisse emotionale Dämpfung und der Ausgleich von Stimmungsschwankungen erlebt werden. Man macht sich durch den Rauch »dicht«, schirmt sich von der Umwelt ab. Interessant ist in diesem Zusammenhang eine Feststellung, die mir einmal eine Raucherin erzählte: »Immer, wenn ich in der freien Natur bin und mich den Schönheiten hingeben kann, läßt mein Rauchbedürfnis nach. Bin ich aber wieder in der Großstadt mit den vielen, mich überflutenden Eindrücken, so muß ich mich mit Zigaretten wieder abschirmen.«

Wichtig zum Verständnis des Rauchens ist zu wissen, daß die Mitte des Menschen etwas verschoben wird: Dämpfung und Verlangsamung der Atmung und auf der anderen Seite Aktivierung des Blutrhythmus und der Gefäßspannung, was die Eigenempfindung anregt. Bei alten Rauchern sieht man bis in die Hautfarbe und -beschaffenheit die gerbende, lederigmachende Komponente des Tabaks. Da auch das Herz künstlich angetrieben wird, entsteht eine organisch bedingte leise Angstempfindung, die auf die Dauer das Herz korrumpiert.

Schlimme Folgen hat das Rauchen während der Schwangerschaft. Die Kinder sind häufig Frühgeburten, haben ein niedriges Geburtsgewicht, oft Herz- und Kreislaufprobleme und weisen wesentlich häufiger Mißbildungen auf als Kinder von Nichtraucherinnen.

An dieser Stelle seien noch ein paar Worte zum Tabakkonsum im Jugendalter angefügt. Die Reklameindustrie mit ihren Parolen von »Freiheit und Abenteuer« und dem »Duft der großen weiten Welt« trägt das ihrige dazu bei, daß bei Jugendlichen das Rauchen vielfach ein Statussymbol ist. So wird mit dem Rauchen heute schon häufig in der Pubertät angefangen. Dadurch findet eine verfrühte Anpassung an die Erwachsenenwelt statt, die sich bis in das Organische äußert.

Über ½ Millionen Jugendliche in der BRD rauchen bereits regelmäßig. Ab sechzehn Jahren sind es dann genauso viel wie die rauchende Erwachsenenbevölkerung, nämlich 60 %! Ein Viertel aller Zwölfjährigen hat schon einmal Zigaretten probiert – meistens als Nachahmung des elterlichen Verhaltens. Nach Untersuchungen haben 8 % der Eltern von Zwölfjährigen nichts dagegen, daß ihr Kind zur Zigarette greift. Frühraucher sterben viermal so häufig an Lungenkrebs wie andere, die erst mit 25 Jahren oder noch später mit dem *Rauchen beginnen.* Auch mit der Regeneration sieht es schlecht aus. »Man vermutet, daß der jugendliche Organismus sehr viel empfindlicher reagiert als der des Erwachsenen, und zwar in dem Sinn, daß Körperzellen durch die Inhaltsstoffe des Zigarettenrauches auf Dauer geschädigt werden.«[33]

Hinzu kommt, daß die Zigarette vor dem Haschisch-Joint steht. Mir sind keine jungen Menschen bekannt, die direkt einen »Joint« geraucht hätten. Alle rauchten vorher Zigaretten. Ebenso muß der Alkohol mit seiner berauschenden Wirkung als Einstiegsdroge betrachtet werden.

Die Halluzinogene

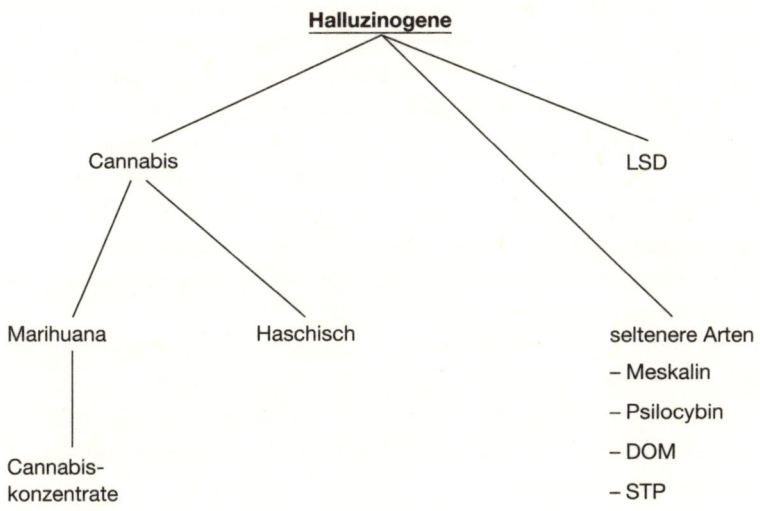

Halluzinogene	=	Sinnestäuschungen hervorrufende Stoffe
Cannabiskonzentrate	=	zumeist aus Marihuana gewonnen. Die rauscherzeugende Substanzen sind in C. in besonders hohem Maß enthalten – daher stark wirksam!
LSD	=	Lysergsäurediäthylamid
Meskalin	=	Rauschgift, das aus einer mexikanischen Kakteenart gewonnen wird
Psilocybin	=	Rauschgift, das aus einer südamerikanischen Pilzart gewonnen wird
DOM und STP	=	vollsynthetische Rauschgifte, ähnlich LSD, aber stärker in der Wirkung

Haschisch und Marihuana

Keine – in der westlichen Zivilisation kulturfremde – Droge ist so heftig umstritten wie die Hanfpflanze (Cannabis indica) und ihre Produkte Haschisch und Marihuana. »Völlig harmlos« oder »höchst gefährlich«, »endlich legalisieren« oder »absolut verbieten«, »Einsicht in tiefere Seelenschichten« oder »totale Verblödung« und damit »Zerstörung einer Legende«, »wissenschaftlich bewiesen« oder »alles nur Behauptungen« – die Diskussionen sind noch nicht abgeschlossen. Es scheint so, als ob aus noch tieferen Gründen die Orientalen, die seit Jahrhunderten an Haschisch gewöhnt sind, sich gegen die Volksdroge Nummer eins des Westens, den Alkohol, zur Wehr setzen, während die westliche Zivilisation, seit einigen 1000 Jahren dem Alkohol zugeneigt, eine tiefsitzende Angst vor den Hanfprodukten hat. Man kann, wenn man sich mit den Drogenwirkungen und ihrem tieferen kulturgeschichtlichen Hintergrund auseinandersetzt, die Empfindung bekommen, daß der Orient den Alkohol deshalb ablehnt und verbietet, weil dieser, wie wir schon sahen, den Menschen von allem höheren spirituellen Erleben abschließt, hingegen der Westen das Rauchen von Hanfprodukten verdammt, weil diese im Menschen eine alte Form geistigen Empfindens aktivieren und ihn damit in einen mehr »orientalisch-träumerischen«, der Außenwelt gegenüber gleichgültigen Zustand versetzen. Das Herausgehobensein aus Raum und Zeit war noch nie das Ideal der wesentlichen, mehr rational geprägten Weltanschauung. Man wird übrigens kaum einen »Haschischrandalierer« treffen, denn im Gegensatz zu dem oft aggressiv machenden Alkohol ist Haschisch eine eher friedlich stimmende Droge. Das wären ein paar grundlegende Bemerkungen zu den im Osten wie Westen am weitesten verbreiteten Drogen, wobei man sagen muß, daß die Cannabisprodukte die Jugend des Westens mehr und mehr zu erobern beginnen.

Was ist die Hanfpflanze ihrem Wesen nach, und welche »angenehmen« Wirkungen erzielt sie im Menschen? Die Hanfpflanze aus der Familie der Maulbeergewächse stammt aus dem Süden Rußlands und dem westlichen Asien. Ihrem Wesen nach trägt sie einen interessanten Widerspruch in sich: Ihre Fasern werden zu *festen* Stricken und Seilen verarbeitet, ihre Giftstoffe (in Form eines klebrigen Harzes, das sie an Blüten- und Fruchtständen und an allen Blättern absondert) helfen dem Menschen, sich ein wenig aus seinem Leibesgefüge zu *lösen*. Je mehr Wärme die Pflanze bekommt, desto mehr Harze bilden die weiblichen Blüten, und desto schwächer wird die Faserbildung. Im ganzen ist der Hanf eine wunderschön aussehende Pflanze, hüft- bis mannshoch, die Blätter langgestielt und zart gesägt in 5–7 feinen, grau-grünen Blattlancetten auseinandergespreizt. Man wird beim Studium der Pflanzengestik an die schlanken Finger eines Pianisten erinnert. Die ganzen oberirdischen Pflanzenteile, besonders der weiblichen Pflanze, haben einen leicht narkotischen Duft. In ihrem Habitus wirkt die Pflanze strahlig, stachelig und luftig und hat durch die Kieselsäure eine besondere Beziehung zum Licht. Ihr Harz kann man auch als »flüssige Kieselsäure« bezeichnen.

Die ganze Pflanze lebt sich in der Blattbildung aus und hat somit eine besonders enge Beziehung zu der Mitte des Menschen, seinem eigentlichen Seelischen.

Haschisch wird durch Extraktion aus dem Harz der Hanfpflanze gewonnen, Marihuana aus dem kleingehackten Stengeln und Blättern. Beides wird geraucht, in seltenen Fällen – zum Beispiel Haschisch – verbacken gegessen, oder mit Kaffee, Tee oder Wein vermischt getrunken. Die einzelnen Sorten des Haschisch unterscheiden sich je nach Sonnenintensität und Bodenbeschaffenheit ihres Herkunftslandes in der Färbung und haben in diesem Zusammenhang ihre eigene Nomenklatur bekommen: »Grüner Türke«, »Roter Libanese«, »Schwarzer Afghane« usw. Auch die Herkunft der Blätter als Marihuana wird unterschiedlich bezeichnet: Kongo-Gras, Kenia-Gras etc.

Haschisch in seinem Wirkungsspektrum zu klassifizieren ist nicht so einfach. Es besitzt sowohl stimulierende, halluzinogene wie auch beruhigende und narkotische Eigenschaften, die sehr von der jeweiligen seelischen Verfassung des Betroffenen und der Dauer des Konsums abhängig sind. Bestimmte Funktionen im Gehirn werden gedämpft, andere wiederum gleichzeitig angeregt. Das Hungergefühl wird verstärkt, gerötete Augen und Fließschnupfen treten auf, während Hände und Füße kalt werden. Das Zeitgefühl wird verschoben und die Gefühlsintensität stark erhöht: Farben und Töne werden intensiver, die Geruchs- und Geschmacksintensität verstärkt. Das ganze Seelenleben kann von einer auffallenden Labilität ergriffen werden – ein Wechsel von plötzlichen Wein- oder Lachanfällen tritt auf, was bei ohnehin schon labilen Menschen zu einer Verstärkung ihres unausbalancierten Seelenzustandes führt. Da die Pubertät in dieser Hinsicht von Natur aus eine »wackelige Zeit« ist, die sich durch die Instabilität von innerem Empfinden und äußeren Geschehnissen auszeichnet, verstärkt Haschisch noch diese Bruchstelle und führt zu einer frühzeitigen Selbstfixierung. Der angebliche »Durchblick«, den man mit Haschisch bekommt, ist stark vom eigenen Wunschdenken und der Kritiklosigkeit verzerrt; die Barrieren zum Unterbewußten werden gelockert, der Blick nach Innen dadurch vertieft, dafür aber das Interesse für äußere Dinge immer mehr abgelähmt. Man kann das eine »Entkoppelung« zwischen außen und innen, Wahrnehmen und Denken, äußerem Eindruck und seelischer Reaktion nennen. Gerade die Übereinstimmung zwischen innen und außen ist ja für die Gesundheit unseres Seelenlebens von ausschlaggebender Bedeutung. Besteht doch das ganze Leben aus der Übung, diese beiden zunächst getrennten Welten zusammenzufügen. Je mehr uns das gelingt, desto höher wird unser Bewußtsein, und desto mehr fühlen wir uns als »Einheimische« in dieser Welt.

Durch Haschisch wird die äußere Welt nur mehr bloße Anregung für die Fahrt nach innen, die einen starken Selbstgenuß zur Folge hat. Dieses können wir auch, wie an anderer Stelle schon angeführt, als typische »Mondenwirkung« bezeichnen, das heißt, die Innenwelt entkoppelt sich von der Außenwelt, verselbständigt sich, starke Sympathien oder Antipathien werden wach; die Außenwelt bekommt nur mehr symbolischen Charakter. Dieses führt zu einem Gefühl des Über-der-Welt-Stehens, gleichzeitig zu einem orientalischen Gleichgültigkeitsstandpunkt. Dieses haben mir, trotz aller individueller Unterschiede, alle befragten Patienten bestätigt. Man wird von einem Gefühl der Wurstigkeit, Interesselosigkeit bis hin zur Apathie, das heißt Willenslähmung ergriffen, was der Konsument als Ent-spannung bezeichnet. Depressive Zustände verschwinden, die Welt wird einem egal. Als Reaktion können sich dafür aber nervöse Zustände ereignen, ängstliche Unruhe und aggressive Gereiztheit, die zur Entspannung wieder des Haschischs bedürfen. So entwickelt sich leicht eine vornehmlich psychische Abhängigkeit.

Heute steht von wissenschaftlicher Seite eindeutig fest: »Ein chronischer Mißbrauch führt zu einer toxischen Wesensveränderung mit Lethargie und Vernachlässigung der persönlichen Belange. Vor allem führt der Haschischmißbrauch zu einem Rückzug auf sich selbst ... Karriere, Heim und Familie nehmen nur mehr eine sekundäre Rolle ein ... Apathie, Verlust der Leistungsfähigkeit, Willensschwäche, Versagen des Durchhaltens und Unfähigkeit, Frustrationen zu erdulden, paaren sich mit gedanklichen Störungen, Wortfindungsstörungen, Verschwommenheit des Denkens, Konzentrationsunfähigkeit und Gedächtnisstörung. Die verstärkte Introversion (Blick nach innen) führt zu einer Einengung der Erlebnissphäre auf Kosten zukünftiger Ziele ... Auf alle Fälle ist Haschisch nicht harmloser als Alkohol.«[34]

Es ist wohl allgemein einleuchtend, daß man kein Gift ohne körperliches oder seelisches Risiko nehmen kann, es ist aber eine Frage der Blickrichtung, ob man eine Droge als gefährlich oder weniger gefährlich einstuft. Natürlich ist Heroin zunächst leiblich und seelisch zerstörerischer, Haschisch aber ist ein langsam über Jahre hinweg wirksames Gift. Es wird im Körper gespeichert, zerstört die Kritikfähigkeit und wichtige Hirnfunktionen. Deshalb bemerkt man seinen eigentlichen Zustand auch nicht mehr. Ein ehemaliger

Drogenabhängiger sagte mir einmal: »Der Unterschied von Heroin und Haschisch ist der: Der Heroinabhängige merkt seinen Zustand noch, der Haschisch Rauchende bald nicht mehr.«

Heute weiß man mit ziemlicher Sicherheit, daß durch Haschisch

1. das genetische Material angegriffen wird
2. das Gift im Körper gespeichert wird und etwa einen Monat im Organismus bleibt
3. die Zahl der Spermien deutlich verringert wird
4. eine Erbschädigung bei rauchenden Schwangeren nicht ausgeschlossen werden kann
5. Immunschädigungen auftreten
6. die Verbindungen zwischen den Nerven (die Synapsen) geschädigt werden und gleichzeitig das Limbische System im Gehirn, wo auch das Zentrum für das Kurzzeitgedächtnis liegt
7. bei Dauerkonsum ein psychischer Verfall ehemals geistig gesunder Menschen auftritt
8. auf die Dauer massive Lungenschädigungen entstehen, wobei das Krebsrisiko um ein vielfaches ansteigt.

Haschisch und Marihuana gelten als ausgesprochene Wohlstands- und Protestdrogen. Viele Konsumenten suchen neurotische Spannungen und depressive Zustände, die oft aus unserer Leistungsgesellschaft resultieren, damit zu lösen. Andere wiederum rauchen sie am Wochenende zur Entspannung.

Da bei mäßigem Gebrauch eigentliche Schäden nur schwer nachweisbar sind und die durch Haschisch erzeugte »Entdeckung der Langsamkeit« vielen Menschen in unserer hektisch-brutalen Welt gefällt, ist diese Droge von Gegnern und Freunden heiß umkämpft, in den meisten Ländern schon geduldet und wird – teils zu Recht – gegen die oft weit schlimmeren Alkoholfolgen verteidigt.

Haschisch greift aber noch tiefer als der Alkohol in die unterbewußten Schichten der Seele ein und fördert so einen »Sog nach innen«, der ja, vom psychohygienischen Standpunkt aus, zu einer –

meist auch noch sehr frühen – Selbstfixierung führt und das Interesse für die Welt, aber auch die Willenskräfte lähmt.

»Für was für eine Welt?« würde jetzt ein Jugendlicher fragen. »Wir wollen uns da auch gar nicht beteiligen.« Eine solche Einstellung macht die ganze Drogenproblematik so ungeheuer schwer. Diese Apathie und Lustlosigkeit dem Leben gegenüber wie auch das zynische Über-den-Dingen-Stehen hat seine Wurzel letztlich wieder in einer unerfüllten Kindheit. Haschisch ist und bleibt *die* Aussteigerdroge, innerlich wie äußerlich. Durch die Instabilisierung im Seelischen wird die Pubertät verlängert und bei Dauerkonsum fixiert.

Eines der interessantesten Haschischdokumente finden wir in dem Buch: »Die künstlichen Paradiese« von dem französischen Dichter Baudelaire, der dort, im 19. Jahrhundert, seine und seiner Freunde Haschischerlebnisse schildert. Ohne detailliert auf das Buch einzugehen, seien doch einige interessante Bemerkungen herausgegriffen. Baudelaire nennt zum Beispiel das Haschisch einen »liederlichen Dämon«, noch gefährlicher als Opium. Die Menschen, die Drogen ausprobieren, bezeichnet er als »Zaungäste der geistigen Welt«. »Einmal mit Hilfe von LSD über den Zaun schauen und aus dem Intellekt heraus ins innere Weltall fliegen«, so hat es mir Ende der sechziger Jahre einmal ein Student in Hamburg gesagt. Das seelische An-sich-Kleben nennt Beaudelaire eine »entsetzliche Ehe mit sich selbst«. Die Seele bekommt einen mehr »rhapsodischen Charakter«. Besonders »empfindsame und unverstandene (!) Menschen« (die »Originale«) greifen gern zu der Droge, was nach heutigen Erkenntnissen durchaus stimmig ist. In den damaligen Künstlerkreisen hatte man das Empfinden, daß der Mensch durch Haschisch »ein wenig wie Gott sei – so wissend und über die Dinge der banalen Welt erhaben«. Interessant ist, wie der berühmte französische Romancier Balzac, der in den haschischrauchenden Künstlerkreisen von Paris verkehrte, auf das Angebot reagierte, es doch auch einmal zu versuchen: »Balzac dachte zweifellos, für den Menschen gäbe es keine größere Schande und keinen tieferen Schmerz als das Aufgeben des Willens. Ich habe das einmal bei einer Versammlung erlebt, wo die wunderbaren Wirkungen des Haschisch besprochen wurden. Balzac hörte zu und stellte mit belustigender Aufmerksamkeit und Lebhaftigkeit Fragen. Diejenigen, die ihn kannten, werden erraten, daß er sich dafür interessierte. Doch die Idee, wider seinen Willen denken zu müssen, mißfiel ihm sehr. Man bot ihm ›dawamesk‹ (eine Art Konfitüre mit Haschisch vermengt d. V.) an. Er prüfte es, roch daran und gab es, ohne es zu versuchen, zurück. Der Kampf zwischen seiner fast kindlichen Neugier und seinem Widerwillen gegen den Verlust des freien Willens verriet sich auf seinem ausdrucksvollen Gesicht in auffallender Weise. Die Liebe zur Würde trug den Sieg davon. Tatsächlich ist es schwierig, sich den Theoretiker des *Willens* ... vorzustellen, wie er damit einverstanden wäre, auch nur ein Stück dieser kostbaren *Substanz* aufzugeben.«[35] Ist es statthaft, so fragt Baudelaire weiter, durch Drogen die menschliche Freiheit und die unerläßlichen Schmerzen unserer irdischen Existenz, an denen wir ja auch reifen können, einfach zu beseitigen? Das ist eine der ganz wesentlichen Grundfragen des Drogenkonsums!

Zum Schluß sei noch kurz auf den Zusammenhang von Haschisch bzw. Marihuana und Musik eingegangen. Viele Jugendliche fühlen sich durch bestimmte Arten von Musik in ihrer Seele tief angesprochen und empfinden eine Entspannung, die durch Haschisch noch intensiviert wird. Musik ist ja die Kunstgattung, die am stärksten in die Leiblichkeit und damit in den Willen geht. Man bewegt sich, weint und spürt bis in den Stoffwechsel die Reaktionen. Die Seele in der Musik als die durchseelteste Kunst und die Seele im Haschisch als Verintensivierung der eigenen Gefühle kommen – so vereint – dem Bedürfnis des Jugendlichen entgegen. Der Haschischraucher sucht die Verseelung der Innenwelt, weil er sie in der Außenwelt nicht finden kann. In bildhaft imaginativer Art deuten die »Pianistenhände« vom Hanf auf dieses Phänomen, ein Gedanke, der durch folgendes Gespräch über den Hanf noch bekräftigt wird. »Betrachte ich die Pflanze unvoreingenommen, so fällt mir auf, wie feingliedrig die Blätter sind. Die Pflanze ist eigentlich ein Pianist, der in den Blättern die Finger spreizt und eine innere Harmonie manifestiert, wie sie sonst nirgends zu finden ist.

– Als eben in der Musik? –

Ja, als in der Musik. Haschisch ist eine Musikdroge.

– Läßt sich sagen, daß Haschischraucher eine Art Musik suchen? –

Es könnten Leute sein, die ein starkes Bedürfnis nach Harmonie haben, nach Musik, nach Klang, und weil sie die Erfüllung dafür in der Schule, der sozialen Kultur, in der wir stecken, nicht finden können, suchen sie das Harmonieerlebnis auf diese Art und Weise zu intensivieren, eben durch Einnehmen einer Pflanze, die ihnen diese Welten durch ihren Geist aufschließt.

– So ist der Drogenkonsum nicht einfach eine Modeerscheinung, ein gewöhnliches Zeitmerkmal, und beruht nicht nur auf einer neuen Art von Wirtschaftskriminalität dunkler Elemente, sondern gibt von einem tiefen, an die Oberfläche drängenden Bedürfnis nach Übereinstimmung Kenntnis, das sich gegen die Entseelung der Welt auflehnt und Musik, wie man sie früher in der Kultur gefunden hat, nun ersatzweise in der Droge sucht. –

So empfinde ich das. Ich kann mich aber irren.

– Sie stellen damit eine Art Kulturdiagnose. –

Ja. Und daraus geht auch die Therapie klar hervor. Die Schule muß sich darum bemühen, die Schüler eine Musik leben zu lassen, die ihren inneren Seelenwünschen entspricht. Damit würde der Gebrauch der Haschischdroge eher entfallen.

– Sie treten für eine besondere Schulmusik ein? –

Ja, für gelebte und nicht geübte Schulmusik.

– Wie hat man sich diese Musik vorzustellen? –

Es ist bekannt, daß die Musik an und für sich als Droge wirken kann. In unseren Gegenden pflegt man zehn Jahre Musik zu üben und kann dann vielleicht einmal ins Konzert gehen. In südlichen Gegenden wie in Afrika fällt es keinem Menschen ein, Musik zu lernen, sondern vom ersten Tag der Geburt an macht das Kind Musik. Es übt nicht, aber es lebt immer Musik. Wir im Norden üben immer und leben die Musik recht wenig.

– Sie meinen, in der Schule müßte die spontane Musik, das Bedürfnis nach spontaner Musik aktiviert werden? –

Wenn es nur um reine Spontaneität, um reines Leben ginge, müßte solche Musik auch zur Droge werden. Sicher sollte Musik bei uns noch viel mehr gelebt werden. Die Lösung bestünde wohl darin, die beiden Pole, Musik zu lernen und Musik zu leben, in einer Mitte zusammenzubringen, so daß eben in der Musik Gesundheit gefunden werden könnte.«[36]

Zieht man aus diesem Gespräch die Konsequenz für eine zukünftige Therapie bzw. Prophylaxe oder gar für eine Kultur, die Haschisch nicht mehr nötig hat, so könnte man wieder sagen: Unsere gesamte Kultur muß wieder mehr Seele bekommen, die Erziehung muß vermehrt mit künstlerischen Elementen arbeiten, damit die Seele des Menschen auch ohne Drogen aus sich heraus wieder zum Klingen gebracht wird. Die Seelenmitte des Menschen, sein Gemüt, wird so zum individuellen und kulturellen Heilmittel. Wie aber kann man die Seele gesunden, ohne etwas von geistigen Tatsachen zu verstehen?

LSD

Die »Psychodroge« LSD (LysergSäureDiäthylamid) wurde von dem Basler Chemiker A. Hofmann während des Zweiten Weltkrieges (1943) durch »Zufall« entdeckt. Sie wird auf chemischem Weg aus den Alkaloiden (vor allem Ergotamin) des Mutterkornpilzes (Claviceps purpurea) gewonnen, der besonders auf Roggenähren schmarotzt und bläulich-schwärzlich aussieht. Mittlerweile wird LSD auch künstlich in illegalen Labors hergestellt. Es ist ein starkes Halluzinogen, der »Star« unter den psychodelisch-»bewußtseinserweiternden« Drogen und wurde in den sechziger Jahren als

Kultdroge von dem amerikanischen Psychologen und »Drogenpropheten« Th. Leary in aller Welt propagiert. LSD war einst die Hauptdroge der Hippiekultur und eine sichere »Fahrkarte für die Astronautenfahrt nach innen«.

Da bereits winzige Mengen von hoher Wirksamkeit sind, werden sie meist auf Zwischenträgern in Tablettenform aufgetragen. Zuweilen werden fabrikationsmäßig hergestellte Medikamente (Kapseln) geöffnet, um sie mit LSD zu versehen und wieder zu verschließen. Oder der Wirkstoff wird in bestimmter Konzentration in Flüssigkeit gelöst, die auf eine Trägersubstanz aufgeträufelt wird: Würfelzucker, Löschpapier, Filzstückchen. Wir haben heute auf dem Markt fast ausschließlich Mini- und Mikrotrips, das heißt winzig kleine Partikelchen, die wie Staubkörner aussehen können. Kleine Gelatineplättchen von 2 mm² Größe tauchen genauso auf wie farblich blau eingefärbte Suppensternchen. LSD wird überwiegend oral konsumiert.

LSD ist eine überaus gefährliche Droge, das gefährlichste und unberechenbarste Halluzinogen überhaupt, da im LSD-Rausch vor allem die bestehende Gemütsstimmung verstärkt wird. So kann es statt einer guten inneren Reise (»Good Trip«) bei depressiver Ausgangslage zum »Horror Trip« kommen mit schrecklichen Vorstellungen. Auch hier scheint die Reise in eine objektiv geistige Welt mehr als fraglich. Schon der Dichter Baudelaire schreibt in seinem Drogenerlebnisbericht »Die künstlichen Paradiese«: »Der Mensch hat träumen wollen, der Traum wird über den Menschen Herr sein, doch dieser Traum wird deutlich der Sohn seines Vaters sein.«

Schauen wir uns den Mutterkorn-Pilz, seine Geschichte und seine Wirkung etwas genauer an:

Da er auf Getreideähren schmarotzt, kann er in feuchten Sommern ganze Kornfelder verderben. Ins Mehl und damit ins tägliche Brot gelangt, führte er in früheren Zeiten zuweilen zu epidemieartig auftretenden Vergiftungen, dem sogenannten »Antonius-Feuer«, das sich durch Krämpfe, Durchblutungsstörungen, brandig-abfaulende Gliedmaßen, Fehlgeburten und schwere geistige Veränderungen äußerte. Der berühmte »Isenheimer Altar« von Meister Grünewald, jetzt im elsässischen Colmar, wurde aus diesem Anlaß gemalt und diente dem Antoniterorden als Heilaltar. Eines seiner Bilder, die »Versuchung des Heiligen Antonius«, mag ein Abglanz dieser mit dem Gift erlebten Schwellenerlebnisse und »Horror Trips« sein.

Interessant bei dem Pilz ist, daß er sowohl die Fruchtbarkeit des »unteren« Menschen (Gebärmutter) als auch die Gedankenkraft des »oberen« Menschen beeinträchtigt. Man kann die polare Wirkung zwischen Unten und Oben auch daran sehen, daß dieses Gift die Lebenskräfte aus dem unteren Menschen heraussaugt (deshalb das Absterben der unteren Gliedmaßen und die Ausstoßung der Leibesfrucht), während es das Gehirn mit Bildern überflutet. Das Übermaß an Vitalkräften, die eigentlich in den Organen tätig sein sollten, wird dem Seelischen zur Verfügung gestellt: Die Halluzinationen, als »Nachäffung« eines echten, geistig bildhaften Erlebens (Imagination), entstehen.

Interessant ist, daß das Gift kaum ins Gehirn, sondern vornehmlich in die Leber und in die Niere transportiert wird, zwei Organe, die für die Entstehung von Halluzinationen eine wichtige Rolle spielen. Das ganze Geschehen wird von dem »alten Rückenmark«, dem Stammhirn wahrgenommen (s. S. 346). Wie bei keiner anderen Droge können wir hier die sogenannte »Mondenwirkung«, das Herausgerissensein aus Zeit und Raum, die Farberlebnisse, die flutenden Bilder und die »Entkoppelung« von Innenwelt und Außenwelt erleben. Die äußeren, sonst nüchternen Wahrnehmungen verwandeln sich in »innere Symphonien«. Die Konstanz der Welt wird aufgehoben, ein Prozeß der »Entstaltung« tritt auf, mystische Offenbarungen werden gemacht, die alten »Seelenfilter« weggeräumt und der Flug ins Unendliche des »inneren Weltalls« angetreten. Kein Wunder, daß man euphorisch meinte, jetzt den Weg der Erleuchtung auf einfachem Wege gefunden zu haben, den esoterischen Zeitraffer auf dem sonst so mühsamen Weg der Selbsterkenntnis. Skeptiker wie der Schriftsteller A. Koestler benannten diesen Weg als »Nes-Zen«, was man als »instant Einweihung« übersetzen könnte. Der Drogenprophet Leary erlebte sich selbst als »Hoher Priester« und »Inkarnation von Jesus Christus«. Manche Konsumenten meinten in Überschätzung der eigenen Körperkräfte, sie könnten nun fliegen und sprangen aus dem Fenster. Ein anderer junger Mann stellte sich vor einen heranfahrenden Zug, weil er glaubte, diesen anhalten zu können. Für psychisch labile Menschen ist die Gefahr der LSD-Einnahme äußerst groß. Manche kommen von ihrer »Reise« nicht mehr zurück und bleiben »drüben«.

Noch nicht zum Ausbruch gekommene latente Geisteskrankheiten können durch wenige LSD-Trips ausgelöst werden. Manche Patienten haben plötzlich auftauchende Angst- bzw. Desorientierungserlebnisse oder sehen bunte Ringe um die Gegenstände, die sie gerade anschauen. Das liegt daran, daß noch bis zu vier Wochen nach dem Rauschgiftkonsum plötzlich wieder ein Rauschzustand eintreten kann, ohne daß der Konsument es in diesem Augenblick möchte (sogenannte »Flash-backs«). Heute wird diese Droge kaum noch für innere »Erkundungserlebnisse« genommen – die Euphorie ist abgeflaut. Sie ist meist nur noch Vehikel für das »Dropping out«, das Herausfallen aus der unakzeptablen Existenz in einen Rausch, der das Leben und die Liebe schöner macht, vergleichbar der »Soma-Pille« in A. Huxleys Roman »Schöne, neue Welt«. Was die Farberlebnisse angeht, so ist es übrigens interessant, daß bei einem Glücksgefühl die Farben Rot, Gelb und Hellgrün erscheinen, bei Depressionen blaue oder dunkelgrüne Farben in den Vordergrund treten.

Der Erfinder des LSD, A. Hofmann, schreibt in seinem Protokoll über seine ersten Selbstversuche: »Aber schlimmer als diese Verwandlungen der Außenwelt ins Groteske waren die Veränderungen, die ich in mir selbst, an meinem inneren Wesen verspürte. Alle Anstrengungen meines Willens, den Zerfall der äußeren Welt und die Auflösung meines Ich aufzuhalten, schienen vergeblich. Ein Dämon war in mich eingedrungen und hatte von meinem Körper, von meinen Sinnen und von meiner Seele Besitz ergriffen. Ich sprang auf und schrie, um mich von ihm zu befreien, sank dann aber wieder machtlos auf das Sofa. Die Substanz, mit der ich hatte experimentieren wollen, hatte mich besiegt. Sie war der Dämon, der höhnisch über meinen Willen triumphierte. Eine furchtbare Angst, wahnsinnig geworden zu sein, packte mich. Ich war in eine andere Welt geraten, in andere Räume mit anderer Zeit. Mein Körper schien mir gefühllos, leblos, fremd. Lag ich im Sterben? ...

Jetzt begann ich allmählich das unerhörte Farben- und Formenspiel zu genießen, das hinter meinen geschlossenen Augen andauerte. Kaleidoskopartig sich verändernd drangen bunte, phantastische Gebilde auf mich ein, in Kreisen und Spiralen sich öffnend und wieder schließend, in Farbfontänen zersprühend, sich neu ordnend und kreuzend, in ständigem Fluß. Besonders merkwürdig war, wie alle akustischen Wahrnehmungen, etwa das Geräusch einer Türklinke oder eines vorbeifahrenden Autos, sich in *optische* (Hervorhebung vom Verfasser) Empfindungen verwandelten. Jeder Laut erzeugte ein in Form und Farbe entsprechendes, lebendig wechselndes Bild ...«[37]

In dieser Beschreibung kann man besonders die schon an anderer Stelle erwähnten »Mondenwirkungen« studieren, das heißt die Umsetzung von äußeren Eindrücken in ganz andere innere Empfindungen, zum Beispiel in farbige Bilder.

Dies alles kann man aber nur richtig verstehen, wenn man ein wenig mehr über das Wesen der Pilze weiß.

Alle Pilzarten bevorzugen ein dunkelfeuchtes, modrig-durchwärmtes Milieu. Sie sind Schmarotzer, die ihr wucherndes Leben am liebsten auf halblebendigen Böden entfalten, und stehen somit zwischen Tod und Leben, Mineralischem und Pflanzlichem. Ihr zusammengewuchertes Geflecht, das Mycel, das ohne durch die Sonne erzeugtes Blattgrün ist, bildet blütenartige »Köpfe«, eine Art »Wurzelblüte«, ohne Blätter, das heißt ohne Mitte, im Gegensatz zu den Blütenpflanzen, die ja »Sonnenkinder« sind. Die Eigenschaft der Pilze ist außer dem Schmarotzen das Gären, Schimmeln und Modern.

Durch die Tatsache der »Wurzelblüte« haben die Pilze eine besondere Beziehung zu dem Sinnes-Nervensystem. Hier finden sie ja auch meistens in der Homöopathie medizinische Verwendung, zum Beispiel bei Nervenschäden, Gehirngrippe und Lähmungen. Alles zum Absterben Neigende steht ihnen nahe, wozu ja im Organismus besonders das »tote« Gehirn-Nervensystem gehört (stofflich gesehen der »Mondenanteil«). In der Natur sind sie so etwas wie »Unratsauger« und häufig giftig.

Meskalin

Diese Substanz, die als wasserlösliche, farblose, ölige Flüssigkeit aus dem in Mexiko vorkommenden Kaktus Peyote gewonnen oder synthetisch hergestellt wird, ist neben Haschisch und LSD das bekannteste Halluzinogen. Sie war ursprünglich eine sakrale Droge der Indianer und wird heute noch von einer religiösen Gruppe in den betreffenden Gegenden bei kultischen Handlungen benutzt.

Die rauscherzeugende Wirkung von Meskalin (die oft mit unangenehmen Begleiterscheinungen wie Kopfschmerzen, Schwindel, unter Umständen auch Übelkeit und Erbrechen auftritt), ist der von LSD und Haschisch ähnlich. Sie äußert sich je nach Ausgangslage in verändertem Zeiterleben, lebhaften Farbvisionen, erhöhter Plastizität der bildhaften Eindrücke, in einem Gefühl der Schwerelosigkeit, in Verfremdungseffekten und einer Veränderung von Gehör- und Geruchserlebnissen.

Die klassischen Rauschgifte. Die Opiate

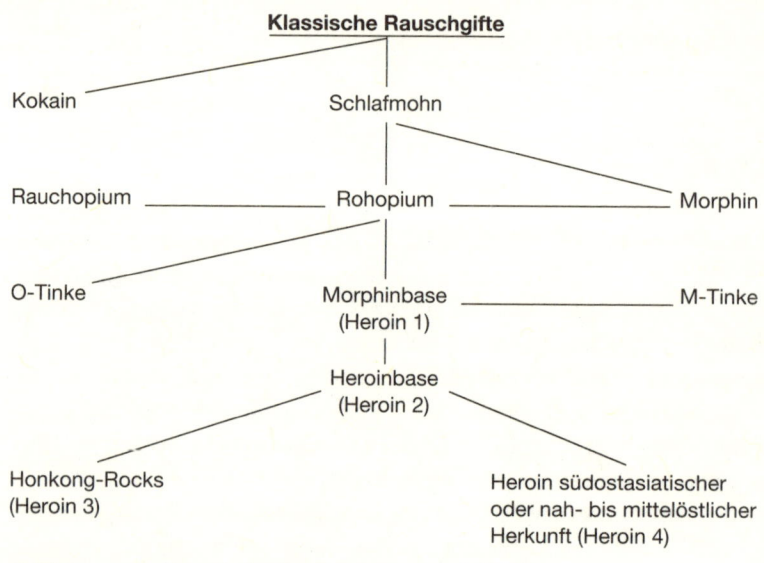

Klassische Rauschgifte

Kokain — Schlafmohn

Rauchopium ——— Rohopium ——— Morphin

O-Tinke — Morphinbase (Heroin 1) ——— M-Tinke

Heroinbase (Heroin 2)

Honkong-Rocks (Heroin 3)

Heroin südostasiatischer oder nah- bis mittelöstlicher Herkunft (Heroin 4)

O-Tinke = gelöstes Rohopium; geeignet zum Injizieren
M-Tinke = gelöste Morphinbase; geeignet zum Injizieren

Morphium

Die Opiate sind Wirkstoffe einer aus dem vorderen Orient stammenden, Jahrtausende alten Heilpflanze, dem Schlafmohn (Papaver somniferum), der früher in verschiedenen Formen in fast allen Haushaltungen als »Theriak« oder »Laudanum Tropfen« anzutreffen war. Das Opium galt lange Zeit als Universalheilmittel gegen

Schmerzen aller Art, bei Schlafstörungen, Durchfällen und anderen Beschwerden, bis es in seiner Gefährlichkeit erkannt wurde. Zur Gewinnung des Opiums werden die noch unreifen Kapseln der Pflanze, die prall mit Milchsaft gefüllt sind, angeritzt. Der nach außen tretende Saft wird an der Luft getrocknet, sodann als plastische Masse abgeschabt und geknetet. So kommt er als Roh-Opium für Arzneizwecke in den Handel. Pro Kapsel erhält man etwa 0,05 Gramm Rohopium, so daß man für ein Kilogramm etwa 20000 Mohnkapseln auf einem Feld von 400 m² anbauen muß.

Die Hauptlieferanten des Opium sind heute die Balkanländer, der Nahe, Mittlere und Ferne Osten, aber auch Mexiko und Kolumbien.

Im Rohopium sind 25 verschiedene Wirkstoffe (sogenannte Alkaloide) enthalten, weswegen man ja zu Recht von der »Apotheke Mohnpflanze« spricht. Der quantitativ höchste und auch am stärksten wirkende Anteil mit 10–12 % ist das Morphin, das in gereinigter Form als »Morphium« bezeichnet wird (nach Morpheus, dem griechischen Gott des Schlafes). Andere Giftstoffe sind das Narkotin, das Kodein (in sogenannten Hustenblockern enthalten), das Papaverin (ein krampflösendes Mittel) und das Narcein (ein starkes schmerzlinderndes Mittel, aber mit starken Nebenwirkungen).

Der Opiumrausch wird hauptsächlich durch das Morphin verursacht. Die anderen Substanzen verstärken die Wirkung oder schwächen sie ab. Je isolierter aber eine Substanz ist, desto gefährlicher ist sie. Durch die vielen Begleitstoffe, die die Substanz »unsauber« machen, wird Opium, mit wenigen Ausnahmen (sogenannte »O-Tinke«), nicht gespritzt, sondern gegessen oder geraucht.

Der folgende Bericht eines Süchtigen über seine Erlebnisse während des Opiumrausches charakterisiert die Wirkung:

»Ich wollte mich konzentrieren, und nur der feine Rauch des Opiums konnte meine Gedanken sammeln und mir Ruhe spenden. Ich rauchte, was mir noch an Opium geblieben war, damit diese wunderwirkende Droge mir alle Hindernisse und Schleier von den Augen nehme, all die aufgetürmten fernen und aschgrauen Erinnerungen vertreibe. Und der Zustand, auf den ich wartete, kam in noch stärkerem Maße als erhofft: Langsam nahmen meine Gedanken eine große Schärfe, eine zarte Reinheit an. Ich fiel in einen Zustand, der halb Schlaf war und halb Ohnmacht.

Dann war mir, als ob eine Last von meiner Brust genommen würde. Mir schien, das Gesetz der Schwere gelte für mich nicht mehr, und frei flog ich hinter meinen Gedanken her, die reich und weit und überdeutlich klar waren. Eine tiefe, unaussprechliche Wollust erfüllte mich. Ich war frei von der Last meines Leibes. Mein ganzes Sein fühlte sich der still in sich dahintreibenden Welt der Pflanzen zugehörig, einem beruhigten Dasein und doch voll zauberisch lieblicher Formen und Farben.

Der Zusammenhalt meiner Gedanken löste sich, und sie mischten sich mit diesen Farben und Gestalten. Ich war in Wellen getaucht von sanftester Zärtlichkeit. Ich konnte das Schlagen meines Herzens hören, das Pochen meiner Pulse spüren. Und all dies war voll tiefer Bedeutsamkeit und erfüllte mich zugleich mit einem unendlichen Entzücken.

Ganz und gar wollte ich mich diesem Schlaf des Vergessens hingeben. Wäre es möglich gewesen, dieses völlige Vergessen, hätte es Dauer haben können, wenn meine Augen, sich schließend, über allen Schlaf hinaus lind ins absolute Nichts eintauchten und ich das Bewußtsein meiner Existenz nicht mehr verspürte; wenn mein ganzes Sein sich in einen Tintenfleck, in ein Wehen von Musik oder in einen bunten Strahl von Licht auflöste und diese Wellen, diese Formen bis in unendliche Ferne wüchsen, um still dann zu verblassen bis zur Unkenntlichkeit – dann, ja dann wäre ich am Ziel all meines Wünschens angelangt.

Nach und nach überkam mich Müdigkeit und Starre. Es war eine angenehme Müdigkeit, wie wenn zarte Wellen von meinem Körper ausgingen. Dann meinte ich, mein Leben beginne nach rückwärts abzulaufen. Nacheinander sah ich Erfahrungen, die längst vergangen, Zustände und Ereignisse von einst, verwischte Erinnerungen, vergessene, an meine Kinderzeit. Nicht bloß, daß ich sie nur sah –

handelnd und fühlend nahm ich daran teil. Von Augenblick zu Augenblick wurde ich jünger und noch kindlicher. Dann – plötzlich – wurde alles ungenau und dunkel, und mir schien, mein ganzes Sein hinge an einem dünnen Haken auf dem Grunde eines finsteren und tiefen Brunnens. Dann kam ich von dem Haken los und fiel und fiel, und kein Widerstand verhielt den Sturz – es war ein bodenloser Abgrund im Innersten einer ewigwährenden Nacht.

Dann, nach und nach, tauchten lange Folgen unklarer und verwischter Bilder vor meinen Augen auf. Dann sank ich in völliges Vergessen...«[38]

Keine andere Droge besitzt eine solche euphorisierende, in schönste Träume führende Komponente. Die Seele wird gewissermaßen in eine geistige Schwellensituation zwischen Wachen und Schlafen geführt. Das Leben wird als »Traum« erlebt und erscheint nach Aufhören der Wirkungen um so nüchterner, so daß das ganze Elend deutlich vor Augen steht. Der Traum vom »verlorenen Paradies« wird mit starken seelischen, oder wie bei Morphium und Heroin, auch mit starken körperlichen Schmerzen gebüßt. Hieran wird deutlich: Je weiter man aus dem Leib herausgeht, desto tiefer »plumpst« man wieder hinein, das heißt die Seele verbindet sich hinterher intensiver mit der Leiblichkeit und das führt zu seelischen und körperlichen Schmerzen. Da man diese Arbeit am eigenen Selbst von innen nicht schaffen kann oder will, muß der »Geist« des Stoffes die Arbeit von außen besorgen – man wird abhängig. Die »Auflösung des Bewußtseins im *Feuer* der Opiate«, so nannte es einmal ein Süchtiger. Man ist gewissermaßen aus dem Leib heraus und doch noch mit ihm verbunden. Man erlebt dadurch die ganze »Süßigkeit« des traumhaften Erlebens, der Leib wird erlebt, als ob er »mit Zucker durchdrungen« (R. Steiner) sei. Durch das Heraustreten der Seele wird zunächst auch die Lebensempfindung angeregt, und mit dem Ausdehnen des Zeit-, Lebens- oder Gedächtnisleibes tauchen uralte Erinnerungen sowohl individueller als auch kollektiver Art auf. Dieser Zustand wurde von der asiatischen Bevölkerung außerordentlich geschätzt, und man darf vermuten, daß die Opiumanfälligkeit dieser Menschenrasse einen bewußtseinsgeschichtlichen Hintergrund hat.

Heroin

1803 entdeckte der deutsche Apotheker F.W. Sertürner als Isolationsprodukt des Opiums das berühmte Morphium, dieses »Opium für den Westen«: Es euphorisiert, stillt Schmerzen und erzeugt ein Wolkengefühl, der Patient fühlt sich wie beim Opium buchstäblich »losgelöst«, ohne – bei normaler Dosierung – eingeschläfert zu werden und schon gar Halluzinationen oder Träume zu bekommen. Morphium bzw. Morphin dämpft besonders stark die Atmung, so daß es bei Überdosierung zum Atemstillstand kommt.

Das Morphium hat seit seiner Erfindung in allen Bevölkerungskreisen eine tragische Rolle gespielt. So sind viele Verwundete nach längerem Lazarettaufenthalt als Morphinisten aus dem Krieg heimgekehrt.

Um den Menschen in ihrer körperlichen Erdenpein die Schmerzen zu nehmen, sie aber nicht süchtig werden zu lassen, suchte man im Opium weiter nach Substanzen und konnte im Jahre 1898 durch chemische Veränderungen des Morphins einen Stoff gewinnen, der »heroische« Wirkungen besitzt: das Heroin. In ihm glaubte man *die* Substanz gefunden zu haben, die Schmerzen lindert und *nicht süchtig macht!* Das Heroin wurde zunächst sogar als Hustenblokker für kleine Kinder empfohlen. Damit begann eines der folgenreichsten Kapitel in der Drogengeschichte.

Heroin, das toteste Produkt, das »Salz« aus der Mutter Opium, das weiße, rhombische Kristallplättchen bildet, wird heute fast ausschließlich in die Vene gespritzt, in wenigen Fällen auch geschnupft (»gesnieft«). Durch die Applikation direkt ins Blut und ihren mineralartigen Charakter bekommt diese Substanz eine besondere Beziehung zum menschlichen Ich. Der ganze körperliche, seelische und soziale Ruin, das »Wie-Ausgetauscht-Sein« nach der Einführung des Stoffes und »der Zerfall des Blutes, wenn die Ichkräfte nicht mehr gepflegt werden« (R. Steiner), also herausgedrängt werden – was sicherlich auch zu der Immunschwäche Aids beiträgt –, läßt den Schluß zu, daß durch das Heroin eine Art »Alter Ego« erzeugt werden kann.

Noch mehr als Opium und Morphium steigert es das »Nirwana Gefühl«, das über alles erhabene Nichts. In die Vene gespritzt, tritt es sofort in das *Gehirn* ein und erzeugt, jedenfalls am Anfang, den erlösenden »Flash« (Blitz), ein Geborgenheits- und Durchwärmungsgefühl und damit das *augenblickliche Nachlassen von allen Sorgen und Schmerzen*. In Wirklichkeit aber tritt eine Abstumpfung und Sterilisierung bzw. Sklerotisierung der Leibes- und Seelenkräfte ein. An den inneren und äußeren Panzern prallt alles ab: Im äußerlich »coolen« Iglu brennt ein Feuer. Man wird in Gesellschaften selbstsicher, erlebt das »King«-Gefühl, wenn man »drauf« ist; Erkältungen und andere fiebrige Erkrankungen treten nicht mehr auf – eine Reaktionslosigkeit beginnt, die man mit Fug und Recht als »Dichtmachen« bezeichnen kann. Unbeschwert und aufregend sind beim Heroin aber nur die ersten paar Spritzen, dann folgt nämlich – je nach Veranlagung – die körperliche Abhängigkeit vom Stoff, die Flucht in die Sucht, die Angst vor dem Nachlassen der Wirkung. Sobald dies geschieht, wird man reizbar, depressiv, verstimmt. Hören wir uns dazu eine Aussage eines Abhängigen an, die diesen ganzen Prozeß eindrücklich belegt:

»Alles Opiat, ob Opium oder Morphium oder Heroin oder Fentanyl, alles das ist ein Bluff, ich kenne sie alle, ich hab' ihnen praktisch mein Leben, meine Zeit, meine Ziele, meine ganze Existenz geopfert, und ich muß schon sagen: ein riesengroßer Bluff, ein gemeiner Trick. Das erste Mal, das ist ein Traum, ein paradiesisches, unglaubliches Unding, eine Begegnung mit den Göttern. Die ersten paar Male – sie sind wunderschön, die versöhnen Dich mit dem Leben! Du kannst verzeihen, Du kannst endlich wieder tief durchatmen! Dann kommt aber die Zeit, da nimmst Du Dein Heroin ein

– und spürst kaum etwas. Dann nimmst Du mehr, und ein paar Tage geht's. Aber dann kommt der Tag, da spürst Du auch nach der dreifachen Portion nichts, gar nichts. Auch wenn Du zwei Fixen hintereinander 'reinballerst, spürst Du nicht viel mehr. Jetzt kippt das Ganze um: jetzt spürst Du nur noch etwas, wenn Du nichts genommen hast, und zwar spürst Du dann Schmerzen und alle Ekelhaftigkeiten, die diese Welt zu bieten hat. Aber jetzt mußt Du tagtäglich Deinen irren hohen Preis dafür bezahlen, um Dich bloß normal zu fühlen; Du blutest, nur um nicht zu leiden: Du gehst her, klaust, verscherbelst, kaufst – von den Bullen gejagt und von den Dealern laufend gelinkt – kaufst Dope, pumpst Dir die Scheiße in den Blutkreislauf … und fühlst Dich gerade einnigermaßen normal, um wieder klauen zu gehen. Undsoweiteretceterapp!

Alles Opiat und vor allem dieses synthetische Zeug ist ein Riesenbluff!« (Hartmut, 29, seit 6 Jahren hochdosiert opiatabhängig.)[39]

Neben dem psychischen und sozialen Abstieg folgt recht bald der körperliche Abbau, was besonders an den Zähnen zu beobachten ist, die ja ein Zeichen der körperlichen Vitalität sind. Das Unwohlsein wird zum Dauergefühl, und der einzige »Erlöser« von allen Qualen heißt: Heroin.

Der körperliche Entzug ist die Hölle. »… 36 Stunden nach der letzten Dosis ist der Süchtige völlig am Ende. In verzweifelten Versuchen, die Kälteschauer, die seinen Körper quälen, zu mildern, legt er sich sämtliche Decken über, die er finden kann. Der ganze Körper wird von Zuckungen geschüttelt, und seine Füße machen unfreiwillig tretende Bewegungen…

An Schlaf und Ruhe ist während der Entziehung nicht zu denken. Schmerzhafte Krämpfe der gesamten Körpermuskulatur werfen den Sterbenskranken unaufhörlich umher. Am Ende dieses Stadiums passiert es nicht selten, daß er sich in seinem eigenen Erbrochenen und seinen eigenen Exkrementen wälzt und völlig vertiert wirkt.

Es darf deshalb nicht verwundern, wenn selbst erfahrene Ärzte (geschweige denn befreundete Helfer oder sogar die Eltern bei einem privaten Entwöhnungsversuch) gelegentlich schwach werden, weil sie die Qualen nicht mehr mit ansehen können oder – nicht zu Unrecht – um das Leben ihres Patienten fürchten. Schon die kleinste Dosis Morphium oder Heroin schaltet die scheußlichen Symptome aus. »Es ist ein dramatisches Erlebnis«, schreibt der amerikanische Drogenspezialist Harris Bell, »zu beobachten, wie ein jammervoller, elender Mensch, sobald ihm etwas Morphium (oder Heroin d. V.) intravenös eingespritzt wurde, eine halbe Stunde später rasiert, sauber, lachend und scherzend vor einem steht.«[40]

Ein großes Problem sind heute die schon süchtig geborenen Kinder, deren Mütter in der Schwangerschaft Heroin gespritzt haben. Sie können nicht nur mit schweren Verhaltensstörungen auf die Welt kommen, sondern auch schon mit der Immunkrankheit Aids infiziert sein. In den USA behandeln heute schon etwa 10 000 Psychiater Kinder im Alter von drei Monaten bis zu drei Jahren wegen ernsthafter psychischer Störungen wie Depressionen oder Autismus. Kinderärzte berichten, daß 10 bis 15 % der Kleinkinder Symptome zeigen, die in Richtung dieser beiden Krankheitsbilder gehen: untröstliches Schreien, krampfhaftes Schütteln des Kopfes, Zurückschrecken vor Berührungen, Lethargie. Viele dieser Kleinkinder wurden von drogenabhängigen Müttern, die selber noch halbe Kinder waren, geboren.[41]

Erschütternde Bilder von toten »Fixern« auf öffentlichen Toiletten, Hinterhöfen oder in verwahrlosten Wohnungen haben das Gewissen der Öffentlichkeit wachgerüttelt und seit dieser Zeit endlose und zum Teil ermüdende Diskussionen über Freigabe der Drogen oder Nichtfreigabe, Therapie oder Bestrafung in Gang gesetzt. Bilder von tonnenweise beschlagnahmtem Heroin oder Kokain sind heute keine Seltenheit mehr. Neben dem ganzen kulturellen Dilemma und der aus sich selbst schon süchtigen Gesellschaft, gibt es aber die menschliche Seele, der offenbar das Heroin das gibt, was sie in dieser Welt vergeblich sucht. Ein ehemaliger Süchtiger schrieb mir einmal in einem Brief über seine Drogenzeit:

»... Etwa 1981 fing ich an, Haschisch zu rauchen und gelegentlich LSD zu nehmen. Das ging so weiter bis zu meinem 17. Lebensjahr, wo ich dann Leute kennenlernte, die mit Heroin zu tun hatten. Ich habe es dann auch gleich probiert, ohne es zu sniefen (schnupfen), so gleich intravenös zu spritzen. *Das Gefühl des Glücks und die Zufriedenheit und die Wärme, die mich durchströmte*, machte mich so an, daß ich es immer wieder nahm...«

Manchmal könnte man in Abänderung eines alten Fixersatzes sagen: »Heroin hält, was das Leben verspricht.« Es ist sicher in der Lage, alles, was die Angst durchlöchert hat, für eine Weile »zuzugipsen«. Nur mit dem Risiko, daß der Mensch ein »lebender« Leichnam wird.

Da durch die chemische Manipulation das Heroin als eine reine Stoffeswirkung erzeugt wird, muß der Abhängige auch behutsam vom Stoff abgenabelt werden. Dafür stehen heute verschiedene Ersatzdrogen oder synthetische Opiate zur Verfügung, mit denen man ganze Therapieprogramme versucht, die aber von medizinischer und Patientenseite nicht unwidersprochen geblieben sind. Letztlich bieten sie nur einen Übergang, aber keine Lösung der Probleme (s. S. 237, 272). Man schätzt heute über 150000 Heroinsüchtige in der BRD, aber wegen der Dunkelziffer ist eine genaue Zahl sehr schwer auszumachen, wohingegen die Zahl der Herointoten einigermaßen festzustehen scheint. Sie liegt im Jahr um die 500–600. Die individuelle Tragik des Abhängigen resultiert aus der Tatsache, daß keine Gesellschaft – sei sie, wie sie wolle – die Droge auf Dauer tolerieren oder gar sanktionieren kann. Die Folge für den Betroffenen ist der soziale Abstieg – für die Gesellschaft ein sich etablierendes kriminelles Milieu. Diese Konstellation steigert sich zum gegenseitigen Dilemma, da durch Verbote allein der Sucht in keiner Weise Einhalt geboten werden kann – im Gegenteil!

Schauen wir uns noch einmal kurz das Wesen der Mutterpflanze, des Schlafmohns an, um etwas mehr von ihren isolierten »Töchtern« Heroin und Morphium zu verstehen: Bei den Mohnpflanzen fällt in erster Linie die Leuchtkraft der Blüten, aber auch ihre Flüchtigkeit auf – sie sind noch nicht abgeblüht, da kommen auch schon die Fruchtstände. Zu Hause angelangt, sind die Blüten längst abgefallen. Diese Gestik spielt sich auch in der menschlichen Seele ab. Die Mohnsamen selbst sind ungiftig und werden als Streusel für Kuchen und Gebäck verwendet. Der auch sonst im Pflanzen- und besonders im Tierreich vorkommende Milchsaft hingegen ist gänzlich vom Gift durchzogen, also nicht mehr lebensspendend, sondern abbauend. Durch den Giftgebrauch wird das Physische des Menschen entweder ausgemergelt (und dadurch vertrocknet) oder wie beim Heroin zur Erstarrung gebracht. Die Lebensvorgänge werden erst einmal angeregt, und das Seelische mit seinen Wünschen, Trieben und Begierden wird aktiviert. Dabei wird das Leben mit dem Seelischen sozusagen aus den Organen ausgequetscht. Der Mensch fühlt sich der Erde ent-hoben, aus dem Irdischen los-gelöst.

Die Mohnpflanze ist auf der Nachtseite des Lebens zu Hause: Sie bewirkt Schlaf, Traum, Tod, aber auch der Erde enthobene Sorglosigkeit und Vergessen. Ihr Milchsaft erinnert uns an einen frühen Erdenzustand, wo der Mensch noch mit seiner Seele mit dem Kosmos verbunden, sozusagen »an den Brüsten der Natur« hing. Die Mohnpflanze erinnert also an einen vorparadiesischen Zustand. Erst danach wurde der Mensch »erdenreif«, und damit begannen Arbeit, Schmerz, Kummer, aber auch Reifung und Entwicklung, die mit dem menschlichen Willen zu tun haben. Der Mohn und seine »Töchter« führen den Menschen in nicht zeitgemäßer Weise in diese Zeit zurück. »Die Gegenwart soll alles, die Zukunft nichts sein«, ist eigentliche die »Aussage« dieser Pflanze. Die »Sucht nach Gegenwart« ist im übrigen auch ein wesentliches Motiv des Süchtigen. »Mein Kopf ist wie von meinem übrigen Körper abgeschnitten, ich bin ganz in der Gegenwart«, sagte mir einmal ein heroinsüchtiger Patient.

Mineralische Mittel, die man einnimmt oder spritzt, wirken unmittelbar auf den physischen Leib. Die mineralische Substanz im Organismus verteilt sich so, daß es nun sozusagen einen zweiten, physischen »Ersatzleib« gibt, der die individuelle Gestalt des Menschen annimmt und aus der betreffenden Mineralsubstanz besteht. Es entsteht also eine physische Nachbildung, die in der Geisteswissenschaft mit »Phantom« bezeichnet wird, was nichts anderes als einen physisch-mineralischen »Doppelgänger« bedeutet. Wie das Mineralische zum Beispiel sofort auf das Psychische wirkt, können wir bei Injektionen von Traubenzucker, Calcium oder Mineralienersatz genau studieren: Der Mensch ist plötzlich ein anderer – wieder wach und anwesend.

Dieser stoffliche »Doppelgänger« hält tatsächlich die negativen, aber natürlich auch die positiven seelischen Eigenschaften und Probleme wie ein Panzer vom physischen Leib ab, macht die Löcher dicht, das Seelische hat keine Macht mehr über das Organische. So müssen wir uns auch die Wirkung von Psychopharmaka, die aus den toten Resten der Petrochemie stammen, vorstellen: Das Seelische wird vom Leib abgehalten, gewissermaßen herausgedrängt, dadurch lassen die psychosomatischen Beschwerden nach, der Mensch schläft besser, sitzt aber auch den ganzen Tag in einem »gläsernen Sarg«.

Ist die Seele wie der Wind und der physische Leib wie eine sich windende Schlingpflanze, so ist die mineralische Substanz der feste Stock, an dem sich der Leib festhalten kann, damit er nicht bei jedem Windzug (seelische Schwankungen) irritiert wird. Der Mensch wird somit in seinem physischen Leib von seinen Seelen- und Geisteskräften unabhängig und unbeeinflußbar – er wird künstlich aus dem Zusammenhang mit seinen höheren Seelenkräften herausisoliert. Der physische Leib wird »ein in sich verhärtetes und in sich verselbständigtes Wesen, das dann seinen eigenen Gesetzen unterliegt«.[42] Der Leib wird, auch schon bei den gewöhnlichen mineralischen Heilmitteln – und natürlich besonders beim Heroin – in feste Wände »einbetoniert«. Der Betroffene schleppt dann seinen physischen Leib wie eine Last mit sich herum und wird immer unfähiger, von seinen Lebens- und Seelenkräften aus auf ihn einzuwirken. Bei feiner Beobachtung kann man an der Haltung und dem

Gang von Heroinsüchtigen das Phänomen des »Herumschleppens« des Körpers mit seiner ganzen Schwere sehr gut studieren. Auch die Psychotherapie muß berücksichtigen, daß sie nicht so einfach an die »einbetonierten« Gefühle herankommt. Gerade am Anfang der Therapie ist eine leibliche Kur bei der Heroinabhängigkeit viel sinnvoller, damit der physische Leib, der ja wie in einem Konservierungsmittel schwimmt, wieder für die Seelen- und Individualkräfte durchlässiger wird. Das Heroin kann als eine »Schicksalsdroge« empfunden werden, die den Menschen bei vollem Bewußtsein in eine innere und äußere Isolation treibt. Deshalb sind in der Therapie auch besonders die selbstlosen Liebekräfte gefragt, die einen psychisch-sozialen Wärmemantel um die »frierenden« Seelen legen.

Kokain – der »Andenschnee«

Kokain ist eines der gefährlichsten Rauschgifte und stammt aus den Blättern des Kokastrauches (Erythroxylon coca, erythros = rot, xylon = Holz), der einst den Inkas heilig war. Seine Blätter waren nur der oberen Priesterkaste, dem Inka Adel und den Läufern, die mit ihrer Hilfe die großen Strecken im Reich auf 4000 m Höhe zurücklegen konnten, zugänglich. Da es neben den körperlichen auch die seelischen Kräfte aktivierte, wurde es auch als »Kampfkraut« bezeichnet. Einst den Menschen heilig, ist es heute Gegenstand schlimmster, kriegsähnlicher Auseinandersetzungen zwischen den »Kokain-Baronen« und den Regierungen der südamerikanischen Staaten.

Der Kokastrauch wird mehrere Meter hoch und gedeiht am besten zwischen 600–1800 m in den feucht-warmen Gebieten von Südamerika und Südostasien. Die spatelförmigen Blätter sind ausgesprochen zart, die Blüten leicht gelb, die Scheinfrüchte und die Rinde fleischrot. Die Blätter werden von den Einheimischen in

Südamerika mit Speichel angefeuchtet, zusammengerollt, in Kalk getaucht und etwa zwei Stunden gekaut. Diese Prozedur wird etwa viermal am Tag wiederholt. Im Gegensatz zum reinen, isolierten Kokain haben diese Blätter nicht den katastrophalen Effekt auf die Gesundheit. Während des Kauens wird das Kokain nämlich zu einer relativ harmlosen Substanz (Ekgonin) abgebaut, die das Gesamtbefinden aktiviert und das Hungergefühl stark dämpft.

Die Koka-Blätter vereinigen drei Wirkungen in geradezu »idealer« Weise. Sie können

1. stimulieren und dadurch die Leistung enorm steigern
2. ähnlich wie die Opiate euphorisieren und
3. berauschen wie etwa das Meskalin.

Nach dem Inka-Glauben wurde die Koka-Pflanze durch den »Sohn der Sonne« den Menschen direkt vom Himmel geschenkt, um »die Betrübten zu erheitern, den Müden und Erschöpften neue Kräfte zu bringen und die Hungrigen zu sättigen«. Ohne müde und hungrig zu werden, konnten die Indios, nach der spanischen Eroberung, in den Bergwerken etwa 36 Stunden hintereinander arbeiten.

1980 wurde die Zahl der Koka-Kauer in Peru auf etwa drei Millionen geschätzt. Dieses südamerikanische Land erzeugt zur Zeit über 30000 Tonnen Koka-Blätter, wovon über 10 % von der eigenen Bevölkerung gekaut werden (ähnlich wie in anderen Regionen zur Belebung Kaffee getrunken wird). Etwa 1000 Tonnen werden von dem Konzern Coca Cola gekauft, um aus den Blättern für die Limonade Aromastoffe – nicht Kokain! – zu gewinnen, etwa 60 Tonnen werden zu medizinischen Zwecken weiterverarbeitet, und aus dem Rest wird Kokain gewonnen, das dann illegal außer Landes geschmuggelt wird. Noch höher liegen die Zahlen in *dem* Kokain-Land Kolumbien, wo der größte Teil der Bevölkerung vom Kokain lebt und einige Familien den ganzen milliardenschweren Handel kontrollieren. Eine der katastrophalen Folgen der Verarmung der Dritten Welt.

Es war auch hier in der Mitte des 19. Jahrhunderts (1860), daß es dem Chemiker Niemann gelang, den »Wirkstoff« in den Koka-

Blättern, das Kokain, zu isolieren. Was in den Labors so harmlos aussah, wurde dann mit katastrophalen Folgen von der Bevölkerung gierig ergriffen. »Die Gelehrten des 19. Jahrhunderts nahmen viel Wissen um die Drogen, die Drogensüchtigen zum Ende des 19. Jahrhunderts ihre Drogen Alkohol, Morphium, Kokain und Heroin mit in das 20. Jahrhundert.«[43]

Das Kokain kommt als weißes, kristallines Pulver auf den Markt – white Stuff oder auch Snow genannt – und wird vornehmlich geschnupft, zum Teil auch in die Vene gespritzt. Es wurde *die* Modedroge in den zwanziger Jahren und vor allem von Gelehrten, Intellektuellen und Künstlern gegen Müdigkeit genommen und um die Kreativität zu erhöhen. Um länger durchzuhalten und die Ängste weniger zu spüren, haben es besonders die Soldaten und Jagdflieger in den Kriegen genommen, bis es dann später durch das Amphetamin abgelöst wurde. Die infernalischste Mischung, die man später erfand, war der sogenannte »Speed Ball«, eine Komposition aus Kokain und Heroin. Bereits 20 Jahre nach der Entdeckung des Kokains nannte man es schon die »dritte Geißel der Menschheit« – nach Alkohol und Morphium. Durch die ungeheuer starke Wirkung auf das Bewußtsein ergeben sich recht bald Störungen, die wie »Motten« die Gesamtpersönlichkeit auffressen. Der Dichter Gottfried Benn, der selbst Kokain schnupfte, hat diese Problematik in einem Gedicht verewigt:

> »Kokain
> Den Ich-Zerfall, den süßen, tiefersehnten,
> den gibst du mir: schon ist die Kehle rauh,
> schon ist der fremde Klang an unerwähnten
> Gebilden meines Ichs am Unterbau…«

Stärkste Erregung und nach längerem Gebrauch Lähmung und Angst ist ihre Signatur. Es ist *die* Nervendroge, die die Gier nach *Reizsteigerung* auf allen Gebieten befriedigt. Wegen der Stimulation, der Möglichkeit, eisklar zu denken und zum größten Erfolg mit treffsicherem Ideenvermögen fähig zu machen, wurde sie auch die »Managerdroge« genannt, weil sie angeblich das bietet, was man in der Geschäftswelt benötigt. Da die Droge zunächst körperlich nicht abhängig macht, kann die heftige psychische Abhängigkeit noch längere Zeit mit Hilfe anderer pharmazeutischer Produkte ausgeglichen und vertuscht werden.

Ein Kokain-Erfahrener erzählte mir einmal von dem »übermenschlichen Stärkegefühl« und der Überlegenheit allen andern Menschen gegenüber, die zunächst erlebt wird: »Wenn die andern erschöpft am Ziel angekommen sind, dann weißt du, daß du noch 20 km spielend schaffst – und du weißt es schon vorher!«

Man kann sich jedoch vorstellen, daß die Lebenskräfte durch das Kokain aus den Organen ausgeplündert werden und erst einmal als Seelenkraft dem Menschen zur Verfügung stehen, bis das Reservoir erschöpft ist. Dann kommt der rasche Zerfall: die Ängste, der Verfolgungswahn, die Depression, der Zerfall der Persönlichkeit bis zur Spaltung des Bewußtseins. Physisch führt es zu den typischen »Kokser«-Erscheinungen: den Geschwüren in der Nase und der zerfressenen Nasenscheidewand bis hin zur direkten Zerstörung der Gehirnsubstanz. Durch Obduktionen in der Gerichtsmedizin ist bekannt, daß regelrechte Löcher in der Gehirnmasse auftreten.

Gegen Kokain gibt es, im Gegensatz zu Heroin, keinen Ersatzstoff. Die rein körperliche Abstinenzerscheinung ist meistens nicht so schlimm wie beim Heroin, dafür ist aber die Rückfallgefahr äußerst groß. Nach chronischem Gebrauch kommt es zu massiven Schädigungen des Nervensystems und zu der Gefahr eines »Kokain-Wahnsinns«, der Tage anhalten kann. Nach neueren Untersuchungen in den USA haben mindestens 8 Millionen Amerikaner schon einmal Kokain geschnupft. Man erwartet für die Zukunft noch einen breiteren Zustrom, der im Moment lediglich durch die hohen Kosten aufgehalten wird (1 Gramm kostet etwa 100 Dollar). In der BRD rechnete man vor 10 Jahren (1980) mit über 12000 Kokain-*Süchtigen*. Sehr oft werden die Kokain-Psychosen von Gewalttätigkeiten begleitet, was auch ein Zeichen des Persönlichkeitsverfalls ist. Ein Drogenspruch lautet: »Kokain ist der Schnee, auf dem wir alle talwärts fahren.« Oft steht nämlich der Selbstmord am Ende. Die Droge der Bohemiens, die im Kokain ein Symbol der Befreiung aus dem dekadenten Leben sahen, mit dessen Hilfe sie sich aus dem »furchtbaren Joch der Zeit« (Baudelaire) lösten, machte aus ehemals schillernden Persönlichkeiten zunehmend »schrille, einbalsamierte Vögel«.

Der Weg der Drogen führte von den Tiefen der Steppe und des Urwaldes über die Gebirge bis in die chemisch reinen und kühlen Retorten der Chemielabors – vom Stoffwechsel, über das Gefühl bis in die eiskalten Höhen des Kopfes: vom Haschisch, über LSD, Heroin (Opium), Kokain bis zu den synthetischen Drogen.

Was einmal als Geschenk (»gift«) der Götter galt – das Leben in der Natur, im Körper und in der Seele –, gerät immer mehr in den harten Griff der »neuen Götter«, zu denen auch die Genmanipulanten und jene Chemiker gehören, die dem »neuen«, in der Retorte erzeugten Menschen die »neuen« Stoffe für seine »seelische Befriedigung« anbieten. Schöne neue Welt?

Ersatzdrogen

Weckamine (Amphetamin – »Speed«)

Die Weckamine sind der Müdigkeit und körperlich-geistigen Abspannung entgegenwirkende, stimulierende Kreislaufmittel mit stark zentralerregender Wirkung (»psychomotorische« Stimulanzen). Eines der bekanntesten Aufputschmittel ist das Amphetamin (Benzedrin), im Handel bekannt als Pervetin, Preludin und Captagon, das 1887 synthetisiert wurde. Es wurde ähnlich wie das Kokain bei Soldaten, Jagdfliegern, Studenten und Sportlern *das* Mittel gegen Schläfrigkeit und Ermüdung und ist eines der frühesten Drogenmittel. Man kommt mit seiner Hilfe, wie man im Slang auch sagt, auf »Speed«, auf Trab. Mit Alkohol genommen, erzeugt es oft lebensgefährliche pathologische Rauschzustände. Es korrumpiert bei Dauerkonsum den Schlaf, führt zu Zerfahrenheit, Oberflächlichkeit und Gedankenflucht.

Die den Organismus schützende natürliche Müdigkeitsempfindung wird durch diese Mittel einfach übergangen. Nach dem Entzug rächt sich jedoch der Organismus mit einem enormen Schlafbedürfnis, das oft mehrere Monate anhält. Tagsüber ermüdet der Patient sehr rasch und ist dann depressiv. Damit ist natürlich die Rückfallgefahr äußerst hoch.

In der Therapie muß mit psychotherapeutischen Mitteln versucht werden, die zugrundeliegende Antriebsschwäche, die ja ein seelisch-soziales Problem ist, aufzudecken. Mit geeigneten Maßnahmen kann erreicht werden, von dem künstlichen »Dynamo« der Aufputschmittel zum natürlichen »Dynamo« innerseelischer Aktivität überzugehen. Ein Gramm Amphetamin ist für fünfzig bis hundert DM zu haben und reicht gestreckt etwa bis zu zehn Portionen. Das Pulver soll fit machen und »Power« verschaffen. Es ist ein Mittel für den Ego-Trip, das wie maßgeschneidert für unsere Leistungsgesellschaft ist. Heute wird Amphetamin schon vielfach im Untergrund hergestellt.

Appetitzügler

Appetithemmende Mittel werden oft als euphorisierende und stimulierende Substanzen mißbraucht. Der Wohlstandskrankheit Übergewicht und Freßsucht steht der Hunger der Dritten Welt gegenüber. Heute schon werden in der Bundesrepublik drei Millionen Kinder wegen Übergewicht behandelt. Bei der Freßsucht stehen zweifelsohne seelische und soziale Ursachen im Hintergrund.

Viele Appetitzügler sind Abkömmlinge der Amphetamine. Eines der bekanntesten und fragwürdigsten Mittel ist das sogenannte X-112. Sein Hauptbestandteil »Norpseudoephedrin« macht hellwach, verschafft gute Stimmung und aktiviert den Rededrang. Es ist eines der Ausweichmittel für Fixer geworden, die es bei Heroinmangel in Tropfenform in die Vene spritzen. Der längere Mißbrauch der Appetitzügler führt zu starken gesundheitlichen Beeinträchtigungen an Herz, Leber und Nerven. Auch Angstpsychosen sind bekannt.

Lösungsmittel

In den letzten Jahren hat sich unter den Jugendlichen das sogenannte »Schnüffeln« immer mehr verbreitet. 1988 schätzte man in der BRD über 30000 regelmäßige Schnüffler und beklagte Dutzende von Todesopfern. Geschnüffelt wird an leimartigen Substanzen, Benzin, Leimverdünnern, Lösungsmitteln oder Aceton, wobei meistens noch eine Plastiktüte über den Kopf gestülpt wird, um die aufsteigenden Dämpfe zu intensivieren. Dösigkeit und Euphorie sind die Effekte, die man durch diese Art der Inhalation erzielen will. Dabei werden verschiedene Stadien durchlaufen:

1. Übelkeit und Kopfdruck
2. Reizüberempfindlichkeit und Schwebezustand
3. Oberflächlicher Schlaf
4. Bewußtlosigkeit

Die Lösungsmittel sind ausgesprochen gefährliche Stoffe. Sie führen zu schweren Nervenentzündungen, schädigen das Gehirn, das Herz, die Lungen, Kreislauf und Leber. Es tritt also eine generelle Vergiftung auf mit teilweise schweren Verwirrtheitszuständen. Der Erstickungstod unter den Tüten ist nicht selten.

Medikamente und Schlafmittel

Ein großes medizinisches und volkswirtschaftliches Problem ist heute die Abhängigkeit vieler Menschen von Medikamenten verschiedenster Art (Polytoxikomanie) bei teilweise gleichzeitigem Alkoholgenuß. Nach neueren Schätzungen gibt es in der BRD etwa 700 000 Medikamentenabhängige.

65 Millionen Packungen Schlafmittel und etwa 25 Millionen Packungen Beruhigungsmittel gehen jährlich über die Ladentische. 15 bis 20 Prozent der Autounfälle sind heute schon medikamentenbedingt. Schulstreß, Arbeitsstreß, Verkehrsstreß, Ängste, kurzum alles, was das moderne Leben so mit sich bringt, findet heute in den vielfältigsten Medikamenten das chemische Surrogat, die »Sonnenbrille für die Seele«. In den siebziger Jahren war das Buch »Psychopharmaka – die verordnete Anpassung« von J. Stössel ein aufrüttelnder Appell an Patienten und Ärzte, die als »Dealer in Weiß« das Suchtbedürfnis der Bevölkerung stillen helfen.

Vor zehn Jahren starben noch doppelt so viele Menschen an Schlafmittelvergiftung wie an Heroin. Eines der bekanntesten Beruhigungsmittel bzw. Tranquilizer ist Valium. Von seiner chemischen Grundsubstanz gibt es heute viele Abkömmlinge. Überdosiert hat es eine paradoxe Wirkung: Statt zu beruhigen, berauscht es. Es führt dann zu Koordinationsstörungen der Muskulatur, Zittern und Schwitzen. Auch die Leber wird angegriffen. Sehr viele Unfälle, nicht nur im Verkehr, sondern auch in der Arbeitswelt, gehen heute auf Kosten von Medikamenten.

Barbiturathaltige Schlafmittel werden zum Beispiel sehr langsam abgebaut, deshalb ist man morgens noch müde und eigentlich fahruntüchtig. Man muß dann ein Aufputschmittel nehmen, weswegen man abends nicht gut einschlafen kann und wiederum ein Schlafmittel braucht – ein Teufelskreis beginnt.

Die heutige Gesellschaft ist von Medikamenten durchseucht: Kopfschmerztabletten, Beruhigungstabletten, Schlaf- und Abführpillen sind weit verbreitet. Nicht zuletzt gehört zu diesem Thema auch noch das Doping der Spitzensportler.

Einer der bekanntesten Werbeslogans für ein Beruhigungsmittel lautet: »Nicht Scheinlösungen für Probleme, sondern Lösung für Scheinprobleme!« Viele Ärzte verordnen seelische »Futterale«, verhindern aber echte Lösungen aus dem Erkenntniswillen des einzelnen Menschen. Die Depression ist oft der Selbstheilungsversuch der Seele, die vorübergehende »dunkle Nacht der Seele«, um das jahrelang gelebte falsche Ich abzubauen und durch Schmerzen und Enttäuschung das wahre Ich zu finden.

Polamidon (Methadon)

Methadon, bei uns als Polamidon auf dem Markt, ist ein sogenanntes synthetisches Opiat, das eine ähnliche Wirkung hat wie Morphin / Heroin. Es wird durch den Mund aufgenommen und gilt vielfach als *das* Entziehungsmittel zur Behandlung von Heroinsucht, weil es die stofflichen Entziehungserscheinungen der Opiatwirkungen bekämpfen kann. Man hofft zudem, den illegalen Handel mit der freien Verteilung von Methadon (Polamidon) zu treffen und die Süchtigen unter Kontrolle zu bringen. Bei den Therapieversuchen werden als Dauertherapie etwa 40 bis 80 Milligramm L-Polamidon gegeben. Nach Ansicht vieler Drogenexperten ist eine Polamidon-Dauertherapie doch nur sinnvoll, wenn eine drogenfreie Resozialisierung gescheitert ist.

Das 1940 in Deutschland synthetisierte Medikament ist keinesfalls ein Wundermittel. Es macht in hohem Grade abhängig und hat massive Nebenwirkungen. Unter Drogenabhängigen gilt der Entzug von Polamidon als noch härter als der von Heroin. In den USA schätzt man zur Zeit über 80000 Polamidonabhängige als Opfer mißlungener Therapieversuche mit dieser Substanz. Außerdem blüht der Schwarzmarkt. Sehr oft wird Polamidon mit anderen Opiaten oder Medikamenten eingenommen. Die meisten Drogenabhängigen, mit denen ich sprach, waren dem staatlich verordneten Polamidon gegenüber sehr kritisch eingestellt. Es treibe nur den Teufel mit dem Beelzebub aus, meinten sie. Die Sucht könne jetzt staatlich über das Gesundheitsamt gesteuert werden. Statt des normalen Dealers gäbe es jetzt die Ärzte als »Dealer in Weiß«.

Trotzdem kann in vielen Fällen die Abgabe von Polamidon eine stoffliche Überbrückung sein, auch um den Süchtigen von der Beschaffungskriminalität zu befreien. Was dieser aber eigentlich in erster Linie braucht, ist nicht der Stoff, sondern menschliche Hilfe, Zuwendung und Zukunftsperspektiven. Die synthetischen Opiate sind lediglich eine Verlagerung des Problems, bestenfalls eine kurzfristige Notbrücke. Der amerikanische Drogentherapeut Deissler sagte einmal ganz unverhohlen seine Meinung über dieses Problem: »Methadon befriedigt nur eine Sucht – die Sucht des Politikers, seinen Wählern etwas Konkretes, politisch leicht Verkäufliches zur Eindämmung der Drogenwelle zu bieten.«[44]

Designerdrogen

Die Designerdrogen (DD) sind Neuentwicklungen, die sich entweder aus natürlichen Drogen ableiten, wie das bekannte »Crack«, das dadurch halbsynthetisch ist, oder sie sind auf Papier konstruierte Neukompositionen (design = zeichnerischer Entwurf) aus legalen Chemikalien. Zur Zeit sind sie das Problem Nummer eins in den USA. Durch bestimmte chemische Manipulationen bekommen die Stoffe eine sehr intensive und meist rasch einsetzende Wirkung. So wird Crack zum »Superkokain« und Fentanyl zum »Superheroin«.

Das juristische Problem liegt darin, daß die chemischen Ausgangssubstanzen in den meisten Fällen nicht unter dem Drogengesetz stehen, die Endsubstanz damit auch nicht, bis sie – und das kann sehr lange dauern – analysiert und als beweisbar gefährlich erkannt ist. Ein anderes Problem ist die Tatsache, daß diese Art von Drogen im Organismus sehr oft nicht nachweisbar sind, billigst von jedem durchschnittlichen Chemielaboranten hergestellt werden können und sehr wenig Wirkstoff brauchen, um größte Wirkungen zu erzielen. So umfaßt zum Beispiel das Gehäuse einer mittelgroßen Uhr bis zu 80000 Portionen Fentanyl, das zum Teil einige hundert Mal so stark ist wie Morphium. Heute schon ist es vielen klar, daß in den Designerdrogen die »Zukunft« liegt.

Crack

Crack wird in den meisten Fällen geraucht und erzeugt dabei ein knisterndes Geräusch (»to crackle« heißt knistern). Es ist die basische Form des Kokains, die zufällig beim Strecken entdeckt wurde, und kommt in gelblich-weißen harten Brocken auf den Markt. Wegen der Luftempfindlichkeit wird Crack in kleine, etwa zwei Zentimeter lange Glas- und Plastikamphiolen gefüllt und luftdicht verschlossen aufbewahrt. Es wird in speziellen Pfeifen geraucht. Der inhalierte Crack-Rauch wirkt schon nach wenigen Sekunden auf die Nervenzellen des Gehirns ein. So gehört Crack zu den sogenannten »Schnellmachern« unter den Drogen, hat eine kurze Wirkungsdauer (zirka eine halbe Stunde) und führt sehr rasch zur Abhängigkeit. In den USA spricht man schon von einer neuen Seuche, »gefährlicher als die im Mittelalter«. Diese neue Generation von Drogen hat eine reine und sehr intensive Nervenwirkung. Man fühlt sich enorm leistungsfähig, »voll dabei« und überbewußt. Es wird geschätzt, daß durch Crack die Anzahl der Kokainkonsumenten auf über 22 Millionen in den USA gestiegen ist. Ein stecknadelgroßes Bröckchen der Substanz kostet nur fünf Dollar und kann in manchen Fällen bereits der Einstieg in die Sucht sein. Schon bald zeigen sich nach anfänglicher Anregung, indem schlagartig drei bestimmte Nervenhormone (sogenannte Neurotransmitter) im Gehirn freigesetzt werden, die katastrophalen Folgen: Schwere Lungenerkrankungen mit schwarzen, klebrigen Ablagerungen, hoher Blutdruck, Hautkrankheiten, schizophrenieähnliche Züge, Verfolgungswahn, Herz- und Kreislaufreaktionen bis hin zum tödlichen Kollaps.

Mai 1986 erklärten die USA Crack zum nationalen Problem. »Ursprünglich hatte ich immer gedacht, Crack sei sehr rein. Irgend jemand hatte mir auch erzählt, daß Crack nach spätestens 24 Stunden vom Organismus restlos abgebaut würde. Aber das müssen Kindermärchen gewesen sein: Meine Lungen sind total verklebt von irgendeiner schwarzen Scheiße, irgendwelchem kristallisiertem Zeug, das mir die Atemwege verklebt: Ich kann kaum tief durchatmen, ohne einen Hustenanfall zu erleiden – und das, wo ich seit sieben Monaten nichts mehr geraucht habe. Aber auch sonst bin ich fast wie ein alter Mann: Ich habe Gedächtnislücken wie mein eigener Großvater, und meine Konzentration ist eine Katastrophe: Ich kann oft Sätze nicht zu Ende führen, weil ich mitten im Satz vergesse, wie ich ihn angefangen hatte und worauf ich hinauswollte. Auch körperlich: Schlimm! Wenn ich drei Stockwerke Treppen steige, droht mir das Herz aus dem Hals rauszuspringen, dabei war ich früher Sportler! Und ansonsten habe ich überhaupt keine Toleranz, was Frustrationen angeht: die kleinste Kleinigkeit – und ich fange an zu heulen. Ich muß auch zugeben: Seit meiner Crack-Zeit ist es mir nie wieder gelungen, an irgend etwas Freude zu empfinden. Ich zwinge mich einfach dazu, weiterzuleben, in der Hoffnung, daß ich irgendwann einmal wieder der alte sein werde. Viel Hoffnung habe ich allerdings nicht mehr!«[45]

Rauchen Mütter während der Schwangerschaft Crack, so hat das katastrophale Wirkungen auf das Neugeborene: Immunschwäche, Verkrüppelungen, Lähmungen, Chromosomendefekte, Herzstörungen, Gehirnschädigungen. Die Sterblichkeitsrate ist enorm hoch, und trotzdem leben schon einige tausend Crack-Babys in den USA. Gefürchtet werden besonders auch Dispositionen zu später auftretenden Schizophrenien.

PCP (»Engelstaub« / »Angel-Dust«)

PCP (Phencyclidin) ist eine vollsynthetische Droge, die in den fünziger Jahren in den USA als Schmerzmittel entwickelt wurde. Es wird oral eingenommen. Schon bald entdeckte man, daß eine der schwersten Nebenwirkungen Halluzinationen sind. PCP besitzt einige »Vorteile« den üblichen Drogen gegenüber:

1. Es ist sehr billig (zwei Räusche kosten etwa 20 Dollar)
2. Es wirkt so schnell wie Heroin und rascher als LSD
3. Es wirkt bis zu 48 Stunden
4. Es wirkt intensiver als Haschisch oder Alkohol
5. Es vermittelt Horrorerfahrungen und Selbstzerstörung, was zum Teil erwünscht ist.

Aus drei überall zu kaufenden Grundsubstanzen im Wert von etwa 200 Mark kann jeder Chemielaborant einen Schwarzhandelswert um über das Tausendfache erwirtschaften. Diese Droge ist die giftigste Substanz, die es unter den Drogen gibt. Nach regelmäßigem Gebrauch treten schwere Depressionen auf, Ängste mit Selbstzerstörungstendenzen und intensive Halluzinationen. Sie wird als »Horrordroge« bezeichnet, weil unter ihrem Einfluß schon viele Morde und Selbstmorde passiert sind. In den USA werden Tausende von Patienten jährlich als Notfall in die Kliniken eingewiesen. Der »Engelstaub« erwies sich sehr bald als ein »Teufelspulver«, das ungeheuer schnell süchtig macht. »Wie Roboter, deren Steuerelektronik verrückt spielt, staksen sie rast- und ziellos durch die Gegend, ihre Augäpfel quellen hervor, das Sprechvermögen reduziert sich auf ein unverständliches Grunzen... Sie tappern herum wie Astronauten auf dem Mond.«[46]

Fentanyl

Fentanyl ist ursprünglich ein Narkose- und Schmerzmittel, eine Art synthetisches Opiat, das durch chemische Veränderung in vielen Variationen auftritt und oral eingenommen wird. Seine Wirkungsdauer geht bis zu einer Stunde. Obwohl es chemisch eine andere Struktur als Morphium oder Heroin hat, ist seine Wirkung mit den Opiaten fast identisch, aber zum Teil, wie das sogenannte Carfentanyl, über 7000mal stärker. Fentanyl ist deshalb in der Szene sehr beliebt, obwohl noch kaum dosierbar. Es gibt aber auch schwächere Varianten. Das Problem ist hier die Tatsache, daß das reine Heroin damit gestreckt wird und die Konsumenten teilweise an Atmungsstillstand oder Herz- und Kreislaufversagen sterben. Die suchterzeugende und -erhaltende Potenz ist beim Fentanyl weitaus höher als bei den natürlichen Opiaten. Die Wirkung ist zum Teil so stark, daß man den Rausch, den man bei den Opiaten noch halbbewußt mitbekommt, buchstäblich verschläft.

MPTP – »Der Todesbote höchstpersönlich«

Dieser Stoff, ebenfalls oral eingenommen, wird als das »neue Heroin« bezeichnet und ist das giftige Nebenprodukt eines ursprünglichen Schmerzmittels namens Demerol (Meperidin). Es ist eines der schwersten Gehirngifte, das zum Teil irreparable Schädigungen am Nervensystem verursacht und zu Schüttellähmungen (Parkinsonsche Krankheit) führen kann. »Junge Menschen altern über Nacht um Jahrzehnte und verfallen in eine Art innerer Kältestarre, die sie buchstäblich lähmt – für immer. Alle Symptome sind identisch mit dem des Parkinsonsyndroms, inklusive Unheilbarkeit.«[47]

In flüssiger Form verdunstet es sogar bei Zimmertemperatur. Diese Droge ist am zerstörerischsten und bringt, wie eine Spinne durch den giftigen Biß, ihr Opfer in eine todesähnliche Starre und Kälte. Das Bewußtseinszentrum des Menschen, das Gehirn, die Krone seines Wesens, ist somit den Zerstörungskräften überlassen.

Ice

Drogenexperten prophezeien, daß in den neunziger Jahren eine neue Abart des Drogenproblems die Weltsituation verschärfen wird: Ice. Es handelt sich dabei um Kristalle aus dem Stimulanzmittel Amphetamin, das auf das zentrale Nervensystem wirkt. Die Droge heißt »Ice«, weil die Kristalle farb- und geruchlos sind.

Ice wird in der Pfeife oder in der Zigarette geraucht. Im Gegensatz zu der Billigdroge Crack, die ein Zwanzig-Minuten-Hoch erzeugt, löst Ice eine 24 Stunden anhaltende Euphorie von hoher Intensität aus.

Der Stoff kommt aus Hongkong, Japan, Südkorea und den Philippinen und hat sich in den letzten beiden Jahren rasch bis in die USA ausgebreitet. Während sich bei Crack und Speed die Depressionen nach Nachlassen der Wirkung gerade noch aushalten ließen, potenziert Ice die Wirkung von diesen beiden Drogen: Euphorie und Depression werden in höchstem Maße erlebt. Nach dem 24-Stunden-Hoch fallen die Ice-Konsumenten in eine 48-Stunden-Depression mit schweren Nebenerscheinungen: Verfolgungswahn, Halluzinationen, Wahnvorstellungen. Viele sind nicht mehr fähig, zusammenhängend zu sprechen und zeigen Anzeichen paranoider Schizophrenie. Physische Folgen sind unregelmäßiger Herzschlag, Krämpfe, Gewichtsverlust, Schlaflosigkeit, hohes Fieber und gelegentliches Nierenversagen.[48]

Verfolgt man den Weg der Drogen in diesem Jahrhundert, so kommt man nicht umhin, in ihrer Wirkung einen gewissen Weg von den unteren Stoffwechselregionen in das Gehirn hinauf zu bemerken: Von dem süßen Haschisch- und Opiumrausch ging die Entwicklung immer mehr in die Überwachheit, Überaktivierung und den Nervenkitzel, bis die Reizschwelle so hoch ist, daß nur noch ein blutleerer, erstarrter Leib zurückbleibt, aus dem die Drogenspinne alles Leben ausgesaugt hat. Es ist für die Zukunft zu befürchten, daß durch die Designerdrogen Billigsubstanzen auf den Markt kommen, die man überall herstellen und vertreiben kann und die sich jeglicher Kontrolle entziehen. Somit wäre ein gewisser Endzustand höchster Destruktion erreicht: ein »toxisches« Paradies auf Erden.

Aktuelles zur Situation

Verbot oder Liberalisierung?

»Schüler:
Zur Rechtsgelehrsamkeit kann ich mich nicht bequemen.
Mephistopheles:
Ich kann es Euch so sehr nicht übelnehmen,
Ich weiß, wie es um diese Lehre steht.
Es erben sich Gesetz' und Rechte
Wie eine ewge Krankheit fort;
Sie schleppen von Geschlecht sich zum Geschlechte
Und rücken sacht von Ort zu Ort.
Vernunft wird Unsinn, Wohltat Plage;
Weh dir, daß du ein Enkel bist!
Vom Rechte, das mit uns geboren ist,
Von dem ist leider nie die Frage.«
(GOETHE, FAUST 1. TEIL, STUDIERZIMMER)

Täglich werden auf dem berühmt-berüchtigten Züricher Drogen-
umschlagsplatz »Platzspitz« nahe des Hauptbahnhofs 6000 Spritzen
gratis an die dortigen Drogenabhängigen verteilt, um die Aids-Ge-
fahr einzudämmen. Die Hälfte der Fixer spritzt nur einmal die Woche oder noch weniger und ist meist sozial integriert und berufs-
tätig. 18 % sind mittelschwer abhängig und spritzen alle 2–3 Tage.
Etwa 30 % brauchen ein bis mehrere Male am Tag ihren Stoff, meist
Heroin. Etwa 20 % der Fixer, also etwa jeder Fünfte, ist HIV posi-
tiv, trägt also das Aids-Virus in sich. Nach 23 Uhr werden an zuver-
lässige Fixer 1000 Spritzen abgegeben, damit auch in der Nacht
kein Mangel herrscht. Ein Arzt und zwei Pfleger betreuen die Drogenkranken, freiwillige Helfer kochen Suppe, spenden Trost und
geben Ratschläge.

Die kostenlose Abgabe von sterilen Spritzen hat laut Untersuchungen[49] die Zahl der Drogenabhängigen nicht erhöht.

Die »Obrigkeit« hat ansonsten bisher nur vom grünen Tisch aus beobachtet und beschlossen. Sie schickt gleichzeitig die Polizei und Sozialarbeiter. Dadurch wird für alle Betroffenen Vertrauensbildung nur schwer möglich. Durch die Illegalität wird die Drogenbeschaffung zum einzigen »Job«, der zunehmend Angst und Druck erzeugt. Die Menschen an der »Front«, die Sozialarbeiter, äußern offen ihren Unmut über diese absurden Zustände: »Wenn Angst und Streß wegfallen würden, könnten wir ruhig mit den Leuten arbeiten und Wege suchen, ihr Leben menschenwürdig zu gestalten. Wir wären vermehrt in der Lage, an einer sinnvollen Prävention (Vorbeugung) zu arbeiten. Nur wenn die Leute ihren Drogenbeschaffungsjob aufgäben, können wir sie motivieren, in ein Arbeitsprojekt einzusteigen, und ihnen damit neue Möglichkeiten aufzeigen. Wir setzen uns für eine Liberalisierung von Drogen ein...«[50]

An der heutigen Drogenproblematik wird die ganze tragisch festgefahrene Situation des öffentlichen Lebens deutlich. Auf der einen Seite ist die Droge – neben dem Waffenhandel – ein ungeheurer Wirtschaftsfaktor, von dem ganze Länder leben und in den ganze Industriezweige, Diplomatie, Politiker, Beamte und Geschäftsmänner verstrickt sind. Das letzte Glied der Kette, der Drogenkonsument, ist aber ein *kranker Mensch*, der im Spannungsfeld der Gesetze und der medizinisch-sozialen Betreuung steht und zum Teil dazwischen zermahlen wird. Da man der Produzenten kaum habhaft werden kann, bittet man in doppeltem Sinne den »armen« Konsumenten zur Kasse, eigentlich den Unschuldigen, der für die perfiden Zerstörungspotentiale Gesundheit, Geld, soziales Ansehen und Leben büßen muß.

Auch dem Arzt, der oft auf unkonventionelle Art dem Süchtigen helfen möchte, sind durch die diversen Betäubungsmittelgesetze die Hände gebunden, oder er wird im Falle ihrer Nichteinhaltung selbst kriminalisiert. So mischt sich der Staat mit seiner gegen den

Kranken gerichteten Rechtssphäre, die ja *allen* Suchtmitteln gegenüber das *Gleichheitsprinzip* zu vertreten hätte, im Grunde unstatthaft in das freie Tätigkeitsgebiet der Medizin ein. Unstatthaft, weil eine Unterscheidung zwischen legalen und illegalen Drogen gemacht wird, wobei nachweislich mehr Menschen an den Folgen von Alkohol, Tabak und Schlafmitteln sterben als an Drogen. Damit soll den Drogen in keinster Weise das Wort geredet werden – im Gegenteil! Doch ist die Rechtssphäre eine andere als die geistige oder die medizinisch-psychologische.

Die ganze Drogengeschichte hat gezeigt, daß man die Sucht nur noch verschlimmert hat, wann immer man versuchte, sie durch Verfolgung und Verbote zu bekämpfen. *Sucht ist ein medizinisches und kein juristisches Problem!* Der Staat kann mit keinen Mitteln verhindern, daß sich Menschen betäuben wollen. Er kann nur versuchen, die Produktionskanäle zu stopfen und vor allem eine solche Prophylaxe zu treiben, daß den Menschen darauf der Appetit vergeht. Es gehört eigentlich in die Freiheit jedes erwachsenen Menschen, sein Leben mit oder ohne »Drogen« zu bestimmen, was ja heute in millionenfacher Weise mit den »legalen« Süchten passiert. Deshalb müssen unkonventionelle Lösungsversuche gefunden werden, um einem Süchtigen den Weg in die Menschengemeinschaft wieder zu ermöglichen und ihn nicht noch mehr zu isolieren und zu kriminalisieren. Auch ein Gefängnis ist letztes Endes keine »Besserungs-«, sondern höchstens eine »Verschlimmerungsanstalt«.

Das ökonomische Problem

Die bisherige Drogenpolitik ist auf allen Ebenen gescheitert. Drogenverbote bewirkten den rapiden Anstieg der Kriminalität; diese führten zu noch mehr Repressionen des Staates, woraus wieder mehr Kriminalität resultierte ... ein unheilvoller Kreislauf entstand. Was würde ein vom Staat nicht kontrollierter, freier Drogenmarkt für »Vorteile« haben? Solch ein Markt würde sich nach einer Weile nicht mehr von anderen Konsummärkten unterscheiden. Die

Drogenanbieter müßten untereinander konkurrieren, denn die Ausgangsstoffe sind in der Herstellung billig und reichlich vorhanden. Die Preise und damit die extrem hohen Gewinnspannen würden sinken.

»Im Falle eines freien Drogenmarkts bestünden dessen materielle Kosten für die Gesellschaft im wesentlichen in folgendem:

– Krankheitskosten, welche vom Drogenkranken nicht selbst getragen werden
– Ausfall von Beiträgen des Drogenkranken zum Sozialprodukt
– allfällige durch die Drogenkrankheit bedingte sonstige Folgekosten (z. B. im Drogenrausch verursachte Unfälle und dergleichen)
– Unterstützung, wenn der Drogenkranke in Armut fällt.

Dazu käme das immaterielle Leid, welche die Drogenabhängigkeit für den Kranken, seine Angehörigen und andere Mitglieder mit sich bringt. – Alle diese materiellen und immateriellen Kosten der Drogenabhängigkeit für die Gesellschaft unterscheiden sich nicht grundsätzlich von den gesellschaftlichen Kosten anderer Krankheiten, Süchte oder unvernünftiger Verhaltensweisen.«[51]

Der Drogenabhängige würde dann »nur« wegen der Sucht zur Randfigur der Gesellschaft und ein medizinisch-soziales Problem. Mit dem freien Drogenmarkt versteht es sich von selbst, daß keinerlei Werbung und gleichzeitig ein Maximum an Prophylaxe und Aufklärung gemacht werden müßte, um diese »Sozialseuche« in den Griff zu bekommen. Unvernünftige Verhaltensweisen kann man nicht mit Strafen ändern, sondern letztlich nur durch Vernunft.

Was bewirkt nun im Gegensatz dazu das totale Verbot? Die Preise werden vervielfacht, weil Produktion und Vertrieb mit hohen Risiken behaftet sind. Dieses führt zu monopolisierten und raffiniert strukturierten Verbrechersyndikaten mit ihren »Geldwaschanlagen«. Das Hauptrisiko wird von dort auf den Kleinhandel verlegt – die großen Fische sind selten zu bekommen. Die meist süchtigen Kleindealer aber brauchen Kunden, um viel Geld zu verdienen und noch ihre eigene Sucht zu finanzieren. Durch die bestehenden Gesetze werden die Abhängigen immer mehr ins Abseits gedrängt, müssen wegen der steigenden Preise immer mehr kriminelle Taten begehen, nehmen dadurch viel zu spät medizinische Hilfe in Anspruch und werden so für die Gesellschaft zu einer enormen Belastung – wir denken da auch an die vielen Aidsfälle. Da man »oben« fast nichts erreicht, muß man »unten« anfangen. »Wenn der Konsument straffrei ausgehen soll, so soll doch wenigstens der Verkäufer bestraft werden«, wird oft gefordert. Wovon aber lebt ein Süchtiger? Von der Beschaffungskriminalität, vom Drogenverkauf und von der Prostitution. Ihn muß man also aus dieser Zwickmühle befreien – durch ärztlich kontrollierte Gratisabgabe, wie es auch schon zum Teil geschieht. Dadurch würde zum Beispiel der Zugriff der Dealer auf potentiell Süchtige entfallen, denn die könnten sich an offizielle Stellen wenden. Es würde sich also nicht mehr lohnen, Menschen süchtig zu machen. Nach und nach würde dann auch den Großen der wirtschaftliche Boden entzogen. Die Gesellschaft könnte sich jetzt wirklich ernsthaft um die Drogenabhängigen kümmern. Es ist noch nicht bewiesen, ob die Drogensucht durch eine Liberalisierung wirklich ansteigen würde. Untersuchungen in Holland haben ergeben, daß sie nach Freigabe kurzfristig ansteigt, dann aber wieder abebbt. Obwohl es überall Alkoholika zu kaufen gibt, wird doch nicht jeder ein Trinker! Natürlich müßte neben einer solchen Handhabung eine Erziehung zur Drogenfreiheit parallel einhergehen.

Das juristische Problem

Menschen, die sich täglich mit der Drogenproblematik juristisch befassen müssen, wie der Schweizer Gerichtspräsident P. Albrecht aus Basel, beschreiben die bisherige Drogenpolitik als »Sackgasse«. Nicht viel anders sieht es in der BRD aus. Durch die Härte des Gesetzes den Kranken gegenüber sind viele negative Folgen entstanden. Die Rechtsgleichheit würde es erfordern, die »weichen«

Drogen genauso straffrei gelten zu lassen wie Alkohol, Tabak und Medikamente. Das betrifft, wie gesagt, nur die juristische Seite und hat nichts mit den tatsächlichen Gefahren zu tun, die an anderer Stelle behandelt wurden. Kritischer als bei vielen anderen Verfehlungen stellt sich daher die Frage der Strafe im Umfeld Droge, zumal bekannt ist, daß selbst Morddelikte durch Androhung der Todesstrafe keineswegs rückläufig sind. Die Rechtsprechung und Gesetzgebung muß also eingreifen, diese Problematik zu entschärfen, auch um den Ärzten und Sozialarbeitern eine freiere Hand für ihre oft ungewöhnlichen und unbürokratischen Handlungen zu geben, die aber gerade bei der Suchtbehandlung nötig sind. Eine vorhersehbare Folge solcher Maßnamen betrifft die geschäftliche Seite des Drogenhandels wie auch die Strafverfolgung. Ohne den Anreiz auf raschen und großen Gewinn würde der »Markt« auf Dauer zusammenbrechen, und die Gefängnisse würden von den zahllosen Drogenpatienten befreit, die ohne Aussicht auf Heilung ohnehin nicht dort hingehören. Die eigentlichen Dealer sind äußerst schwer zu fassen. Diejenigen aber, die wegen ihrer Drogensucht dealen müssen, kommen heute oft mit milderen Strafen davon. Die bisher repressive Drogenpolitik hat die »offene Drogenszene« erst geschaffen – als Wahrzeichen des juristisch-gesellschaftlichen Scheiterns. »Die Strafpraxis hat das bestehende Drogenelend in erheblichem Maß verschlimmert und ist dafür mitverantwortlich.«[52]

Dem Staat sind in der Verfolgung des Drogenkonsums reale Grenzen gesetzt. Er muß nun an humanitäre Maßnahmen denken, die dem abhängigen Kranken ein menschenwürdiges Dasein – oder auch Sterben – ermöglichen. Die Liberalisierung kann den Markt aber nicht aufheben, allenfalls entschärfen. Deshalb wird es entscheidend mit darauf ankommen, ob es gelingt, die Drogenfrage als eine gesellschaftliche Aufgabe zu vermitteln, denn ohne die Anteilnahme und Mitverantwortung des einzelnen wird dem Kampf gegen die Zähigkeit der Sucht und des Marktes kein Sieg beschieden sein können. Die Regierungen müssen auf diesem Sektor enger zusammenarbeiten. Nicht nur die Fachleute, sondern jeder ist gefragt, da es sich um eine Gesellschaftskrankheit handelt.

Solidarität ist auf allen Ebenen zu fordern. Man kann nicht eine auf Sucht gegründete Gesellschaftsordnung öffentlich verteidigen und dann die Opfer dieses Systems bestrafen. Je mehr wir von den Hintergründen der Stoffe, den Folgen, den kranken Menschen und den Milieus wissen und das den Menschen von klein auf bewußt machen, desto größer wird die Chance, die Drogensucht zu überwinden und wirksame Vorbeugung zu betreiben. Da juristische Gesetze mangels Zuständigkeit keine Lösung erkennen lassen, wird man, durch die Not belehrt, verstärkt von den geistigen Gebrauch machen müssen, um die Menschen wieder unter das Primat der Vernunft, das heißt des Geistes, zu stellen.

Drogensprechstunde

Konkrete Fragen und Antworten zum Thema

»Stolpern fördert« (GOETHE)

Nach Vorträgen und Seminaren vor interessierten oder betroffenen Zuhörern, Eltern, Lehrern und Schülern über die Drogenproblematik haben sich immer wieder bestimmte Fragen und Themenkreise ergeben, die ich im folgenden versuchen möchte zu beantworten. Auf diese Weise werden in Kurzform die wesentlichen Inhalte des Buches auch noch einmal dargestellt.

Wie kann man sich die Wirkung der Droge auf Körper und Seele vorstellen?

Jeder Stoff hat prinzipiell eine bestimmte Beziehung zum Menschen wie Fingerhut zum Herzen, Kamille zum Bauch. Die Gifte bzw. Drogen sind nun eine Art »mumifizierter Geist«, das heißt sie zerstören die Organe des Menschen und legen so auf unzeitgemäße Art Geistiges frei. Ob man das nun »Neuronenekstase« nennt oder »altes Mondenbewußtsein« (halluzinatorisches Bilderbewußtsein), ist gleichgültig. Wichtig zu wissen ist – besonders bei den Halluzinogenen –, daß nicht nur das Seelisch-Geistige herausgedrängt wird, was einem normalen Schlaf- bzw. Traumbewußtsein entspricht, sondern daß auch noch zusätzlich Lebenskräfte aus den Organen gesaugt werden, die dann das Bewußtsein zu Visionen oder Halluzinationen »auftreiben«. Dieses zusätzliche Verbrauchen der Vitalkräfte entspricht jedesmal einem kleinen Todesprozeß. Die Drogeneinnahme wird also zum »Tod auf Raten«. Der Tod des Fixers zum Beispiel ist nur das Integral aller kleinen Tode, sein Bewußtseinserleben immer eine Art »Schwellenerlebnis«.

*Können Sie noch einmal kurz erläutern, was man unter »Monden-
bewußtsein« versteht?*

Das bezieht sich auf ein Entwicklungsstadium in der menschlichen Evolution. Unter »Mondenbewußtsein« oder »Mondenkräften« versteht man all das, was den Menschen von der Erde weghe-
ben, ihn leibfrei machen möchte. Man denke nur im gewöhnlichen
Sinne an die Wirkungen des Vollmonds. Auch alle alte Magie, alle
Visionen, Illusionen, Phantasien, Verrücktheiten (im Englischen
»lunatic« genannt, vom Lateinischen »luna«, der Mond) fallen darunter. Es sind die geistigen Reste, die kosmische »Schlacke« aus der
Vergangenheit, die man mit bestimmten Methoden steuern und
wieder aktivieren kann, statt an das taghelle Bewußtsein, die
»Sonne« in uns, zu appellieren. Das Wesentliche bei den Drogen
ist, daß das Erdenbewußtsein, das klare Denkbewußtsein, das wir
unserem Ich verdanken und das als ein gewisser Höhepunkt in der
Menschheitsentwicklung angesehen werden kann, ausgelöscht
wird. Es findet ein Bruch zwischen der notwendigen Übereinstimmung von innen und außen statt, eine psychische »Entkoppelung«
zwischen Seele und Welt. Der Mensch sucht die Verstärkung der
Innenempfindungen, er genießt, wie zum Beispiel beim Haschisch,
die Affekte, gleichzeitig erlahmt damit aber sein Interesse für die
Welt und damit auch sein Wille. Er geht, wie der französische Dichter Baudelaire es einmal formulierte, »eine entsetzliche Ehe mit sich
selbst ein«. Während in der Pubertät dieser Zwiespalt ohnedies vorhanden ist und eigentlich überwunden werden müßte, verstärkt
Haschisch diese »Wunde« noch und führt so zu einer krankhaften
Fixierung an sich selbst und letztlich zu einer Schwächung des Ich.

Bezieht sich diese Darstellung auf alle Drogen?

Auf die klassischen Halluzinogene wie LSD, Haschisch und Marihuana sicher. Bei deren Einnahme werden ja aus dem Stoffwechsel
die Lebenskräfte herausgetrieben und dem Bewußtsein zur Verfügung gestellt. Der Mensch lebt dann in einer leibungebundenen
Sphäre. Bei den sogenannten Nervendrogen Crack, Kokain, Ice,

den synthetischen Drogen und sicher auch beim Heroin ist das umgekehrt. Da wird stärker das Gehirn bzw. das Nervensystem ausgeplündert, der Mensch wird überaktiv, »cool«, abgedichtet, bekommt Ideenkräfte, wird aber in sich verfestigt, verfällt dann dem Verfolgungswahn. Man könnte es als krankhafte »Überwachheit« bezeichnen.

Drogen hängen mit einer alten Form von geistigen Erlebnissen zusammen. Gibt es andere Formen?

Prinzipiell kann man sagen, daß bei den klassischen Drogen, die alle in religiöse Riten eingebunden waren, eine mehr unbewußte, unfreie, aus dem Organischen kommende Form des Geist-Erlebens stattfand, wie sie sich bei den Halluzinationen, Visionen, bei Psychosen und Fieberträumen auch einstellen kann und unter Drogeneinfluß heute einstellt. Es gibt aber auch die Möglichkeit, durch bestimmte Übungen wie Meditation und durch eigene Bewußtseinskraft zu geistigen, freien, organunabhängigen Geisterlebnissen zu kommen. Dieses übersinnliche Bild-Erleben nennt man dann »Imaginationen«. Die künstlich herbeigeführte Halluzination ist im Grunde somit »Nachäffung« eines freien, imaginativen Geist-Erlebens. Sie ist dann ein Surrogat, ein materieller Ersatz.

Wie ist die Wirkung von Haschisch auf den Menschen? Immer wieder hört und liest man, daß Haschisch angeblich für den Menschen nicht schädlich sei.

Es gibt überhaupt kein Gift, das nicht in irgendeiner Art für den Menschen schädlich ist. Auch die relativ harmlosen Genußmittel wie Kaffee, Tabak und Tee können bei Überkonsum schädigen. Die schädliche Wirkung von Haschisch ist schleichend, nicht so offensichtlich körperlich und seelisch ruinös wie die von Heroin zum Beispiel. Auch kommt es sehr auf die innere Stärke der jeweiligen Persönlichkeit an, ebenso auf das Alter und auf die Dauer der Abhängigkeit. Besonders katastrophal wirkt Haschisch in der Pubertät und davor, weil es die um diese Zeit vorliegenden »normalen« Labilitäten und Einseitigkeiten verstärkt. Der Blick des Jugendlichen wird immer mehr nach innen fixiert. Der eigene seelische Genuß überwiegt das gesunde Außeninteresse. Der Wille wird allmählich gelähmt, das ganze Wesen bekommt einen läppischen Zug, Apathie tritt auf und letztlich die Persönlichkeitsveränderung. Es kommt hier zu einer mehr seelischen Abhängigkeit. Besonders die polaren Gebiete Gehirn und Fortpflanzungssystem werden betroffen. Das Gift lagert sich im Fettgewebe ab und wird äußerst langsam abgebaut. Die Übertragung der Nervenimpulse in den sogenannten Synapsen wird gestört. Im Ganzen bekommt der Haschischraucher einen Charakterzug, der auch dem Harz entspricht: Er wird sozusagen klebrig.

Was ist körperliche, was seelische Abhängigkeit?

Beim Heroin steht die Wirkung des Stoffes im Vordergrund. Fällt der Stoff weg, gibt es heftige, schmerzvolle körperliche Entzugserscheinungen, die man entweder mit neuerlicher Spritze oder mit Ersatzstoffen wie Methadon und ähnlichem behandeln muß. Bei Haschisch oder auch bei Kokain steht die seelische Gewöhnung stärker im Vordergrund. Der seelische Entzug äußert sich meist in Depressionen oder innerer Antriebsschwäche, was dann zu erneutem Mißbrauch führt.

Gibt es sogenannte Einstiegsdrogen?

Ja und nein. Meint man, daß Haschisch oder Tabletten unabdingbar zu harten Drogen führen müssen, dann nein. Auf der anderen Seite können alle zunächst »harmlosen« Genußmittel zur Sucht führen, die Zigarette über das Haschisch zum Heroin, ebenso der Alkohol. Es kommt auf die Persönlichkeit selbst an. Viele Jugendliche probieren, bleiben »nur« bei Haschisch hängen oder hören von allein auf. Doch muß man auf der anderen Seite sagen, daß alle »weichen« Drogen eine Vorbereitung für die »harten« sind, da sie den Willen schwächen. Dadurch wird das Verlangen nach stärkerer Stimulation größer. »Heroin hält, was Haschisch verspricht.«

Wie erklärt sich die rapide Zunahme des Haschischgebrauchs unter den heutigen Jugendlichen?

Da liegen individuelle wie auch gesellschaftliche Gründe vor. Dazu gehört sicherlich zunehmender Leistungsdruck, ebenso die verbreitete Ansicht, daß man echte Lebensfreude nur als Konsument erfahren kann; dazu gehört auch das »Verschwinden der Kindheit« mit gleichzeitiger Angst vor dem Erwachsenwerden, des weiteren die Überintellektualisierung und vieles mehr.

Individuell stehen oft Angst, Verzweiflung, Depression, Lebensüberdruß im Vordergrund. In der Pubertät kommt das Gruppenbewußtsein bei gleichzeitiger innerer Vereinsamung hinzu. Man zieht sich zurück, während man sich im Grunde nach Zuwendung sehnt. Oft sind es Cliquen von Außenseitern, mit denen man sich identisch fühlt. Das Illegale gibt dann das Gefühl der Opposition gegen herrschende Strukturen. Nur das Verbotene ist in diesem Alter wirklich interessant. Die Droge erhebt einen dann über die Dinge, macht wirklich »überheblich«, aber auch gleichgültig. In solchen Fällen wird Haschisch wie ein Medikament empfunden, wie auch die Erwachsenen Beruhigungspillen, die »Sonnenbrille für die Seele«, nehmen.

Wie sieht denn eigentlich ein Einstieg in die Drogensucht aus?

Zuerst einmal folgendes: Eine Sucht entsteht nicht von heute auf morgen. Im Durchschnitt geht ein halbes Jahr des Probierens voraus. Die Stufen sind fast immer gleich: Schulstreß oder Familienprobleme, Liebeskummer, auch Identitätskrisen, massive Kontaktprobleme, Unzufriedenheit mit der Umwelt, also zunächst eigentlich ganz »normale« Erscheinungen in der Pubertätszeit. Dann ist auf einmal die Lücke da. Man ist »reif« für die Dealer, die auf dem Schulhof oder bei den Fêten erscheinen und meistens kostenlos den Stoff zum »Aussteigen« anbieten. Der junge Mensch wird somit enthemmt und bekommt erst einmal preisgünstig Haschisch, Crack, Heroin, bis er sich daran gewöhnt hat. Erst wenn die hoffnungslose Abhängigkeit erreicht ist, muß in jeder Hinsicht der volle

Preis bezahlt werden. Was dann kommt, ist bekannt. Die Beschaffungskriminalität mit dem totalen sozialen Zusammenbruch und die Prostitution.

Was Eltern und Lehrer besonders interessiert, ist die Frage nach den ersten Warnzeichen für die Sucht. Kann man sie mit der üblichen Aufklärung oder Information abwenden?

Nur zu informieren, aufzuklären oder gar zu moralisieren kann oft den gegenteiligen Effekt haben, kann Opposition oder Neugierde hervorrufen, wie wir das bei dem berühmten Buch und auch bei dem Film »Christiane F. – Wir Kinder vom Bahnhof Zoo« erleben konnten. Die Subkultur hat für den Jugendlichen etwas magisch Anziehendes.

Die ersten Warnzeichen oder Hilferufe sind oft ein übermäßiges Gesprächsbedürfnis, rastloses Umhertreiben, Aggressivität, aber auch Verstummen oder bei depressiven Phasen das Einschließen ins Zimmer. Manchmal sucht der Jugendliche auch durch Stehlen auf sich aufmerksam zu machen. Der Erwachsene reagiert dann oft aus Hilflosigkeit mit Strafen oder Abwenden. Achten Sie auch auf Ausdrücke aus der sogenannten »Szene«, die die Kinder vorher nicht benutzt haben (s. »Drogenwörterbuch«, S. 349).

Gibt es gewisse Kriterien, um eine eventuell später auftretende Sucht zu vermeiden?

Sucht ist eine Art Versklavung an einen Stoff oder eine Tätigkeit, die als seelischer Ersatz dienen, aber eben in rein passiver Form. Auch die Kaufsucht gehört dazu. Hat man endlich das Erstrebte, will man wieder etwas Neues, Teureres. Sucht hat sowohl mit Suchen als auch mit Flucht zu tun. Jeder Mensch sucht seinen Selbstwert, sucht Geborgenheit, Lebenssinn und -ziel, Bestätigung, Wärme. Entbehrt man diese Art seelischer Nahrung, greift man zu irgendeiner passenden Droge als Ersatzbefriedigung, zum Beispiel bei Liebeskummer oft zu Süßigkeiten, weil Kummer eben »sauer« macht, d. h. der Mensch zieht sich wie beim Schmecken einer

Zitrone seelisch zusammen. Der Ersatzstoff wirkt so anfangs immer beruhigend, stimmungsaufhellend und leistungssteigernd. Ein kurzes Glück, dem oft langes Leid folgt. Die wirksamste Prophylaxe beginnt schon vor der Geburt. Das Kind muß von Anfang an Geborgenheit erfahren. Die Eltern müssen sich immer bewußt sein, daß Liebesbedürfnisse nicht mit Schnuller oder Süßigkeiten gestillt werden können, Zärtlichkeit und Nähe nicht durch Fernsehen oder Kassetten ersetzt werden dürfen. Geschieht dies aber fortwährend, vereinsamt das Kind einerseits, gewöhnt sich aber auch daran, passiv zu genießen, statt aus seinen Phantasiekräften zu schöpfen, und sucht sich fehlendes Seelisches durch irgendeine Form von Materie zu ersetzen. Das ist einer der ganz wesentlichen Gründe für die Suchtbereitschaft.

Welche Rolle spielen die Eltern und die Umgebung des Süchtigen?
Die Eltern müssen als die am nächsten stehenden Partner des Jugendlichen unbedingt mit in den diagnostischen und therapeutischen Prozeß mit einbezogen werden, ohne ihnen in irgendeiner Weise immer die Schuld zu geben. Aber sie müssen gewillt sein, in Anwesenheit ihres Kindes offen und ehrlich auch ihre Fehler und Einseitigkeiten sehen zu lernen und daran zu arbeiten. So zum Beispiel der erfolgreiche »Übervater«, der nie Zeit hat, oder die niemals zärtliche »Übermutter« oder umgekehrt die erdrückende Mutter mit ihrer Überfürsorge (»overprotection«), aus der sich das Kind oft mit Hilfe der Drogen »abnabelt«; die oft zu hohen Leistungsansprüche in der Familie; eigene Alkohol- bzw. Tablettenabhängigkeit, erdrückende Familientabus. All diese Probleme herauszuarbeiten ist dann Sache des Therapeuten.

Oft bewirkt eine selbstverständliche Kleinigkeit Wunder: So sollte man das Kind einmal mit echtem Interesse fragen, was es stört, unter was es leidet, wo seine Bestrebungen hingehen, auch wenn dann alles noch etwas konfus klingt. Wahres Interesse ist schon ein Heilmittel! Der Mensch fühlt sich dadurch in seinem inneren Wesen bestätigt, er fühlt sich angenommen. Auch Verdrängungen müssen ans Licht gezogen werden. »Alles was ins Bewußtsein kommt, ist gut«, sagt Nietzsche. Auch ist es gut, Vertrauenspersonen aus der Verwandtschaft, zu denen das Kind ein gutes Verhältnis hat, heranzuziehen. Sucht führt ja zu einem allmählichen Herausfallen aus dem Menschenumkreis.

Wieweit spielen individuelle Gesundheits- bzw. Vererbungsverhältnisse eine Rolle?

Es gibt eine Unzahl körperlicher Schwächen, die zu seelischen Labilitäten führen, worauf die Droge dann zunächst wie ein Heilmittel empfunden wird. In den einzelnen Krankengeschichten tauchen oft schwere Zangengeburten auf, frühkindliche Hirnhautentzündungen, Kopfunfälle, schwere Nahrungsunverträglichkeiten, frühkindliches Erbrechen, Schlafstörungen, nächtliche Angst- und Unruhezustände, latente Psychosen. Das ist dann der »morsche« Untergrund für die Seele. In der Familiengeschichte fallen oft gehäufte Selbstmorde auf oder auch schwerer Alkoholmißbrauch, der noch über Generationen zur Suchtgefährdung führt und äußerst erbschädigend ist. Die Nachkommen sind neben möglichen körperlichen Schäden oft innerlich schwach oder verweichlicht.

Was macht man, wenn man die ersten Anzeichen der Drogeneinnahme beim Jugendlichen bemerkt?

Je früher man eingreifen kann, desto besser. Die idealste Zeit liegt im dritten Jahrsiebt, also zwischen dem vierzehnten und dem 21. Lebensjahr, da läßt sich Versäumtes noch nachholen. Am Anfang steht ja meistens die Neugierde oder die Verführung durch das Milieu, später folgt die Gewohnheit bzw. der Zwang, der mit dem totalen Ausstieg endet. Je länger der Drogenkonsum andauert, desto mehr zerstört er die Persönlichkeit und damit das Verantwortungsgefühl und Gewissen. Da die Droge wie ein Sog wirkt, muß bei Erkennen der Anfälligkeit am besten kurz- oder langfristig das Milieu gewechselt werden, um weitere »Ansteckung« zu unterbinden. Man sollte sich deshalb sofort mit einem Arzt oder Drogentherapeuten in Verbindung setzen und schauen, ob ein Ortswechsel möglich ist, bis das Kind wieder stabilisiert ist.

Wie kann man das praktisch umsetzen?

Weil sich der betreffende Jugendliche im Eltern- oder Schulmilieu nicht wohlfühlt und mit Hilfe der Droge aus der Situation »aussteigen« möchte, wobei er in dem entsprechenden Milieu der anderen Aussteiger noch zur Drogeneinnahme motiviert wird, muß eine Umgebung gefunden werden, die möglichst konfliktfrei und absolut drogenfrei ist und wo der Jugendliche sich nicht weiter in sich zurückziehen muß, wo er vielleicht durch körperliche Arbeit gefordert wird. Da muß man dann mit Hilfe des Therapeuten das geeignete Milieu suchen. Mal sind es Freunde oder Verwandte im In- oder Ausland, andere befreundete Familien, ein Bauernhof, die Möglichkeit einer längeren Reise, ein Aufenthalt im Kibbuz oder auf einer Farm. Das muß mit dem Kind und den Eltern besprochen werden. Haben Sie keine Angst, Ihr Kind einmal aus der Hand zu geben und die Schule zu unterbrechen. Radikallösungen sind manchmal die besten, was keinesfalls heißt, das Kind abzuschieben, sondern ihm zu helfen.

Was halten Sie von dem Konzept »Therapie statt Strafe«?

Der Süchtige ist ein kranker Mensch, ein Opfer, dem wir mit allen Mitteln helfen müssen, aus dem Teufelskreis herauszukommen. Manchmal kann der Konflikt mit dem Gesetz dazu beitragena, den Leidensdruck so zu erhöhen, daß er selbst aus dem Sumpf heraus will. Doch würde ich der Therapie den Vorrang geben. Mit Strafe allein wird kein Mensch besser. Aber im individuellen Fall kann sie motivieren, einen vernünftigeren Weg einzuschlagen.

Wie sieht es innerhalb eines Gefängnisses aus? Immer wieder hört man, daß es dort auch Drogen gibt?

Es gibt heute keinen Ort mehr, der absolut drogenfrei ist. Auch die Gefängnisse sind heute Umschlagplätze für Drogen, eine

»Szene« hinter Gittern. Die Drogen werden von den Gefangenen selbst, dem Besuch, den Wärtern und sogar süchtigen Rechtsanwälten reingeschmuggelt. Je länger ein Drogenpatient im Gefängnis sitzt, desto verdorbener und apathischer wird er. Eine von außen aufgezwungene Therapie ist aber auch wertlos, weil der Patient freiwillig, aus eigenem Bedürfnis von den Drogen wegkommen soll und nicht, um eine Strafe zu vermeiden.

Woran kann ich erkennen, ob mein Kind Drogen zu sich nimmt?

Das ist im Anfangsstadium gar nicht so einfach. Es gibt gewisse Anzeichen, die aber genausogut auf andere Hintergründe verweisen können. Ganz grundsätzlich möchte ich mit Nachdruck betonen: Eltern sind keine Polizisten oder Detektive, sondern Vertrauenspersonen, die nicht, wie ein Staatsanwalt, den Drogenkonsum nachweisen müssen. Ist also ein guter seelischer Faden da und keine Angst vor Repressalien, werden etwaige Anfälligkeiten oder Verhaltensänderungen ins Negative leichter bemerkt – außerdem kann man bei Verdacht die Dinge einfach ansprechen. Die Kinder sind oft offener, als man denkt.

Einige häufig vorkommende Kriterien möchte ich nennen: Plötzliche Überempfindlichkeit, auffallend scheuer Blick, starke Stimmungsschwankungen, zunehmende Apathie und Interesselosigkeit, Leistungsabfall, besonders in der Schule, Stehlen von Geld oder Wertgegenständen, starke Unruhe und häufiger Wechsel von Freundschaften, nächtliches unmotiviertes Ausbleiben, äußeres und inneres Zurückziehen.

Diese Symptome können auch »normale« Pubertätsstörungen sein, müssen aber auf alle Fälle ernst genommen werden. Je länger Drogen genommen werden, desto stärker wird die Wesensveränderung. Die Seele wird wie von Motten zerfressen. Denken Sie aber immer an die goldene Regel: Nicht mit Panik reagieren! Mit Ruhe und Besonnenheit an die Dinge herangehen, ohne Druck, Erpressung und Angstmacherei. Vertrauen ist *die* Voraussetzung zur Ehrlichkeit. Deshalb auch sofort Vertrauensper-

sonen einsetzen. Die Droge ist stärker als alle Formen von Moralpredigten.

Gibt es äußere Anzeichen der Drogeneinnahme?
  Ja! Zum Beispiel Haschischpfeifen, Dosen mit verdächtig kleinen
Pillen, Schnupfröhrchen für Kokain oder Heroin, Staniolbriefchen
zur Verpackung des Rauschgiftes, benutzte Löffel, in denen Heroin
über Kerzenlicht aufgelöst wird, Spritzen, Wattebäuschchen oder
abgezogene Zigarettenfilter, durch die das Heroin in die Spritze gezogen und »gereinigt« werden soll. Bei einiger Erfahrung sieht man
es auch an dem leblosen, nach innen gerichteten Blick des Jugendlichen und bemerkt an seinem ganzen Verhalten, daß etwas nicht
stimmt. Haschisch verursacht nach einiger Zeit gerötete Augen und
chronischen Schnupfen. Das kann aber natürlich ebensogut ein einfacher Katarrh sein. Sollte dieser jedoch trotz Behandlung nicht
verschwinden, muß man an so etwas denken. Beachten Sie auch
immer wieder auftauchende Wörter aus der Drogenszene, die Ihr
Kind vorher nicht benutzt hat (S. 349).

Gibt es noch weitere äußere Anzeichen?
  Bei Haschisch fällt manchmal unmotiviertes Lachen auf. Auch das
kann natürlich ganz harmlos sein. Aber nach Haschischgenuß werden oft regelrechte Lachanfälle beobachtet. Bei den »Trips« durch
LSD ist der Konsument geistig total abwesend, fixiert Gegenstände
über längere Zeit und redet verworrenes Zeug. Das Gleiche kann
aber auch im Stadium des totalen Verliebtseins vorkommen.
  Kokain macht hektisch, unruhig und führt zu unermüdlichem
Reden oder Tätigkeiten. Eine bisher nie dagewesene »Tempera-
mentsänderung« sollte uns jedenfalls skeptisch machen.
  Heroin verursacht auffallend enge Pupillen, vor allem sieht man
die berühmten Einstichstellen in den Venen. Bei Entzugserscheinungen treten Gänsehaut, starkes Schwitzen, Zittern, Durchfall,
Erbrechen, Appetitlosigkeit, Schlafstörungen, plötzliche Ängste
und möglicherweise Fieber auf.

Was ist zu tun, wenn wir entdecken, daß unser Kind schon tiefer in der Sucht darinnen steckt?

Jede Droge führt zu Erlebnissen, die man nicht miteinander teilen kann – man erlebt *seine* Wirklichkeit, in der man sich zunächst wohlfühlt. Der Jugendliche isoliert sich von der Welt und von den ihm nahestehenden Menschen. Ein Grundfehler der Eltern ist oft der, daß sie den Jugendlichen abends, wenn er unter Drogen steht, und man gut mit ihm reden kann, er auch einsichtig ist, durch Liebe und Sympathie belohnen. Morgens aber, wenn die Drogenwirkung nachgelassen hat und er meist aggressiv und mißgelaunt ist, bestrafen sie ihn dann mit Vorwürfen, Liebesentzug und Antipathie. Gerade dann aber braucht er Zuwendung und Verständnis! Die Eltern müssen also ihr Verhalten eigentlich genau umkehren.

Einige Grundregeln sind wichtig:[53]

– Lassen Sie sich nicht in den Sog der Droge mit hineinziehen! Ich kenne Eltern, die Hab und Gut verkauft und sogar mitgedealt haben. Dadurch macht man sich aber nicht nur strafbar, sondern stürzt das Kind nur weiter ins Unglück. Stellen Sie Ihr Leben selbstsicher und stark an die Seite des Kindes, damit die guten Vorbilder und Gedanken die negativen Kräfte langsam umpolen können.

– Haben Sie Geduld und Zeit, und lassen Sie trotz aller schlimmen Vorkommnisse den Gesprächsfaden mit Ihrem Kind nie abreißen.

– Ein Bild sollte auch in den schrecklichsten Zeiten immer in uns wachsein: Auch wenn noch soviele Kräfte aus der Tiefe den Drogenabhängigen herunterziehen wollen, unser Arm muß immer dasein, um den Ertrinkenden zu retten, ohne daß wir uns selbst aufgeben. Lassen Sie sich auf keinen Fall erpressen. Die Droge ist wie ein Dämon, der sich oft gegen die ganze Umgebung wendet und alles zerstören möchte. Hinter dem scheinbaren Haß des Abhängigen steckt oft unerfüllte Liebe. Eine gewisse Unerschütterlichkeit ist dabei jedoch notwendig, um das eigene Wesen zu schützen.

– Liebe ist oft Strenge. Betäuben Sie Ihr schlechtes Gewissen nicht damit, daß Sie Ihrem Kind alles geben. Aus Liebe muß man dem Süchtigen manche Dinge, auch Geld, entziehen, damit er durch eine gewisse Askese wieder gesund wird. Denn der da vor Ihnen steht, ist, bedingt durch die Drogeneinnahme, ein anderer.

– Nehmen Sie dem Kind nicht zuviel an Mühen ab, die es selbst bewältigen könnte. Unbequemlichkeiten setzen Willenskräfte frei, die man wiederum braucht, um von der Droge wieder loszukommen. Der unerschütterliche Glaube an das Wesen unseres Kindes und das Wohlwollen sind die wichtigsten Hilfen während der Fahrt durch den Sumpf, auch wenn sich zunächst kein Augenblickserfolg zeigt. Er wird sich später einstellen.

– Versuchen Sie auch, die verschütteten Begabungen des Kindes zu aktivieren, wie Hobbies, Musik, Theater, Lesen, usw.

Kann man die Drogensucht überhaupt bekämpfen?

Das äußerliche Bekämpfen ist sehr schwer, da der Süchtige unglaublich raffiniert ist. Ich habe diese Form des Bewußtseins als »Bauchhellsehen« bezeichnet. Die Drogeneinnahme ist nur ein Symptom für tieferliegende körperliche, seelische und soziale Probleme, die man ursächlich angehen kann.

Soll man denn einfach zusehen, wie ein Kind in die Droge abrutscht?
Soll man nicht die Polizei einschalten?

Man muß bei der Sucht verschiedene Stadien unterscheiden. Die Probier- bzw. Experimentierphase ist etwas anderes als die Phase des totalen Ausstiegs und des Besetztseins von der Droge. Man sollte am Anfang nicht mit Polizei und Druck arbeiten, weil dann die Widerstände und damit der Ausstieg noch verstärkt werden.

Nehmen Sie das als Grundregel: Wenn ein einzelner krank wird – und das heißt immer Isolation aus dem Ganzen –, dann müssen die gesunden Kräfte aus der Umgebung aktiviert werden. Verbietet man nur etwas oder entzieht es, und die menschliche Situation bleibt die gleiche, dann nützt das überhaupt nichts.

Wie steht es mit den Beratungsstellen?

In jeder Stadt gibt es heute Stellen, wo Sie sich Rat und Hilfe bezüglich der Drogenproblematik holen können. Auch gibt es bestimmte Elternkreise, die sich hier sehr verdienstvoll einsetzen (Adressenverzeichnis im Anhang, S. 363). Meistens sind die Eltern zu Beginn schockiert und hilflos und versuchen die Probleme zu verdrängen, wobei sie zu Überreaktionen neigen. Da ist eine Drogenberatungsstelle sehr geeignet, die Betroffenen erst einmal aufzuklären und vernünftige Strategien zu erarbeiten, eventuell eine ambulante Therapie oder eine Langzeittherapie. Lassen Sie den Kontakt zu Ihrem Kind keinesfalls abreißen. Schauen Sie, daß Sie sich nicht vom Tages- bzw. Nachtrhythmus des Drogenabhängigen beeinflussen lassen. Besprechen Sie alles offen, denn die Droge liebt das Halbdunkle. Beziehen Sie möglichst viele gutgesonnene Menschen mit in den Therapieprozeß ein. Wenn nötig – oder möglich, sorgen Sie für sofortigen Milieuwechsel, um die Akutgefahr zu bannen.

Wie sieht es aus, wenn Kinder in der Schule mit Drogen erwischt werden?

Diese Art von Verirrungen sind Symptome. Ein großer Teil unserer Jugendlichen hat schon Haschisch-Erfahrungen. Schlimm sind die Dealer, die sich heute vor den Schulen oder im Schulhof herumdrücken.

Ein Herauswurf aus der Schule stößt den Jugendlichen nur noch tiefer ins Elend. Eltern, Lehrer und Schüler müssen gleichzeitig Hilfe leisten. Die betroffenen Eltern müssen unterstützt werden. Besprechen Sie alles offen und lassen Sie das Kind nicht fallen! Ideal wären Vertrauenslehrer oder »Spezialisten« von außen, die sich mit den Problemen gut auskennen. Auch hier gilt: lieber das Kind einmal für einige Zeit aus der Schule nehmen, aber nach Drogenabstinenz wieder integrieren.

Man hört immer wieder, die Familie sei an allem schuld. Wie stehen Sie dazu?

Wir kommen mit dieser Art von Schuldzuweisung nicht weiter. Man könnte diese Behauptung auch ins Positive wenden: In der Familie liegt *die* Chance, wieder gesund zu werden. Denn ein Süchtiger ist vornehmlich seelisch krank. Die Familie oder auch die Drogentherapie muß eine Art sozialer Wärmehülle bilden, um den, der sich allmählich isoliert, sich selbst belügt und in *seiner* Welt lebt, wieder am Leben teilnehmen zu lassen. Dazu muß die Familie zusammenhalten, darf sich weder entzweien, noch sich mit in den Prozeß hineinziehen lassen. Sie muß ihr Leben verteidigen. Nehmen Sie Kontakt mit den Selbsthilfegruppen in Ihrer Stadt auf, den sogenannten Elternkreisen drogengefährdeter oder drogenabhängiger Jugendlicher.

Kann man in diesem Zusammenhang einige Grundregeln nennen, die betroffenen Familien helfen und sie stärken können?

Tugenden, die eine andere Haltung den Problemen gegenüber erzeugen und die, wenn man sie durchhält, oft von Erfolg gekrönt sind, sind folgende:

1. Geduld und Gelassenheit.
2. In dem Jugendlichen nicht nur einen Drogenpatient sehen, sondern ihm immer etwas mehr zutrauen und zumuten, um ihm Hoffnung zu machen, auch wenn er es im Moment nicht tun oder sehen kann.
3. Um das Kind kämpfen, aber nicht aus eigenem schlechten Gewissen seinen Wünschen dauernd nachgeben. Eindeutige, klare Positionen einnehmen, ohne hart zu sein.
4. »Alles für den Drogenkonsumenten, alles gegen die Droge.«
5. Anonymität aufgeben und mit anderen sprechen.
6. Für das Kind Bezugspersonen suchen, die sich oft im Freundes- oder Bekanntenkreis als »Wahlverwandtschaften« zeigen.
7. Sich mit der Drogenproblematik und dem ganzen Problemkreis intensiv beschäftigen.
8. Je gesünder das Leben in der Familiengemeinschaft wird, desto stärker ist der gesundende Einfluß auf das drogenabhängige Kind. Dafür müssen sich *alle* engagieren.
9. Erkennen, daß man in dem Augenblick nicht zu seinem Kinde spricht, wenn es Drogen genommen hat. Sagen Sie sich immer:

Sein eigentliches Wesen will nicht stehlen, betrügen oder hassen. Es ist nur eine fremde Macht in ihm. Diese Form von unegoistischer Liebe hat stark heilende Kraft.

10. Versuchen auch Sie, Ihre bürgerlichen Ideale von Leistung, Sauberkeit, Glück und Geld zu überdenken – und damit auch Ihre Ängste und Süchte. Beginnen Sie mit Ihrer Familie einen Dialog darüber, und lernen Sie, Positionen aufzugeben.

11. Hinter jeder Droge steckt in irgendeiner Form die Sehnsucht nach Geborgenheit und Liebe. Arbeiten Sie in dieser Richtung.

12. Machen Sie es Ihrem Kind nicht zu bequem. Überwindung von Hindernissen stärkt den Willen, auch wenn es im schlimmsten Fall die Polizei oder das Gefängnis ist.

13. Stellen Sie dem durch die Droge verursachten Sog ins Negative positive Dinge entgegen, die das Interesse am Leben wieder wecken.

14. Die Droge schafft immer künstliche, das heißt Scheinerlebnisse. Aktivieren Sie in der Familie und bei Ihrem drogenabhängigen Kind die Erlebnisse durch Kunst, Kultur, Natur, und Reisen.

Was können die Eltern konkret für Kleinkinder tun, um sie gegen eine eventuelle spätere Sucht zu wappnen?

Je mehr ein Mensch er selbst sein darf, desto geschützter ist er vor Verführung von außen, was wir ja später als Ichstärke bezeichnen. Die Kinder werden heute zu früh an das äußere Leben herangeführt, sind dadurch zwar »pflegeleichter«, aber auch labiler. Man muß sich mit der ganzen Entwicklung des Kindes und ihrer Gesetzmäßigkeiten befassen (s. S. 60) Das fängt schon im Mutterleib an. Wir kennen zu wenig die Entwicklung des Menschen. Stichworte: Zuwendung, Hülle, Wärme vom ersten Moment an. Dann eine gesunde Ernährung, die auch schon der frühzeitigen Zuckersucht vorbeugt. Dem Kind das »Recht« lassen, Krankheiten durchzumachen – vor allem die Kinderkrankheiten, damit es die Immunkräfte stärken kann. Das bedeutet vor allem Zurückhaltung beim Impfen. Mehr die aktiven als die passiven Tätigkeiten fördern. Körperliche Bewegung aktiviert den Eigenwillen. Die Sucht der Bequemlichkeit wird dadurch bekämpft. In der Pubertät, wenn das Gruppenbewußtsein erwacht, sollte man darauf sehen, daß das Kind sich einem positiven Verein anschließen kann, der ihm ein gesundes Gruppengefühl und Verankerung gibt. Es gibt ja Sportvereine, religiöse Gruppen, Pfadfinder usw.

Wird ein Drogenabhängiger je wieder gesund?

Man muß davon ausgehen, daß schon vor der Drogeneinnahme eine gewisse Labilität oder Krankheit in organischer oder seelischer Hinsicht vorlag. Diese wird noch durch die Drogeneinnahme verstärkt, auch werden Organe wie das Gehirn oder die Leber angegriffen und damit die Depression gefördert. Der ganze Mensch wird durch die Droge verschoben. Je länger er Drogen nimmt, desto stärker und chronischer wird diese Verschiebung. Auch nach Jahren der Abstinenz kann man diese Defekte, die wie seelische Narben sind, noch entdecken. Konkret gesprochen heißt das: Es bleibt eine latente Veranlagung vorhanden, deren sich der ehemalige Abhängige bewußt sein muß. Tut er immer etwas dagegen, kann er ein relativ normales Leben führen. Denken Sie nur an die »trockenen Alkoholiker«. Sie trinken zwar nichts, aber die Veranlagung zur Sucht ist vorhanden. Je früher man mit der Sucht beginnt, desto stärker werden die Entwicklungsstörungen, da sich auch die Persönlichkeitskräfte nicht richtig entfalten können. Oft brauchen diese Menschen dann ein Korsett von außen durch die Verhaltenstherapie.

Wie stehen Sie zur Freigabe oder Nichtfreigabe von Suchtmitteln?

Wir wissen, daß das ein sehr komplexes Problem ist, für das es keine Patentlösungen gibt. Wir haben einerseits die Süchtigen, die ihren enormen Stoffbedarf nur finanzieren können, wenn sie dealen oder kriminell werden. Auf der anderen Seite haben wir das kriminelle Milieu, das weltweit operiert und Milliarden umsetzt. Nun ist der Süchtige aber eigentlich krank, und wenn er Stoff braucht, ist er wie ein Rheumatiker, der seine Schmerztablette benötigt. Etwas gegen die Drogenmafia zu unternehmen, ist äußerst schwierig. Man muß differenziert vorgehen und nicht immer nur auf den Stoff schauen.

1. Eine Entkriminalisierung ist nur möglich, wenn man dem Süchtigen erst einmal einen stofflichen Ersatz anbietet.

2. Mit der staatlich kontrollierten Abgabe der Stoffe muß gleichzeitig ein soziales und seelisches Engagement verbunden sein.

3. Die sich zusammenballende Szene mit ihren Giftritualen muß unterwandert werden. Aber nicht durch die Polizei, sondern durch das Engagement der Bürger.

4. Man könnte sich eine Liberalisierung so vorstellen, daß es offizielle Anlaufstellen für die Süchtigen gibt, wo sie registriert und betreut werden. Ersatzstoffe wie Methadon sind zwar keine Garantie für Heroinfreiheit, doch nehmen sie erst einmal den entsetzlichen Leidensdruck und verringern Kriminalität und Prostitution.

5. Je mehr die Gesellschaft die Süchtigen integriert und damit schützt, desto machtloser wird die Drogenmafia.

6. Je früher man mit einer echten Aufklärung in Schule und Elternhaus beginnt, mit allen Konsequenzen, desto leichter wird die Behandlung später.

7. Man muß den Ärzten freie Hand geben, im Einzelfall individuell zu entscheiden – zugunsten des Süchtigen.

Was halten Sie von den Methadon-Programmen?

Die erwähnte Substanz ist ein künstliches Opiat, das als Ersatzstoff für Heroin gebraucht wird. Im Gegensatz zu Heroin macht es dicht und schließt ab, hat aber nicht die Wärmequalität des Heroins. Auch sind die körperlichen Entzüge oft schlimmer als die von Heroin. Wird zusätzlich aktiv seelisch behandelt und das Milieu saniert, kann Methadon den Ausstieg erleichtern, aber es ist keine

Wunderdroge. Manche nehmen es über Jahre oder bis zu ihrem Lebensende wie eine Krücke. Die große Gefahr ist, daß die Süchtigen dadurch stillgelegt werden – sie sind jetzt legal süchtig. Dadurch vergißt man aber eines der zentralsten Anliegen des Drogenkonsums: das Bewußtsein für die krankmachenden Kräfte in unserer Gesellschaft. Ansonsten wäre das stellvertretende Leiden des Süchtigen umsonst gewesen. Im Einzelfall kann eine Therapie mit Methadon sicher helfen.

Ist mit dem körperlichen Entzug die Drogensucht behandelt?
Keineswegs. Der körperliche Entzug ist nur eine Entgiftung. Passiert dann nichts weiter, verfällt der Mensch wieder den Drogen. Die seelisch soziale Stabilität ist wichtig. Ist der Süchtige in einem menschenfreundlichen Milieu, übersteht er den Entzug auch ohne starke Mittel.

Wann würden Sie eine Langzeittherapie empfehlen? Wie bringt man einen Patienten dorthin?
Überredungskünste und Zwang helfen nichts, auch wenn man zusehen muß, daß ein Mensch sich ruiniert. Der Patient muß freiwillig eine Therapie beginnen wollen. Dann kann man mit Hilfe des Arztes sich für die Langzeittherapie entscheiden. Der Hauptgrund der Einweisung ist der: Der Mensch kommt von allein und mit Hilfe seines Milieus nicht von den Drogen weg. Dann müssen Spezialisten herangezogen werden. Die Krankenkassen und Sozialämter übernehmen gewöhnlich die Kosten bei anerkannten Drogenheilstätten. Es gibt in Deutschland verschiedene therapeutische Einrichtungen, man muß prüfen, in welche der Patient paßt (Adressen im Anhang, S. 363). Es gibt nicht *die* Drogentherapie für alle. Man muß bei der Langzeittherapie mit mindestens ein bis zwei Jahren rechnen. Die Nachsorge ist fast noch wichtiger als die klinische Therapie.

Hat die Drogeneinnahme auch für das Dasein nach dem Tod eine Bedeutung?

Sicherlich wie alles, was wir auf der Erde tun und denken. Man sollte nicht von Schuld sprechen. An jedem einzelnen vollzieht sich ein Menschenschicksal. Der Leib wird durch die Droge wie von einem Vampir ausgeplündert, dadurch werden Lebenskräfte frühzeitig verbraucht. Der Mensch altert auf diese Weise schneller, entwickelt sich aber zugleich seelisch nicht richtig. Die Entwicklung des Ichs stagniert, der seelische Egoismus wird gefördert. Eine Art »Tiermenschentum« entsteht, immer auf der Suche nach »Nahrung«. Was nach dem Tode passiert, weiß ich nicht, doch Berichte von klinisch Toten lassen darauf schließen, daß es ein individuelles Erleben nach dem Tod gibt. So ist zu vermuten, daß es eine Qual sein muß, etwas seelisch zu begehren und nicht mehr den Leib und den Stoff zu haben, um es zu befriedigen.

Wie bekommen wir die Kinder heute aus der seelischen Isolation heraus?

Nur indem sich die Verhältnisse vom Kind zu den Eltern und Kindern zu den Lehrern, bzw. umgekehrt, verintensivieren. Die Kinder wachsen heute schon mit Weltangst auf, haben auch Angst vor dem Erwachsenwerden. Predigten helfen nichts, sie müssen positive Taten sehen und sich daran beteiligen können: bewußter Umgang mit der Natur und der Umwelt, eine sinnvolle, rhythmische Gestaltung des Tagesablaufs, bewußtes Feiern der Jahresfeste. Ich kenne ganze Klassen, die mit dem Lehrer zusammen umweltbewußte Taten vollbringen, indem sie beispielsweise Wälder aufräumen oder Bachbetten reinigen. Das schafft Leitlinien und gibt seelischen Halt. Ein Kind ist voll von Engagement, weil es noch an das Gute glaubt. Es fehlen heute eben wirklich positive Vorbilder.

Wenn Sie von Bildern sprechen, habe ich an dieser Stelle auch noch eine Frage zum Fernsehen. Man spricht heute schon von einer Bildersucht, und das Fernsehen wird als »Droge im Wohnzimmer« bezeichnet. Kann Fernsehen eine Droge werden?

Im Prinzip kann alles zu einer Droge werden, was von der Eigenaktivität abzieht und die Willenskraft schwächt. Eine Unterscheidung von legal und illegal ist willkürlich. Auch dem Spielen, dem Kaufen und sogar dem Arbeiten kann man so verfallen, daß man von einer Sucht sprechen muß, weil sie den Menschen versklaven. Man müßte das Fernsehproblem ausführlicher darstellen. Nur soviel: Je mehr Bilder man »frißt«, desto größer wird der Hunger nach weiteren Bildern. Eine »Bilder-Fettsucht« taucht auf, die sich im Unterbewußtsein des Seelischen ablagert. Alle sieben Jahre regeneriert sich unser physischer Leib, erneuert sich in gewisser Weise, die Bilder aber bleiben und bestimmen unsere Gemütsverfassung. Bilder mit zerstörerischen Inhalten sind wie Bakterien; sie zerstören nach und nach das Seelische und nachher auch das Körperliche. Dagegen kann man nur gesunde Welt- und Vorbilder setzen, die beispielsweise in den Märchen, Gleichnissen und guter Kunst enthalten sind. Es ist ganz wichtig für die Kinder, daß ihre Phantasiekräfte gepflegt werden. Fernsehen ist eigentlich wie eine Art Hypnose, es fördert die Gleichschaltung des Bewußtseins und macht die Seelenkräfte mechanisch.

Ist die heutige Drogeneinnahme ein noch nie dagewesenes Phänomen?

In dieser Art, auch was die Drogen selber angeht, den frühen Einstieg und die Verbreitung, sicherlich. Aber schon am Ende des Mittelalters, als die soziale Ordnung zerfiel, tauchte der Zusammenhang von Seuche und Sucht auf. Da waren es Alkoholismus und die Pest. Heute sind es die Drogen und Aids. Eine gewisse Parallelität drängt sich da auf.

Gibt es Zusammenhänge zwischen den Generationen untereinander – auch in bezug auf die gesellschaftlichen Bedingungen – und der Sucht?

Der Mensch ist zeitlich und räumlich kein isoliertes Wesen. Die Vorfahren vererben gute und schlechte Eigenschaften weiter, die oftmals erst Generationen später ans Tageslicht treten. Die seelisch-geistig-soziale Vergiftung vieler Menschen in den Weltkriegen und im Nationalsozialismus bleibt sicher nicht ohne Folgen für die späteren Generationen, zumal, wenn sie nicht aufgearbeitet, sondern verdrängt werden. Bewußt durchdrungen, werden diese Kräfte entgiftet. Auch wenn diese Dinge ab 1945 äußerlich verschwunden sind, so geht doch im kollektiven Unterbewußtsein der Menschen dieser Zerstörungsprozeß weiter. Die Seele und die Welt passen heute vielfach nicht mehr zusammen und müssen aus ganz anderen Kräften heraus geheilt werden.

Welche Bedeutung spielt die Religion als Drogenprophylaxe im Kindes- und Jugendalter?

Der Mensch ist nicht nur ein irdisch körperlich-materielles Wesen, sondern auch ein Wesen mit Seele und Geist. Heute herrscht auf allen Gebieten der Materialismus vor, der nur den physischen Aspekt des Menschen berücksichtigt. Wir brauchen aber auch von klein auf seelische und geistige Nahrung, und das sind Kunst und Religion. Der Mensch fühlt sich durch die Religion nicht nur sich selbst, sondern auch der Welt gegenüber verantwortlich, weil er an höhere Gesetze glaubt. Wahre Religion ist sicherlich eine wesentliche Hilfe und ein Schutz gegen außen.

Atheismus und Nihilismus sind zwei wesentliche Wurzeln der Selbstzerstörung.

Man spricht heute bei der Heroinproblematik oft vom » umgekehrten Opiumkrieg «. Was ist darunter zu verstehen?

Im 18. und 19. Jahrhundert hat Europa – besonders England –, den Chinesen das Opium gewissermaßen aufgezwungen und ist dadurch sehr reich geworden. Sucht und Geld sind ja eng miteinander verknüpft. Im 20. Jahrhundert haben dann die Auslandschinesen und ihre Syndikate den Spieß umgedreht. Es gibt aber noch eine andere unselige Verflechtung: Waffen- und Drogengeschäfte als Ausdruck von Technik und Rausch. Beide sind Zerstörungspotentiale, das eine für den Körper, das andere für die Seele.

Gibt es noch weitere Wurzeln für die massive Drogeneinnahme im 20. Jahrhundert?

Was im 19. Jahrhundert erfunden wurde (Morphium, Kokain, Heroin, Injektionsspritze usw.), hat im 20. Jahrhundert, dem eigentlich »vergifteten Jahrhundert«, intensive Blüten getrieben. Schon vor und während der Weltkriege gab es Drogeneinnahme, auch bei berühmten Wissenschaftlern und Künstlern. Diese haben die Drogen oft erst populär gemacht. Im letzten Drittel des 20. Jahrhunderts, in den sechziger Jahren, begann die eigentliche Drogenepidemie. Das Schlagwort war: Bewußtseinserweiterung. Das gilt vor allem für die Hippie-Bewegung. Aus Amerika wurde die nötige Ideologie geliefert. Es war die Zeit des inneren Umbruchs, der von der Nachäffung des fortschrittlichen Geistes, den Drogen, abgefangen wurde. Heute ist der Ruf nach Bewußtseinserweiterung verklungen und nur noch das bloße Dichtmachen oder »Antörnen« geblieben.

Was für eine Wirkung haben die Drogen auf das Seelische?

Unzählige Menschen werden nicht mehr von innen, sondern nur noch von außen bestimmt, wie eine Marionette. Generell könnte man sagen: Das Denken wird besetzt, das Fühlen gerät aus dem Gleichgewicht, und der Wille wird zerstört. Darin liegt auch der therapeutische Ansatz: Wie können Denken, Fühlen und Wollen wieder harmonisiert und mit der Welt verbunden werden?

Wann beginnt die Drogenabhängigkeit, und wie lange dauert sie im Idealfall durchschnittlich?

Die gefährdetste Zeit ist die Pubertät, die meistens auch das Einstiegsalter ist, also etwa ab vierzehn oder fünfzehn Jahren, oft auch schon früher. Die Pubertät ist ohnehin eine labile Zeit, in der die Seele zum erstenmal individuellen Anschluß an die Erdenverhältnisse sucht. Es gibt Situationen innerlicher und äußerlicher Art, durch die der Jugendliche ein Rückzugsmanöver beginnt: Da treten Magersucht, Freßsucht, Spielsucht, Drogen und andere Probleme bis hin zum Selbstmord auf. Die Droge ist dann wie ein »Tröster« und füllt die innere Leere aus. In dieser Zeit wird auch leicht nachgeahmt, denn es besteht in dieser seelischen Entwicklungsphase eine starke Gruppenabhängigkeit. Durch die Droge, zum Beispiel Haschisch, wird statt einer gesunden Hingabe an die Welt eine zu frühe Selbstfixierung erzeugt. Die Seele sucht sich aber gerade in dieser Zeit höhere Ideale. Der Jugendliche wird heute durch das Übermaß an Sex, Drugs und Rock 'n' Roll zu früh und ausschließlich an seinen Stoffwechsel-, Bewegungs- und Sexualpol gefesselt, also an seinen unteren Menschen. Die Haupteinnahmezeit der Drogen ist zwischen 14 und 28 Jahren, also in der eigentlichen seelischen Reifungszeit des Menschen. Da will sich die *gesunde* Seele eigentlich zunächst einmal grenzenlos erleben und kämpft gegen sämtliche Arten von Einschnürungen. Erkenntnis und Liebe, das heißt Hingabe, sind grenzenlos, Moralprinzipien und Gesetze aber Gefängnisse für die Seele. Mit illegalen Aktionen versucht der Jugendliche, diese Form der Einschnürung zu sprengen.

Gibt es Grundlinien bzw. Leitlinien für eine Drogentherapie?
Jede Therapie muß individuell sein. Die Drogensucht als Begriff ist eine Verallgemeinerung, doch gibt es gewisse therapeutische Schwerpunkte:

1. Die Seele muß wieder für die Weltereignisse befreit und die individuellen Ichkräfte müssen aktiviert werden. Das geht nur durch aktive Tätigkeit und Interesse für die Welt. Es muß der Wert des inneren und äußeren Lebens wieder entdeckt und der fatale Bruch zwischen innen und außen geheilt werden.

2. Ohne Werte und Ziele, das heißt Ideale, kann der Mensch nicht leben. Dadurch wird er auch sozialfähig. Drogenabhängige sind Egoisten. Das Milieu in der Therapie muß sich durch Selbstlosigkeit auszeichnen.

3. Die Droge führt, wie ich oben schon andeutete,
   a) zum Bruch zwischen Ich und der Umwelt,
   b) zur Isolation und Fixierung an sich selbst und

c) zum Stillstand in der seelischen Entwicklung. Wir haben so eine pubertierende Seele in einem Leib, der vielleicht schon 30 oder älter ist.

4. Die Folgen aus dem eben Ausgeführten sind spezifische Seelenstörungen wie Hysterie, Neurosen, Hypochondrie oder das Verwechseln von Denken und Fühlen, die man gezielt therapieren muß durch:

a) Gespräche gegen Angst, Scham und Depression;

b) Sinnvolle Tätigkeit gegen die Langeweile, die ja eine der Hauptverursacher der Drogeneinnahme ist;

c) Erweckung des Realitätssinns, zum Beispiel durch Beobachtungsübungen, Tagesrückschau usw.

Damit kann man den Illusionismus und die unrealen Seelenhaltungen bekämpfen.

Gibt es in der homöopathischen oder anthroposophischen Medizin medikamentöse Hilfen zur Suchtbekämpfung? Ich frage auch deshalb, weil ein Freund von mir noch immer unter den Nachwirkungen der LSD-Einnahmen leidet.

Sie meinen mit dem letzteren den bekannten »Flash«. Das kann man tatsächlich des öftern erleben, auch noch nach vielen Jahren. Neben der individuellen Therapie der Organe, zum Beispiel Leber und Wärmeorganismus, gibt es Möglichkeiten, den Körper schneller von der Sucht zu entwöhnen – der Patient muß aber aktiv mitmachen. Ohr-Akupunktur wird angewandt, Entgiftungsmittel wie Schwefel oder Birkenkohle, bestimmte Eisenverbindungen gegen Zwänge, auch das Meteoreisen, besonders aber homöopathisierte Bleiverbindungen gegen die steckengebliebenen Entwicklungskräfte (Blei fördert das gesunde Altwerden) und für das Herabdämpfen des seelischen Hungers nach Stoff, also das Dämpfen des Vegetativums. Blei macht von den rein vegetativen Kräften frei und fördert die geistige Entwicklung. Es ist ein Saturn-Metall. Außerdem hat es eine besondere Beziehung zur Wärme.

Inwieweit trägt die Gesellschaft an der Drogensucht eine Mitschuld?

Wer ist die Gesellschaft? Wir alle! Ich halte nichts von Schuldzuweisung. Die naturwissenschaftliche Entwicklung hat seit dem 15. Jahrhundert die Welt immer mehr von den Menschen entfernt. Heute spricht man von »Entfremdung«. Der Mensch ist dadurch auch sich selber fremdgeworden, hat seine Identität mit sich verloren. Ent-fremdung heißt ja soviel wie: Die Seele der Welt hat sich von der Seele des Menschen zurückgezogen und umgekehrt. Deshalb ist auf allen Gebieten eine Kulturtherapie nötig. Elternhaus und Pädagogik haben die Aufgabe, diesen Bruch zu heilen, was beispielsweise in der Waldorf-Pädagogik versucht wird. Wir müssen die Kinder auch wieder lehren, daß Leben nicht nur Lust ist, sondern auch Bewältigung von Schmerz und Leid, an denen man reifen kann. Mit der Drogeneinnahme wird ja gleichsam Schmerzlosigkeit gesucht als Ausdruck dafür, daß man die Erde nicht akzeptiert.

Sie sprachen von Sex, Drugs und Rock 'n' Roll. Daß es einen inneren Zusammenhang von Droge und Rockmusik gibt, wissen wir, welche Rolle spielt aber die Sexualität?

Unter Liebe wird heute oft nur noch Sexualität verstanden, also die rein leiblich-egoistische Seite der Liebe. Die Kinder werden, besonders durch die heutige Aufklärung und die Reklamen, dadurch zu früh auf ihren eigenen Leib fixiert und stehen zudem ständig unter Erfolgsdruck. Zur gesunden Sexualität gehört eine gewisse seelische Reife, sonst wird auch sie zur Droge und macht abhängig. In der Zeit der Pubertät fühlen sich junge Menschen oft mit ihren Träumen und Sehnsüchten alleingelassen. Der Leib mit der beginnenden Sexualität wird als fremd erlebt, gewissermaßen als Tabuzone. Scham und Unbeholfenheit sind aber normale Gefühle, die man verstehen und akzeptieren muß. Jungens müssen oft ihre Gefühle unterdrücken, weil sie hart sein müssen. Dadurch entstehen seelische Notsituationen. Jungens sind innerlich auch oft verletzbarer als Mädchen. Die erwachende Sexualität wird häufig als peinlich empfunden, weil der Junge körperlich, zum Beispiel mit Erektion oder nächtlichen Samenergüssen reagiert, während man auf die Menstruation der Mädchen liebevoll eingeht. Damit wird der Junge mehr zum Opfer der Sexualität, statt zum Beherrscher.

Aber auch ein Junge hat Gefühle! Werden diese nicht angesprochen, entsteht ein innerseelisches Vakuum. Die Jungen schließen sich dann, im Gegensatz zu den Mädchen, in Gruppen zusammen und finden dort erstmals Halt und Sicherheit. Cliquen sind aber auch nicht selten Brutstätten der Aggressivität. Unerlöste Gefühle kehren sich in Machtgehabe um. Wird im Jungen nicht auch noch das Gemüt angesprochen, verfällt er leichter ins Nur-Körperliche – er wird später ein »Bett-Mann«.

Was halten Sie von der Legalisierung von Haschisch?

Haschisch hat sich heute so weit verbreitet, daß es praktisch schon legalisiert ist. Es gibt kaum noch eine Party, wo es nicht angeboten wird. In Künstlerkreisen ist es mehr das Kokain. Sucht mit Polizeimethoden zu bekämpfen, war schon immer ein Fehlschlag. Der Kampf gegen die Droge ist, offiziell gesehen, schon verloren. Verbote erschweren wohl, fördern aber auch die Kriminalität.

Die Legalisierung entkriminalisiert, erleichtert aber natürlich auch den Zugang, das ist das Dilemma. Man sollte das Drogenproblem nicht nur vom Stofflichen, sondern mehr von der sozialen, psychischen und medizinischen Seite her sehen. Gesetze wie das Jugendschutzgesetz muß es bis zum Reifealter geben, dann sollte der Mensch so vernünftig sein, daß er sein Leben selbst in die Hand nimmt. Der Staat sollte da nicht eingreifen. Erst wenn die Zusammenhänge im Leiblichen, Seelischen und Sozialen aufgedeckt sind und die Menschen wirklich wissen, was sie sich mit den Drogen antun, wird sich vielleicht etwas ändern. Es wäre möglich, daß eine gewisse stillschweigende Legalisierung bei gleichzeitig lautstarker Ächtung und Aufklärung ein Kompromiß beim Haschischproblem ist. Die Legalisierung ist dann eine Notlösung, aber keine Verherrlichung oder Verharmlosung der Drogen.

Gibt es einen Zusammenhang zwischen Drogenkonsum und der Aidserkrankung?

Wir wissen heute, daß die meisten Drogen, sowohl Haschisch als auch Heroin und besonders Kokain, sehr immunschädigend sind. Besonders durch die Spritzen mit der gemeinsamen Nadel wird dann die Krankheit von einem Drogenabhängigen auf den anderen übertragen. Alle Gifte vermindern die Lebenskräfte, besonders die, die in den Träger des Lebens, das Blut, gespritzt werden.

Haschisch wird geraucht, geht mit der Atmung, der Luft, also über einen Umweg in das Blut. Die Luft aber ist der physische Träger der Seelenkräfte. Das Seelenleben wird somit manipuliert, »verklebt«, wie wir das auf seine Weise auch beim Tabak kennen.

Heroin und oft auch Kokain werden direkt ins Blut gespritzt. Das Blut und die Blutwärme aber sind Träger unserer Individualität. Durch das Heroin wird eine Art »Ersatz-Ich« geschaffen, der Leib somit von der eigentlichen Individualität wie abgespalten und ausgekühlt. Alles aber, was unser Ich schwächt, so daß unser Geistiges unseren Leib nicht mehr »wahrnehmen« kann (denn das Immunsystem ist so etwas wie ein Wahrnehmungssystem, das erkennen und »erinnern« kann), schwächt auch unsere Abwehrkräfte. Das Äußere, Zerstörerische nimmt dann überhand. Das Blut wird also krank, es wird zum »Viertelsleichnam«, wie Rudolf Steiner sich einmal in diesem Zusammenhang ausdrückte, wenn das Ich nicht richtig »gepflegt« wird.

Auf der anderen Seite wird auch durch übermäßige Sexualität die Lebenskraft des Leibes geschwächt. Denn die Sexual-Fortpflanzungskraft ist Vitalkraft. Durch eine seelenlose Betätigung wird auch hier der Leib von den Seelenkräften abgespalten, so daß die Ansteckung ermöglicht wird. Überall aber, wo etwas nicht mehr darinnensteckt, kann Fremdes, Parasitäres, hinein. Bei der Behandlung der Aidserkrankung müßten demnach die seelischen und geistigen Kräfte besonders aktiviert werden. Da gibt es bereits positive Erfahrungen in den USA.

Krankheiten sind oft dazu da, den Menschen vor seelisch-geistigen Fehlentwicklungen zu bewahren, damit er nicht Schaden an seinem eigenen Wesen erleidet.

Man kann bei der Aidserkrankung das Gefühl bekommen, daß ein Vakuum im Blut entsteht, die T-Zellen verschwinden. Unsere Schutzhülle, unser Ich ist zersplittert, Zerstörungskeime treten auf.

Was sind die Hauptprobleme während oder nach der Drogenthera-pie?

Eines der Hauptprobleme in einer Drogenklinik ist die Zusammenballung der gleichen Krankheitsbilder. Ich halte das für extrem ungesund. Diese Handhabung ist eine Krankheit unseres Gesundheitssystems. Welche Einseitigkeit ist zu bemerken, wenn jeweils nur Alte, nur Tuberkulöse, nur Krebskranke, nur Fixer zusammen sind. Man müßte die Krankheitsbilder mischen, damit sie einander ausgleichen. So haben wir gute Erfahrungen mit Fixern und gleichzeitig Körperbehinderten gemacht. Da werden auf natürliche Weise Mitleidskräfte aktiviert. Der Kranke darf nicht immer unter Seinesgleichen sein, sonst wird er stets aufs neue infiziert und hypochondrisch. Auch die schwachen Mitarbeiter werden durch die Einseitigkeiten aus dem Gleis gebracht. Ich habe das oft erlebt. Ein objektives Drogenwesen »inkarniert« sich an solchen Plätzen, eine giftige Atmosphäre entsteht.

Ein großes Problem nach der Therapie ist die Nachsorge, weil die Gesellschaft als solche ja auch nicht gesund ist, sie ist sogar vielfach »legal« süchtig. Wo gibt es Menschen, die einen noch labilen, ehemals Abhängigen stützen und begleiten? Für sie wird immer noch wenig Verständnis aufgebracht. Dabei sind diese Menschen oft äußerst sensibel. Welcher Arbeitgeber nimmt einen ehemals Drogenabhängigen? Wer hat heute noch so ein starkes Ich, um einem schwachen Menschen eine Zeitlang stellvertretend seine Ichkraft zur Verfügung zu stellen? Die meisten Abhängigen brauchen nach der Therapie oft noch jahrelang eine Begleitung. Es hängt ungeheuer viel von guter Nachsorge ab, damit der Patient sich wieder richtig in die Lebensverhältnisse eingliedern kann.

Was können die Therapeuten tun, um nicht von den Giftwirkungen der Patienten ausgesaugt zu werden und um ihre Kräfte zu stärken, da die Arbeit ja enorm auszehrend ist?

Das Bewußtsein, die tiefere Erkenntnis der Zusammenhänge, hat immer eine heilende und entgiftende Funktion. Je mehr man von einer Sache versteht, desto mehr kann man sie verobjektivieren, also sich vom Leibe halten. Denken Sie an die Ärzte, die ja täglich der Möglichkeit begegnen, angesteckt zu werden.

Die Therapeuten müssen demnach mehr von den übersinnlichen Wirkungen der Drogen wissen. Das sind ganz objektive, geistig negative Kräfte, die wie Vampire aussaugend wirken und den Menschen eigentlich besetzen. Man kann das an sich selber spüren. Im therapeutischen Kollegium müssen ganz *selbstlos* Liebekräfte und Interesse entwickelt werden, denn beides hat der Drogenabhängige nicht. Die Kollegen dürfen sich nicht in den Rücken fallen. Dadurch schwächt sich die Seele eines Kollegiums. Ganz wichtig ist es, die Jahreszeiten und die Jahresfeste bewußt zu machen und zu feiern, denn religiöse Handlungen sind eine stark wirksame Kraft.

Der folgende Wahrspruch von Rudolf Steiner kann als eine gemeinsame innere Kraftquelle erarbeitet oder vom einzelnen meditiert werden.[54]

»Die ihr dies Haupt durchstrahlt mit Tatenstärke,
Erweist euch bald in rechtem Weltenwerke.
Ertötet kühn des Widersinns Bedrängnis,
Veredelt der Begierdegluten finstre Wucht,
Entführt sein Wesen geistigem Verhängnis.
Vier sind die Wege menschlicher Sucht,
Entreißet die der kränklichen Umfängnis.
Besiegt des Sinnenfeuers Stöhnen,
Erleuchtet, was in Lust erstirbt.
Beseelt wird euch entgegentönen,
Was Kraft für Ewigkeiten wirbt.
Versucht des Weltenwirkens Streben,
Erwecket ihn zu gnadenvollem Leben.«

Es ist eigentlich eine Art »Suchtspruch«, der mit den Willenskräften, der Moralität und dem Licht zu tun hat, das die Finsternis vertreibt. Dabei wird auf etwas Wichtiges hingewiesen: auf das selbstlose, unpersönliche Weltenwirken und Streben, auf Tat und Stärke und auf die Arbeit an der Welt, die das Ich stärkt. Alles moralische Wollen auf der Erde ist Stärkung des Ich. Gegen den negativen Geist der Droge muß man den heilenden Geist, der aus der Selbstlosigkeit kommt, entwickeln, sonst wird die Drogenklinik eine Brutstätte negativer Kräfte. Ist der Therapeut innerlich gestärkt, hat dies eine Wirkung auf den Patienten, der im gewissen Sinne auch »hellfühlend« ist. So erfüllt sich ein heilpädagogisches Gesetz.

Ist Alkohol nicht auch eine gefährliche Droge? Wann beginnt hier eigentlich die Sucht?

Selbstverständlich ist Alkohol auch eine Droge, die Volksdroge Nummer eins, die den Körper ruinieren und das Bewußtsein verändern kann, wenn dies auch allgemein nicht so gesehen werden will, weil alles das, was viele oder alle tun und an das man sich gewöhnt hat, als harmlos angesehen wird. Wir haben in der BRD etwa 2 Millionen schwere Alkoholiker, alle Berufsschichten eingeschlossen. Die Erbschädigung über Generationen ist enorm. Das Egoerlebnis, das die Menschen heute vielfach nur in ihrem niederen Wesen finden können, wird verstärkt. Sucht beginnt da, wo der Mensch auf eine Substanz angewiesen ist. Er braucht sie für gewisse Erlebnisse, die er nicht selber erzeugen kann. Die Übergänge sind fließend, auch kommt es auf die Stärke des Charakters an.

Der langsame Zerfall des Ich beim chronischen Alkoholabusus kann gut studiert werden: Unzuverlässigkeit, Gedächtnislücken, Zerfall der Moral und Selbstüberschätzung treten auf. Der Jugendliche darf nicht zu früh Alkohol trinken, sonst kann er seine Ichkräfte nicht gesund entwickeln. Die Abstinenz der Erwachsenen ist das beste Vorbild, die Kinder zum Nichtalkoholiker zu erziehen.

*Mich interessiert der Zusammenhang von Drogen und Schwanger-
schaft. Was sind die späteren Folgen?*

Alle Gifte, auch das Nikotin zum Beispiel, wirken schädigend
auf das ungeborene Leben. Besonders in den ersten drei Monaten ist
das ungeborene Kind gefährdet, weil da die Organe veranlagt werden. Aber auch später ist selbstverständlich mit Schädigungen zu
rechnen. Seien Sie sich auch im klaren darüber, wie schädigend es
ist, wenn ein Kind im betrunkenen Zustand gezeugt wird.

Heroin und besonders Crack wirken in der Schwangerschaft katastrophal. Die Säuglinge kommen dann schon süchtig, das heißt
mit Entzugssymptomen zur Welt und müssen mit Ersatzdrogen
entwöhnt werden. Sie haben sicherlich auch von den in den USA
geborenen »Crack-Babies« gehört. Diese haben auch die verschiedensten Organmißbildungen.

Auch wenn sich die Wirkung mancher Drogen nicht unmittelbar
zeigt, so muß man doch mit Langzeitwirkungen über Generationen
rechnen. Auch von Haschisch weiß man, daß es keimschädigend
wirkt.

*Können Sie Hinweise geben, was Erwachsene tun oder besonders
pflegen müssen, um den Jugendlichen einen stärkeren Halt in sich
selber zu geben, der sie dann auch vor Versuchungen bewahrt?*

Außer dem schon Gesagten denke ich, müßte man den Schwer-
punkt heute besonders auf die Kräftigung der Seele, des Gemütes
legen, denn die Drogeneinnahme resultiert ja gewissermaßen aus
einer Gemütsarmut. Die Seelenmitte ist zu schwach. Damit ist das
Wollen gemeint. Der Mensch fühlt sich aber auf der Erde nur wohl
und damit gesund, wenn eine gewisse Übereinstimmung zwischen
ihm und seiner Umgebung herrscht: Dann wird es ihm »gemütlich«. Die Jugendlichen werden heute jedoch massiv von den leb-
haftesten Eindrücken, Bildern, Tönen, Informationen und Problemen überschwemmt, die sie weder einordnen noch verstehen können. Das erdrückt und überfordert sie und macht Angst. Wir als
Erwachsene müssen viel mit ihnen sprechen, das Gespräch sogar

pflegen, damit sie von ihren inneren Sorgen reden können, sich auch ernst genommen fühlen, und wir gemeinsam mit ihnen die inneren und äußeren Zusammenhänge zu klären suchen. Das befreit und setzt Willenskräfte frei. Die Dinge müssen in die Klarheit des Bewußtseins und damit ins Allgemein-Menschliche gebracht werden. Äußerlich wirken die Kinder oft viel reifer, sie sind es aber innerlich noch nicht. Wir lassen sie zu früh mit sich allein und muten ihnen seelisch zu viel zu. Man müßte sie leiblich mehr belasten. Das stärkt den Willen, weil man sich überwinden muß. Die Kinder brauchen die Erwachsenen, auch die Lehrer als Freunde und Vertraute. Das hat nichts mit Anbiederei zu tun.

Muß man als Elternteil oder Freund Drogen nehmen, um einen Drogenabhängigen zu verstehen?

Nein! Die Droge besitzt keine allgemeingültige, objektive Wirkung. Dazu gehört die individuelle seelische Verfassung. Manche spüren beim Haschisch oder Kokain überhaupt nichts oder reagieren mit Ekel. Sie kennen ja auch die unterschiedlichen Wirkungen beim Alkohol. Muß ein Arzt denn zum Beispiel Krebs gehabt haben, um den Krebs zu heilen und zu verstehen? Die Droge ist wie der Schlüssel, der für das innere Schloß, das heißt den seelischen Defekt, paßt. Letzteren muß man verstehen lernen.

Was versteht man unter der »Szene«?

Die Drogenszene ist der Ort, wo sich die Süchtigen aufhalten und wo mit Drogen gehandelt wird. Es ist ihre »Heimat«, die ihnen Schutz und gewisse Beziehungen schafft. Manche dieser Orte wirken wie eine Kolonie von Aussätzigen. Es ist schwer, den Süchtigen von dort loszubekommen und ihm eine entsprechende Ersatzheimat zu bieten. Denn »draußen« erwarten ihn oft Gerichtsvollzieher, Richter, Rechnungen oder Polizei. Da bleibt er natürlich lieber in der »Geborgenheit« der Szene.

Gibt es Möglichkeiten, Drogen im Urin nachzuweisen?

Ja! Jedes größere Labor verfügt heute über entsprechende Methoden. Manche Therapieeinrichtungen machen regelmäßig Stichproben nach dem Motto: Vertrauen ist gut, Kontrolle ist besser. Ich setze mehr auf Beobachtung und Vertrauensbildung. Hat man ehemalige Patienten als Mitarbeiter, so haben die eine feine Nase, daß sie es bemerken. Drogeneinnahme ist ja eine Krankheit und keine Bösartigkeit, die bestraft werden muß. Hat der Patient wieder Drogen genommen, muß man ihn nach den seelischen Ursachen befragen und behandeln.

Wie hoch ist die Erfolgsquote bei der Heilung der Drogenabhängigkeit?

Im Durchschnitt sehr niedrig. Es kommt darauf an, was man unter Erfolg versteht. Es gibt Rückfälle während und nach der Therapie, die aber ein Zeichen von Besserung sein können. Auch der, der das Rauchen schon aufgegeben hat, kann noch einmal an der Zigarette ziehen und dann merken, daß das nichts mehr für ihn ist. Das Problem sind heute die psychisch kranken Jugendlichen, bei denen sich die Droge gleichsam nur aufgepfropft hat. Sie vagabundieren oft zwischen der Psychiatrie und einer Drogenklinik. Für sie müssen Extra-Plätze geschaffen werden. Ich kenne Patienten, die schon seit vielen Jahren in solchen Einrichtungen leben. Auch hier ist die Nachsorge äußerst wichtig. Wie kann ein Mensch gesund werden, wenn seine Umgebung krank und lieblos bleibt? Es gibt aber auch Einrichtungen mit hoher Erfolgsquote, weil die Nachbetreuung sehr gut ist.

Gibt es ähnlich wie Waldorfschulen und heilpädagogische Heime auch anthroposophische Einrichtungen für Drogen- bzw. Alkoholabhängigkeit?

Ja es gibt einige Therapiestätten für Drogenabhängige (Adressen s. Anhang), aber, soweit ich weiß, keine speziellen für Alkoholismus.

Spielt die geschiedene Ehe eine Rolle für die Entstehung der Drogen-sucht?

Die Ehescheidungstendenz ist ja heute auch etwas Epidemisches und ein Signum unserer Zeit. Natürlich verliert ein labiles Kind einen wesentlichen Halt, wenn die Eltern auseinandergehen. Die Kinder reagieren jedoch im allgemeinen sehr individuell. Es gibt Situationen, da werden die Kinder bei der Scheidung zwischen den Eltern zerrieben. Da denke ich, daß das sicher ein Mosaikstein für die Drogeneinnahme sein kann. Schaffen es die Eltern aber, das zu vermeiden und sich weiterzuentwickeln, ist das eine Hilfe für die Kinder. Untersuchungen in Amerika haben gezeigt, daß die Kinder geschiedener Eltern oft besser gedeihen, wenn die Partner sich freier entwickeln können und sich wieder mehr um ihre Kinder kümmern, da sie nicht mehr im Ehealltagskrieg aufgerieben werden. Das ewige Unglück in einer Ehe ist oft schlimmer für das Kind als die geklärte Situation nach der Scheidung. Doch hängt natürlich alles davon ab, wie der Erwachsene damit umgeht und das Kind an den Prozessen beteiligt.

Gibt es eine Prognose für die Drogenentwicklung in der Zukunft?

Die Zukunft sieht – ob mit oder ohne Legalisierung – nicht hoff-nungsvoll aus. Die billigen synthetischen Drogen, die jeder Che-mielaborant herstellen kann, finden immer mehr Verbreitung. Da-durch wird man von den internationalen Märkten unabhängig. Es gibt heute schon künstlich hergestellte Stoffe wie Speed, Crack und Ice, die viel stärker und schneller als Heroin wirken. Ich glaube, die Zukunft liegt in den sogenannten Nervendrogen, die überaktiv, überwach und »übermenschlich« machen. Sie stehen unter dem Motto: »Live fast, die young« (Lebe schnell, stirb früh).

Glauben Sie, daß die Drogensucht, die ja wohl mit der ganzen ge-sellschaftlichen und materialistischen Entwicklung der Menschheit zusammenhängt – man spricht auch von einer Entwicklungskrank-heit des Materialismus – einmal überwunden sein wird?

Ich glaube das schon. Wir leben ja in einer gewissen Schwellen- bzw. Übergangssituation. Manche Menschen schieben das dem Beginn des sogenannten »Wassermannzeitalters« zu, wo alte Werte und Formen zerbrechen, der Mensch haltlos wird und einen neuen Halt aus sich selbst schaffen muß. Den findet er aber nur, wenn er sich als ein geistig-übersinnliches Wesen erfährt. Dieses Wissen muß heute in alle Kulturgebiete eindringen. Die Wissenschaft vom Geiste ist wie ein Heilmittel. Man könnte die heutige Situation bis in die Krankheitssymptome als Kampf um das menschliche Ich bezeichnen. Die Droge ist ein Symptom dafür, daß der Mensch eigentlich Geistiges sucht in der gegenwärtigen Zivilisation, aber nicht findet. Das mag alles ganz unbewußt sein. Er betäubt seinen Schmerz, seine Sehnsucht mit allen möglichen Mitteln – bis zur Reisesucht. Eine echte Verchristlichung unseres Wesens und unserer Kultur wäre, so meine ich, langfristig die Rettung. Das geht nicht ohne die Kenntnis des Übersinnlichen und deren praktische Umsetzung. Insofern sehe ich in der anthroposophisch orientierten Geisteswissenschaft und ihren Früchten in der Landwirtschaft, Pädagogik, Sozialwissenschaft und ihrer Esoterik, die bis in den Alltag geht und nicht lebensfremd macht, eines der wesentlichsten Heilmittel gegen die Droge. Auf eine Kurzform gebracht könnte man sagen: Die Drogensucht ist eine Entwicklungskrankheit einzelner Menschen und letztlich der ganzen Menschheit im 20. Jahrhundert und eine der sichtbar gewordenen Folgen materialistischer Denkgewohnheiten. Sie wird überwunden werden, wenn die Menschheit in sich das Welten-All und im Welten-Ganzen die Menschheit wiederfindet. Wenn sie die Seelen*krankheit* des Atheismus, das Seelen*unglück* der Christusverleugnung und den furchtbaren Seelen*irrtum* (der allmählich zu epidemischen Irrsinnskrankheiten führt) der Geistverneinung überwunden hat, dann wird sie aus sich heraus an Leib, Seele und Geist ihre ausschließliche Versklavung an den Stoff und damit den Seelentod besiegt haben. Denn: »Dem Stoff sich verschreiben, heißt Seelen zerreiben. Im Geiste sich finden, heißt Menschen verbinden. Im Menschen sich schauen, heißt Welten erbauen« (R. Steiner).

Das erste ist Finsternis für die Seele. Das zweite sind Kräfte des Lichtes. Bei letzterem entwickelt die Seele Liebe, die ja etwas Heilendes, Zukünftiges und Erbauliches besitzt.

Zusammenfassung

> *Mephistopheles:*
> *Errat mal wohl, wonach du strebtest?*
> *Es war gewiß erhaben kühn.*
> *Der du dem Mond um so viel näher schwebtest,*
> *Dich zog wohl deine Sucht dahin?*
> *Faust:*
> *Mitnichten! Dieser Erdenkreis*
> *Gewährt noch Raum zu großen Taten.*
> *Erstaunenswürdiges soll geraten,*
> *Ich fühle Kraft zu kühnem Fleiß.*
> *Mephistopheles:*
> *Und also willst du Ruhm verdienen?*
> *Man merkt's, du kommst von Heroinen.*
>
> (GOETHE, FAUST 2. TEIL, 4. AKT, HOCHGEBIRG)

Es ist interessant zu bemerken, wie Goethe in diesem Dialog die hier charakterisierte Situation in einen Zusammenhang stellt, der auf Mond, Sucht und Heroinen verweist.

Trotz der Vielfältigkeit seelischer und sozialer Ausnahmesituationen vor, während und nach der Einnahme von Drogen, die entweder nur kurzfristig ausprobiert werden oder langsam in eine Abhängigkeit führen, sind sich die meisten Drogenexperten über gewisse seelische Grundmuster einig. Diese können entweder einzeln oder kombiniert auftreten.

Die Drogeneinnahme bis hin zur Sucht verweist auf eine *seelische Entwicklungskrankheit,* deren akute Phase in der Zeit der seelischen Ausreifung zwischen 15 bis 27 Jahren zu beobachten ist.

Es haben sich heute durch Langzeitbeobachtungen gewisse, durch Drogen gefährdete Gruppen herausgebildet, die entweder nur kürzere Zeit konsumieren oder über längere Zeit abhängig, also richtig süchtig werden. Das möchte ich an dieser Stelle noch einmal betonen: *Drogeneinnahme muß nicht unbedingt zur Sucht führen!*

Folgende Gruppierungen können unterschieden werden:

1. diejenigen, die aus Neugierde, Protest, Verführung oder auch aus Modegründen Drogen einnehmen. Sie geraten selten in eine ernstere Abhängigkeit;

2. Menschen, die mit nicht zum Ausbruch kommenden, psychischen Krankheiten leben. Sie nehmen die Droge als »Selbsttherapie«;

3. solche mit neurotischen Seelenschwächen, die im inneren »Glassarg« sitzen und ihre Spannungen, Ängste und Affekte ausgleichen wollen;

4. jene mit länger andauernden familiären, schulischen oder sexuellen Problemen;

5. ferner Menschen, die einen Hunger nach außergewöhnlichen Erlebnissen haben, zum Beispiel Künstler, aber auch Suchende, die sich von den Drogen »Einsichten« in andere Daseinsbereiche erhoffen;

6. die normal Labilen in der Pubertätszeit, die, durch ein stark beeinflussendes Milieu verführt, durch die Drogen in eine seelische Fehlentwicklung geraten, welche ohne das Gift nicht passiert wäre. In diesem Zusammenhang ist es auch interessant zu wissen, daß diese Gefährdeten schon früh in irgendeiner Art sich ausgestoßen fühlen, isoliert sind und leicht wegen ihres Verhaltens von der Umgebung als Sonderlinge angesehen werden. Einige von ihnen sind wie »heimatlose Seelen«, die offensichtlich ihre Sehnsucht nicht stillen können. Die Droge ist dann ihr Kommunikationsmittel in der Clique, der »Pseudogemeinschaft«.

In den meisten Fällen kann man bei der echten Sucht drei Phasen unterscheiden, die auch schon auf eine andere Art in dem vorliegenden Buch dargestellt wurden:

1. die *Vorbereitungsphase* durch seelische Schädigung in der Kindheit aufgrund mannigfacher negativer Einflüsse von außen, die nicht aufgearbeitet werden;

2. die darauf folgende *Einstiegsphase* mit der Verführung im Milieu und den ersten positiven Rauscherfahrungen (Abdichtung, Nachlassen von Angst und Spannung, Gleichgültigkeit gegen Druck von außen, Geborgenheitsgefühl, Glück, Wärme), die vermeintliche Ichstärkung, die Ablösung von den Eltern (sehr wichtig!) und

3. die sogenannte *Verzweiflungsphase* mit allen Konsequenzen der Isolierung, des immer stärker werdenden Rückzugsmanövers; die Beschaffungskriminalität, die langsame Selbst-Vernichtung – der moderne »Aussätzige« ist entstanden.

Standen früher vielleicht noch »edle« Motive hinter der Drogeneinnahme – wir denken an die Hippies oder oppositionelle Gruppen, bei denen der Stoffkonsum meistens nur auf eine Substanz beschränkt war –, so finden wir heute immer häufiger die »Polytoxikomanen«, die wahllos alle Sorten von Drogen nehmen mit dem einzigen Verlangen, »angetörnt« oder dicht zu werden. Der ohnehin schon krankhafte Seelenboden wird noch weiter geschädigt, die Seelenkräfte von Denken, Fühlen und Wollen weiter chaotisiert. Daraus resultiert:

– eine zunehmend stärker werdende innere »Nabelschau« wie auch der Zerfall des Realitätssinns. Das Drogenbewußtsein wird zum alltäglichen Bewußtseinszustand;

– der Gegensatz Ich und Welt wird immer stärker. Ersteres wird so, wie es ist, akzeptiert, die Welt aber wird abgelehnt und abgewertet. Daraus resultieren gravierende Ich-Schwächen, die sich besonders in der Willenstätigkeit ausdrücken. Die innere Erfahrungswelt ist jetzt Tagträumerei, Halluzination oder seelische Abschirmung;

– der seelische Blick richtet sich immer mehr auf das Gewesene. Das Gegenwärtige und Zukünftige wird als Last oder in Erwartungsangst erlebt;

– die seelische Haut wird dünner. Psychische Konflikte mit der Umwelt werden sofort mit Drogen kompensiert;

– die Angst vor dem Leben steigert sich enorm. Eigene Befragungen auf der Szene bestätigen das. Man ist dort geschützt. Zu Hause erwartet einen das Finanzamt, vielleicht die Polizei, Gerichtsvollzieher oder unangenehme Nachbarn. Da bleibt man lieber in der alten Hülle...

– die seelische Reifung am Leben und seinen Konflikten wird durch den alleinigen Blick nach innen erschwert oder sogar verunmöglicht. Ein mehr »orientalisches« Bewußtsein der Welt gegenüber entsteht;

– die Erlebniswelt mit »weichen« Drogen wie Haschisch genügt eines Tages nicht mehr. Der Zugang zu »härteren« Drogen wird erschlossen. Die mehr psychische Abhängigkeit verwandelt sich immer mehr in eine rein körperliche und fördert durch die benötigte Stoffmenge die Beschaffungskriminalität.

Aus alledem ist wohl ersichtlich, daß der Drogenkonsum eine seelisch-soziale Krankheit ist. Jeder erfahrene Drogentherapeut weiß, daß durch die Drogen nur die schon bestehenden Konflikte in der Jugendzeit vergrößert und verkompliziert werden. Die inzwischen weltweit operierenden Kriminellen steuern mit Hilfe der Drogen die Sehnsüchte und das seelische Elend der Menschen. Die Drogenepidemie hat inzwischen alle Bevölkerungsschichten durchseucht. 1979 wurde von der »American Medical Association« veröffentlicht, daß jährlich 10% aller amerikanischen Ärzte wegen Alkoholismus aus ihrem Beruf ausscheiden müssen. Über 17 000 der amerikanischen Ärzte, das sind 6% der Gesamtzahl, sind alkohol- bzw. drogenabhängig.

Die seelische und organische Vergiftung nimmt weiter zu. Neben der Suche nach anderen Wirklichkeiten stehen im 20. Jahrhundert die individuellen und sozialen Probleme an, die aus weitverbreitetem Wertzerfall, aus Langeweile, Einsamkeit und Resignation erwachsen sind. Ist die Drogenwelle nur der »Versuch einer kollektiven Selbstheilung mit ungeeigneten Mitteln«? Wie können wir den Konsumenten diese »Verschmutzung des Ich« durch Drogen plausibel machen, wenn täglich der Mutterboden unserer Seele und unserer Gesamtexistenz, der Leib und die Erde, verseucht werden? Ein 35jähriger kokainabhängiger Patient sagte einmal zu einem Psychologen: »Wissen Sie, daß man mit den ganz gewöhnlichen Giften, die ein einzelner Mensch mit sich herumschleppt, drei Kannibalen vergiften könnte?« Sollte uns diese Aussage nicht auf *allen* Ebenen zu neuen Bewußtseinsformen herausfordern? Bekommt da das Drogenproblem nicht die Rolle eines Sündenbocks für die Probleme der Gesamtgesellschaft?

Aspekte einer rationellen Drogen-Therapie

Der Weg zu therapeutischen Maßnahmen

*»Außer dem Physischen, sagte der Geistliche, das uns oft unüber-
windliche Schwierigkeiten in den Weg legt und worüber ich einen
denkenden Arzt zu Rate ziehe, finde ich die Mittel, vom Wahnsinne
zu heilen, sehr einfach. Es sind eben dieselben, wodurch man gesunde Menschen hindert, wahnsinnig zu werden« (Goethe: »Wilhelm Meisters Lehrjahre«, 5. Buch, 16. Kapitel).*

Es ist das größte Ideal der Heilkunst, den Menschen und damit
seinen Krankheitsprozeß so zu durchdringen, daß man aus der Erkenntnis des Krankheits*bildes* eine solide Brücke zu den therapeutischen Maßnahmen findet. Was ist zum Beispiel das Wesen, die
»Sprache« einer Krankheit, wie drückt sich Inneres im Äußeren
aus, was ist die individuelle Beschaffenheit des Menschen, sein Lebenslauf, seine momentane Lebenssituation, sein Milieu, seine
Ziele, wie ist seine individuelle leiblich-seelische Konstitution? Das
Wesen einer Krankheit muß für den Therapeuten so klar und durchschaubar werden, daß sich daraus die einzelnen Heilmaßnahmen
von allein ergeben. Die Krankheit müßte im Idealfalle ihr entsprechendes Heilmittel bzw. ihre Maßnahme selber »aussprechen«.
Das wäre dann »rationell« und hätte einen inneren Wesensbezug
zum ganzen Krankheitskomplex.
Wir wissen heute, daß es für die Erkenntnis des Menschen nicht
ausreicht, nur äußere, quantitative Fakten zu sammeln. Dann nämlich fängt man in irgendeiner Weise an, herumzuexperimentieren
und findet vielleicht »per Zufall« ein Mittel oder eine Anwendung,
die die Krankheitssymptome vertreibt. Der Mensch als ein leibliches, seelisch-geistiges und soziales Wesen muß aber noch ganz an-

ders angeschaut werden, will man ihn als krankes, gescheitertes, hilfsbedürftiges Wesen erfassen. Der Diagnostiker muß also über mehr *qualitative* Methoden verfügen, sich in Lebenssituationen hineindenken können, ein feines Gespür für innerlich ablaufende Seelenregungen bekommen, das Lebensalter berücksichtigen, die Träume, auch Lebensträume, die individuellen Nahrungsbedürfnisse, die inneren und äußeren Bewegungen, die seelischen Reaktionen und vieles mehr. Alles das kann dann wie das *Bild* eines komplexen Zusammenhanges erscheinen, als Lebens- bzw. Krankheits-Bild eines Menschen, dessen Inhalt man »intuitiv« erfassen muß. Als ganzer Mensch, mit seinem Denken, Fühlen und den Willenskräften hat man dann als Therapeut am anderen Menschen in seiner Ganzheit teilgenommen, wie er aus den Zeit-, Milieu- und Schicksalsverhältnissen heraus geworden oder nicht geworden ist, wie er noch werden möchte, wie er an Leib und Seele erkrankt ist und wie man ihn als gesamten Menschen wieder in seine individuelle Ganzheit stellen, ihn eben heilmachen muß. Das Intuitive bezieht sich auf die Fähigkeit des Unter- bzw. Eintauchens in einen äußeren Vorgang und des Heraufholens von inneren, zunächst verborgenen Zusammenhängen und Erkenntnissen mittels eigener zu entwickkelnder Seelenkräfte, wie man auch aus einem Fluß beim Hinuntertauchen unbekannte Schätze ans Tageslicht holen kann. Man könnte es auch so nennen:

Der Therapeut gibt sein Eigenwesen auf, wird selbst-los und zieht das seelisch-physische Kleid seines Gegenübers an, taucht in ihn ein und erfährt von innen, eben intuitiv, künstlerisch, warum das Äußere erkrankt ist.

Diese Fähigkeit ist besonders für die Drogentherapie wichtig, da wir es hier mit einem komplexen körperlichen, seelisch-sozialen Geschehen zu tun haben, vergesellschaftet mit massiven Verschüttungen seit frühester Kindheit, die durch Drogen noch verschärft werden. Der Mensch hat gewissermaßen eine »subjektive« und eine »objektive« Krankheit. Die subjektive des innerseelischen Stillstandes, der Verweigerung, der Willenslähmung und der chaotisierten und gelähmten Seelenkräfte, die objektive der Vergiftung und damit »Besetzung« von faßbaren zerstörerischen Kräften durch bestimmte Gifte. Obwohl innerlich zusammengehörig, muß man doch jedes für sich getrennt betrachten. Ähnlich wie bei einer Entzündung die Bakterien nur Indikatoren für die kranken Lebenskräfte des Organismus sind, so sind die Gifte auch nur äußere Zeichen tieferliegender Probleme, die aber ähnlich wie die Bakterien zusätzlich schweren Schaden anrichten. Sie sind nämlich wie ein Bollwerk, das sich vor den inneren Menschen legt und ihn immer mehr verschüttet und so physisch-leiblich von seiner Seele, von seinem Selbst wie abspaltet. »Das Schlimmste, was dem Menschen in bezug auf seine leibliche und seelische Gesundheit passieren kann, ist, daß seine leiblich-physische Organisation sich abtrennt von seinem seelisch-geistigen Wesen.«[55] Durch die Drogen wird das Individuelle eingeschläfert und das Leibliche somit zum automatischen, sich verselbständigenden Stoffkonsumenten gemacht. Durch die stärkere Besetzung der Seelenkräfte taucht eine spezifische Form der Seelenlähmung auf, die ein gewisses »moralisches Herabkommen« zur Folge hat. Die Drogen als physische Barrieren vor dem verschütteten Selbst, den »fragmentierten« Ichkräften, müssen als erstes weggeräumt werden, damit die Lebenskräfte und die Seele wieder an der Leiblichkeit arbeiten können: Das geschieht durch eine gründliche Entgiftung und eine *leibliche* Kur. Wie könnte man einen Menschen zur Aktivität aufrufen, wenn er einbetoniert bzw. eingekerkert ist? Das sind die oben erwähnten »unüberwindlichen Schwierigkeiten des Physischen« (Goethe), die uns in den Weg gelegt werden und die ein »denkender Arzt« mit den geeigneten Heilmitteln beiseiteräumen muß. Denn die leiblichen Organe und der gesamte Stoffwechsel spielen eine größere Rolle bei der Entstehung und Behandlung seelischer Abnormitäten, als man ahnt.

Steht man – ob in der ambulanten oder stationären Drogentherapie – einem Drogenabhängigen gegenüber, so muß man sich klarmachen, daß man einen Menschen vor sich hat, der in einer speziellen, sehr wichtigen Entwicklungszeit seiner Seele steht: meistens

zwischen 14 und 28 Jahren, also zwischen der Geburt seines eigentlich individuell Seelischen und den ersten Schritten seiner individuellen Ausreifung. Wegen der meist bestehenden seelischen und sozialen Mangelreife braucht und sucht er noch eine gesunde Autorität (auch wenn es äußerlich ganz anders aussieht). Er, der am Leben
schon so früh gescheitert ist, der sich krankhaft an sich selbst gebunden hat, der der Erde, der »Mutter« – zu Beginn der Erdenreife
um die Pubertätszeit –, zu entfliehen versuchte, er sucht natürlich
in Wahrheit das Mütterliche in Form von Liebe, Geborgenheit,
Schutz, Glaube und Vertrauen, das ihm seinen Selbstwert geben
kann, weil es den inneren, den kosmischen Anteil im Menschen
entwickelt. Diese »Mutter« muß der Drogentherapeut in sich zu-
lassen: Die »weibliche« Seite der Medizin, die den Patienten vom
»natürlichen Gegenstand« zum wirklichen »Du« zurückverwan-
delt, aus der Zersplitterung in die Einheit und aus der gesellschaftlichen Kälte in die Wärmehülle des wahren Sozial-Mitmenschlichen.
Denn wohin kämen wir, wenn wir nur noch durch das Heroin oder
irgendwelche Pillen ein elementares Gefühl von »Glück, Zufriedenheit und Wärme« bekämen, wie es die Süchtigen schildern.

Die »weibliche« und die »männliche« Medizin

Durch das Übernehmen von Intellektualität, Materialismus, Technik und Zerstörungspotentialen (im großen wie im kleinen) leben
wir in einer veräußerlichten »männlichen« Welt. Die Welt ist uns
deshalb Rätsel, weil wir ihr inneres Wesen und damit ihre Ganzheit
nicht erfassen können. Hirnwissen dominiert vor Herzwissen. Unser ganzes Wesen bekommt somit auf der einen Seite einen welt-
flüchtigen Zug, ein Sehnen immer nach dem, was nicht vorhanden
ist – »Heraus aus dieser Welt« – und doch gleichzeitig das Unver-
mögen, ihr zu entfliehen. Deshalb tauchen die vielen Ersatzstoffe
für die unerfüllten Wünsche auf. Dazu gehören auch bestimmte Bil-

der in Kino, Reklame und Fernsehen. Das Bedürfnis nach Illusion beginnt in unserer Zivilisation Hand und Fuß anzunehmen. Technik und Rausch entstehen.

Mit der anderen Seite unseres Wesens, mit der »weiblichen« – die in der Frau auf naturgemäße Weise veranlagt ist –, durchstoßen wir immer die Oberfläche der Dinge, »gebären« eine neue Welt durch künstlerische und moralische Phantasie, schaffen neue Welten-Bilder und haben dadurch einen mehr intuitiven Zugang zu Mensch und Welt.

Statt uns der Welt mit unserem Wesen aufzudrängen, sie zu »vergewaltigen« oder zu zerstören, können wir, ohne passiv zu sein, ihr inneres Wesen zu uns sprechen lassen. Wir »schlafen« so in das andere Wesen hinein, horchen, statt immer zu sprechen. Wer also nur »männlich«, das heißt oberflächlich, materialistisch, intellektuell an die Welt herangeht, verliert das Verständnis für die tieferen Dinge und damit auch für sich selbst.

Auch ein Großteil der Medizin ist vornehmlich »männlich« geprägt. »Wenn man, so sonderbar es klingt, die heutige Medizin nimmt mit ihrem ganz materialistischen Charakter und zu gleicher Zeit mit der Eigenschaft, daß von der menschlichen Natur, gerade von der physischen Natur, wiederum nichts verstanden wird, sondern man höchstens darauf angewiesen ist, daß man ausprobiert – wenn man diese Medizin nimmt –, sie ist in ausgeprägtem Maße ein Männerprodukt, so daß man gar nicht klarer charakterisieren könnte, was aus dem Männerkopf heute eigentlich herkommt, als an der heutigen Medizin.«[56]

Diese Thematik ist heute noch genauso aktuell wie vor 70 Jahren. In seinem Erinnerungsbuch »Die Chance des Gewissens« hat der bekannte deutsche Psychoanalytiker H. E. Richter dieses Thema wieder aufgegriffen: das Spannungsfeld zwischen »männlicher« und »weiblicher« Medizin.[57] Hierzu einige wichtige Gesichtspunkte: Die sogenannte »männliche« Medizin – die natürlich auch von Frauen gehandhabt werden kann –, zeichnet sich durch die gebotene ärztliche *Distanz* aus, die individuelle Seele des Arztes als

Erkenntnisorgan spielt keine Rolle. Aber wie soll ein »seelisches Objekt« ein vor ihm befindliches »seelisches Subjekt« erfassen können? Ansehen und Moral sind in der Begegnung vorherrschend. Das messende, rechnende Verobjektivieren der materiellen Resultate steht im Vordergrund. Die Therapie ist »rational«, das heißt vernunftbestimmt. Der Intuition gegenüber ist man skeptisch. Der Arzt wird zum »Krieger«, er bekämpft, entwickelt Strategien, zieht gegen die Krankheit zu Felde, benutzt Stahl und Strahl, verhält sich weitgehend anti-biotisch, das heißt gegen das Leben, statt für bzw. mit dem Leben zu arbeiten. »Das Handhaben chemischer, elektrischer, radiologischer oder chirurgischer ›Waffen‹ gegen die Krankheit ist angewandte Wissenschaft. Der Arzt ist es, der durch rationale Therapie heilt.

Zusätzlich wirkt er durch seine persönliche Autorität. Der ›normale‹ Kranke sei – so wird gesagt – vollauf damit zufrieden, was der Arzt bei den kurzen Visiten an menschlichem Wohlwollen ausstrahle. Es heißt, daß nur psychisch besonders angeknackste Patienten zusätzliche ›Streicheleinheiten‹ nötig hätten. Das seien die Wehleidigen, die Lamentierer, die Psychopathen. Diesen tue es freilich gut, wenn man sich um ihr psychosoziales ›Drum und Herum‹ kümmere. Das sei eine eher mütterlich-fürsorgerische Aufgabe für eine Schwester, eine Sozialarbeiterin, eine Psychologin oder den Pfarrer. Der Arzt steht eindeutig über dem Patienten...«[58]

Gegen diese Vereinseitigung muß eine »weibliche« Medizin entwickelt werden, bei der Patient und Arzt »auf gleicher Augenhöhe« stehen, beide »ahnungslos« sind bzw. der Patient eigentlich über mehr Wissen *subjektiver* Art verfügt als der Arzt, was ja tatsächlich auch so ist. Denn in dem Patienten ist wichtiges Wissen verborgen, das der Arzt heben und ordnen muß, damit es dem Patienten bewußt wird. Das Mit-Menschliche steht im Vordergrund. Was den Patienten im Innersten bewegt, versteht man nur, wenn man es in sich selber anklingen läßt.

An zwei berühmten Psychotherapeuten, seinen Lehrern, hat einmal der bedeutende Psychosomatiker Viktor von Weizsäcker aufgezeigt, was er unter »männlicher« und »weiblicher« Medizin versteht: das seelische Vergewaltigen, bzw. Projizieren eigener Gedanken und Empfindungen in das Gegenüber im Gegensatz zum intuitiven, lauschenden Empfangen. »Ich erkannte, daß Krehl immer sein eigenes Wesen in das des Patienten projizierte, daß Fraenkel aber das Wesen des Patienten rezipierte. Krehl maß den anderen an seinem, des Arztes Maßstab. Fraenkel maß und beurteilte überhaupt nichts, sondern empfing ein Bild. So lebte auch in mir die Sehnsucht, in mir das Wesen des anderen aufzunehmen, und von diesem Geschehen erwartete ich auch die Entdeckung der richtigen Form der Therapie. Ein Vorgang zwischenmenschlicher Art wäre damit die eigentliche Substanz der Therapie.«[59]

Der Weg zu einer intuitiven Medizin, zur geistigen Liebe in der Therapie ist somit eröffnet. Aus ihr empfängt der Drogentherapeut, der ja einen Menschen vor sich hat, der an der Lieblosigkeit der Zeitumstände erkrankt ist, seine therapeutischen Einfälle. Der Therapeut selber muß zum Heilmittel werden, sein starkes Ich muß *stellvertretend* für einige Zeit das verschüttete Wesen des anderen tragen und mit seinem Feuer das langsame Erlöschen des Willens seiner Patienten entfachen, die Lebensverneinung, den Selbstzerstörungstrieb durch gesundes Vorbild in ihr Gegenteil umwandeln helfen.

Sollte an dieser Stelle eingewendet werden, das sei zu idealistisch gedacht, so sei dem entgegengehalten: Was wäre eine Medizin ohne Ideale, ohne Liebe? Doch nur ein technisch perfekter Ofen ohne Brennmaterial…

Die Art und Weise der Drogentherapie, das Wann, Wo und Wielange ist eine Ermessenssache des Arztes bzw. Therapeuten und richtet sich nach dem jeweiligen Zustand und der Therapiewilligkeit des Betroffenen. Es gibt nicht *das* allgemeingültige Heilmittel oder *die* absolute Therapie. Neben den medizinisch-psychologischen Methoden ist auch immer die Persönlichkeit von größter Wichtigkeit, die sie ausübt. Das führt zu einer wichtigen Frage, die sich in allen Therapien, besonders aber in der Drogentherapie stellt: Was macht gesund? Die »objektive« Methode, die man sich ja in Vorlesungen und aus Büchern aneignen kann, oder der Mensch, die individuelle Persönlichkeit, die diese Methode handhabt? Beides muß sicherlich gleichzeitig entwickelt werden. Kriterien aus der Entwicklungspsychologie, Toxikologie, Milieueinflüsse, Psychologie, Pädagogik und Medizin müssen mithelfen, ein Milieu für den Drogenpatienten zu gestalten, damit er dort auch später lernt, ohne Gift leben zu können. Denn allein den Stoff zu entziehen, ist noch keine Drogentherapie. Auf der anderen Seite bedarf es starker Persönlichkeiten mit Lebenserfahrung, die den Giftwirkungen, die am Anfang von den Patienten ausgehen, gewachsen sind, denn »ein Mensch der ... ein wenig verrückt ist nach irgendeiner Richtung hin, hat auf seine Mitmenschen einen viel größeren Einfluß als ein normaler Mensch; und der Normale muß sich schützen durch Verstärkung seines Bewußtseins, um nicht einen Einfluß von dem Abnormen zu erfahren. Der Abnorme bedeutet immer, solange er nicht erkannt ist, eine gewisse Gefahr für seine Mitmenschen, weil sie sich zu stark von ihm beeinflussen lassen, weil sie ihn zu leicht für etwas Besonderes halten. Gerade da, wo der Spiegel des Bewußtseins etwas durchlöchert ist, wo das Bewußtsein nicht klar sieht, da geht durch das Loch des Bewußtseins ein zu starker Einfluß hinüber auf den Menschen.«[60] Hier wird eine Tatsache erwähnt, die gerade für die Drogentherapie, in der sich oft Mitarbeiter zu sehr mit dem Patienten identifizieren, von größter Bedeutung ist.

An anderer Stelle wurde schon betont, daß, je länger der Giftkonsum anhält, es immer schwieriger wird, die Kräfte von Selbsteinschätzung, Moral und Gewissen anzusprechen. Ist der Patient noch nicht so tief in die Droge abgerutscht, so können äußere Ereignisse den »inneren Glassarg« öffnen helfen und den »vergifteten Apfel« ausspucken lassen (vgl. S. 104). Milieuwechsel, Verliebtheit, Krankheit, Unfall können wesentliche Entwicklungshelfer sein, die dazu beitragen, das Verantwortungsgefühl sich und der Welt gegenüber zu bilden. Ist aber eine ambulante Therapie bzw. eine Therapie im gleichen Milieu ohne dauernde Begleitung und Aufsicht nicht mehr möglich, so muß eine spezifische therapeutische Einrichtung gesucht werden, um über längere Zeit den Patienten durch soziale, medizinische und psychologische Methoden wieder gesund zu machen. Je länger der Giftkonsum über das 20. Lebensjahr anhält, desto schwieriger ist es, an die Eigeninitiative des Patienten zu appellieren. Sehr oft sind dann nur verhaltenstherapeutische Maßnahmen möglich.

Das pathologische Erscheinungsbild

Wir müssen davon ausgehen, daß ein drogenabhängiger Patient schon vor der Drogeneinnahme offenbare oder noch verborgene seelische, körperliche und milieubedingte Störungen bzw. Probleme aufwies. In der Pubertätszeit, in der die Seele sich an der Welt zu entfalten beginnt und zwischen Außen und Innen ein individuelles Gleichgewicht gesucht wird, beginnt heute meist der Drogenkonsum. Dadurch entsteht ein seelischer Entwicklungsstillstand, eine krankhafte Selbstfixierung und eine Chaotisierung der Seelenkräfte. Die seelischen Fähigkeiten werden nach und nach nur noch auf die Drogenbeschaffung angewandt. Die seelisch-leiblichen Hüllen, die Instrumente für die Persönlichkeit, werden so mehr und mehr verkrüppelt. Denken, Fühlen und Wollen vermischen sich in einem unseligen Chaos. Gefühle werden für Gedanken gehalten, Denken und Wollen finden keinen Anschluß mehr aneinander. Die Welt, in der man leben muß, wird immer unverständlicher und dadurch bedrohlicher, Angst und Weltflucht treten auf. Durch die zu frühe und intensive Bindung an Gleichaltrige (Cliquen) und gleichzeitige Ablehnung der Erwachsenenwelt wird die Sozialfähigkeit gestört. Durch das Gift werden die Lebenskräfte aus den Organen gezogen, dadurch taucht eine Brüchigkeit im Seelischen und Körperlichen auf. Auch die Korrespondenz der Seele mit der Welt durch die Sinne wird tiefgreifend gestört. Dadurch treten später Denk- und Wahrnehmungsstörungen auf. Der Sinn für die

Wirklichkeit geht verloren. Die Neigung zum illusionären Empfinden macht überheblich. Ein seelisch-harmonisches Vakuum entsteht, das durch Lüge, Zerstörungs- und Selbstzerstörungskräfte und häufig Kriminalität ausgefüllt wird. Man hat so einen Menschen vor sich, der in seinem *Stoffwechsel-Willenssystem* im *Kleinkindalter* steckengeblieben ist, wo ja naturgemäß das »Konsumieren der Außenwelt« noch vorherrschend ist, die Seele noch stark leibgebunden ist und hauptsächlich durch materielle Zuwendung befriedigt wird. Rein *seelisch* steht so ein Mensch also auf der *Pubertätsstufe*, wie in einem Dornröschenschlaf. »Ich bin nicht nur Gefangener meiner Süchte, sondern auch meiner Sehnsüchte, meiner Komplexe und unbefriedigten Wünsche. Ich möchte in einen hundertjährigen Schlaf fallen, wachgeküßt von einer Prinzessin, frei und glücklich. Es gibt keine Wahl, muß jetzt alles allein machen. Habe die letzten Jahren zu wenig an mir gearbeitet. Bin noch sieben Jahre in meiner seelischen Entwicklung zurück, und das tut weh, sehr weh... Ich bin nicht nur Abhängiger meiner Süchte, sondern auch meiner Sehnsüchte. Wie soll ich da frei werden? Wo ist mein Weg?...« So drückte es ein Süchtiger in einem Brief an mich aus. Nur aus Sympathie und Antipathie reagierend, auf Vorteil, Nachteil und Nutzen bedacht und intellektuell isoliert, greisenhaft verhärtet (besonders durch Heroin) entwickelt er eine Art niederes Hellfühlen, als Resultat eines zu frühen Organabbaus und damit Freiwerdens von organgebundenen Seelenkräften.

Durch die intravenösen Spritzgifte wie Heroin und Kokain wird der physische Leib von den Seelenkräften abgespalten, das heißt sklerotisiert, und der Wärmeorganismus wird zerstört. Der Leib wird gewissermaßen mumifiziert und wie eine Bürde herumgeschleppt. Der äußere gebückt-greisenhafte Ausdruck des Fixers und seine Hautfarbe sind ein eindeutiges Zeichen dafür. Auch das wärmste Organ im Stoffwechsel, die Leber, und demzufolge das Gehirn werden in Mitleidenschaft gezogen. Kompliziert wird das Ganze noch durch den Gebrauch verschiedener Gifte bei Polytoxikomanie.

»Wirklichkeit« wurde so in den entscheidenden Jahren der Entwicklung der Urteilsreife (zwischen 14 und 21) mehr oder weniger als reines Innenempfinden verstanden. Die organischen Lebenskräfte wurden zur »Auftreibung« des Bewußtseins benutzt, die dadurch den Willen verkümmern und den Menschen in Richtung einer falschen, »schwülen« Mystik treiben lassen. Trotz der Isolation in sich selbst war aber der Abhängige viele Jahre vom Druck der Clique und ihren Ritualen abhängig. Diese totale Gruppenabhängigkeit wirkt selbst wie eine Droge und läßt individuelles Wachsen nur schwer aufkommen. Deshalb heißt es nicht umsonst: »Gruppe und Droge sind nahezu austauschbare Begriffe.«

Halten wir fest:

– die körperlichen Organe sind geschwächt und zum Teil schwer geschädigt (besonders Leber, Niere, Gehirn);
– der Wärmehaushalt und das Wärmeorgan Leber sind besonders bei Spritzgiften betroffen. Leberkrankheiten und Depressionen haben aber einen innigen Zusammenhang;
– die gesamten körperlichen und auch die Lebensrhythmen des Abhängigen sind schwer gestört. Der Tag wird zur Nacht, die Nacht zum Tag;
– eine »Mechanisierung« des Seelenlebens taucht auf. Dadurch entwickelt sich eine neurotische Fixierung, ein Zwang auf Tätigkeiten, Menschen und Orte;
– das Seelenleben entwickelt sich nicht altersgemäß. Dadurch bleibt ein Wesenszug der Infantilität bestehen. Gefühlschaos und Willensschwäche, neben »aufgeblasenen« Gedankenmassen, treten in den Vordergrund;
– die seelischen und leiblichen Hüllen, als Instrumente für das Ich, konnten sich nicht richtig entwickeln, was wir als »Hüllenverkrüppelung« bezeichneten;
– dadurch wird um das 20. Lebensjahr, zu Beginn des Erwachsenenalters, die Individualität nur verstümmelt geboren. Das Ich

des Menschen wird nur gesund entwickelt, wenn Weltinteresse vor Eigeninteresse geht.

Die Paradoxie unseres Selbst als unserem eigentlichen Wesenskern ist die, daß es um so mehr wächst, je mehr es sich selbst im anderen, Fremden verliert, je mehr es sich vom Persönlichen ins Allgemein-Menschliche, Überpersönliche erweitert. Das ist die Fähigkeit zur Liebe. Um es in ein Bild zu bringen: Ein volles Wasserglas (unser Ich) wird beim Ausschütten (durch Liebe und Weltinteresse) nicht leerer, sondern immer voller und damit immer reicher. Dieser Grundcharakterzug der Selbstlosigkeit muß die gesamte Drogentherapie als ein seelisch-therapeutisches Fluidum durchziehen und muß in allen Tätigkeiten sich konkretisieren, also *Milieu* werden. Stärkung und Entwicklung des inneren Menschen und gleichzeitig körperlich-seelische Entgiftung sind die selbstverständlichen zwei Grundlagen der Drogentherapie. Gemäß der menschlichen Natur als eine seelisch-körperlich-geistige und soziale Einheit, die sich durch Arbeit in der Welt bilden und zu vervollkommnen sucht, muß jede Therapie, besonders aber die Drogentherapie, die ja den *Lebenswillen* auf allen Ebenen aktivieren muß, auf drei Säulen stehen:

1. der Pflege des inneren Menschen durch intellektuell-geistige Tätigkeiten;
2. Beziehung zu anderen Menschen und damit Pflege des Gemütes, das ja die eigentliche Brücke von Seele zu Seele bildet;
3. Umsetzung der Ideale nach außen, in die Welt, durch Arbeit (statt »sinnloser« eine »sinnvolle« Wirksamkeit).

Es gibt heute ernstzunehmende Drogentherapeuten, die als wichtigstes Heilmittel gegen die Sucht die »Bindung an das Transzendentale« (Übersinnliche) empfehlen. Die Therapieerfolge in Klöstern, anderen religiösen und stark weltanschaulich geprägten Einrichtungen sprechen eine deutliche Sprache, können aber natürlich genauso eine Ersatzdroge werden.

Wir ahnen, daß sich in der Drogenabhängigkeit, eigentlich in dem ganzen Suchtverhalten, die seelisch-soziale Not der Gegenwart ausdrückt. Somit wird in der Drogentherapie der innere Zusammenhang von medizinischen, pädagogischen und sozialen Fragen essentiell und existentiell.

Das »besetzte Haus«

Die Drogen und Gifte mit ihrer leiblich zerstörerischen und dadurch seelisch entfesselnden Wirkung sind wie »Medien«, die eine fremde Geistigkeit in den Menschen hereinlassen und ihn aus sich herausheben. Die Erde als Ort der Persönlichkeitsentwicklung wird somit verneint. Das innere Wesen des Menschen wird allmählich zersplittert, Denken, Fühlen und Wollen aus ihrer inneren Harmonie gerissen. Damit brechen Leib, Seele und Selbst auseinander. Noch in der alten Medizin wußte man sehr genau, daß der Mensch vier Seinsbereiche hat, wie auch die »einheitlichen« Stoffe aus Wasserstoff, Sauerstoff, Stickstoff und Kohlenstoff mit jeweils eigenen Gesetzmäßigkeiten bestehen. Es sind das beim Menschen:

1. die leiblich-physischen Kräfte,
2. die mit dem Kosmos zusammenhängenden Lebenskräfte, die Tag und Nacht sein Leben behüten,
3. sein eigentlich Seelisches und
4. sein unsterblicher Wesenskern, den wir in den vorigen Ausführungen das Ich genannt haben. Die fünfte Seinsstufe, bei Paracelsus »ens dei« (göttliches Sein), die Quintessenz genannt, ist das göttliche Wirken im Schicksal, das über uns waltet.

Finden sich diese Kräfte nicht in Harmonie untereinander, oder gibt man ihnen nicht die ihnen entsprechende »Ernährung« und Pflege, so ist das leibliche Haus, der Körper, ungeschützt und kann von allerlei materiellen und seelischen Kräften (den »Dämonen« bzw. »Räubern«) besetzt und zerstört werden. Ich glaube, solch ein Geschen haben wir in dem Grimmschen Märchen von den »Bremer Stadtmusikanten« vor uns.

Der Esel, der die Lasten trägt, das Stärkste, Älteste, aber auch Klügste in uns, repräsentiert den physischen Leib. Er hat auch die Initiative zum Stadtmusikanten.

Der Hund, der uns Tag und Nacht »bei Fuß« immer treu bewacht und ganz mit seinem Herrn verbunden ist, ist das Bild für die Lebenskräfte, auch was die Ausdauer betrifft.

Die Katze, die nachts herumstreunt, eigensinnig und sehr empfindsam ist, dabei auch eitel und ästhetisch, repräsentiert die Seelenkräfte des Menschen.

Der Hahn mit seinem roten Kopfputz, der sich am liebsten auf dem »Berg«, dem Mishaufen, aufhält und uns morgens weckt mit seinem cholerischen Schrei, ist ein Bild für das Ich des Menschen. Diese vier sind alle reif, abgeschafft zu werden; sie haben ihre Dienste getan, taugen zu nichts mehr – Undank ist der Welt Lohn! Um zu überleben, müssen sie sich ihres eigenen Wertes besinnen. Dazu müssen sie sich zusammentun und das, was als ihr eigentliches Wesen, als Klang, als Musik in ihnen ist, zum Ausdruck bringen, um durch ihre eigenen Kräfte in der Welt zu bestehen. Gemäß ihres Herkommens aus verschiedenen Weltenecken, wird ein gemeinsames Konzert zwar kein besonders ästhetisches Vergnügen für das Ohr sein, doch dafür äußerst effektiv gegen »Hausbesetzer«: ihr gemeinsames Konzert kann die Eindringlinge, die seelisch-geistigen und auch körperlichen Parasiten, die Räuber, vertreiben. Jetzt, einstmals durch den Tag gefährdet und abgenutzt, können sie es sich des nachts zusammen bequem machen und die erneuten Attacken der Räuber abwehren – sie sind sozusagen gegen fremde Eindringlinge von außen »immun« geworden. Das werden sie sicher auch tagsüber bleiben. Trotz ihrer Verschiedenheit hatten sie jeder ihre spezifische Aufgabe, die dummen Räuber zu verjagen. Ob sie in der Fremde, in Bremen, wohin sie ja nie gezogen sind, genau den gleichen Erfolg gehabt hätten, ist mehr als fraglich.

Das Märchen, aus dieser Sicht her interpretiert, kann den Drogentherapeuten anregen, darüber nachzusinnen, wie man in einem durch Drogen besetzten Leibeshaus die vier Wesenskräfte im Menschen ansprechen und stärken kann. Wir wissen zum Beispiel aus der Schulpsychologie, daß gute Gedanken die Lebenskräfte erneuern, während schlechte Gedanken und damit Streit, Mißgunst und Neid Gift für unsere Lebenskräfte sind. So wie die Seele sich durch Anteilnahme, Interesse, durch Liebe, Hingabe und Mitgefühl entfaltet, so tut es dem Ichwesen gut, im Denken inneres Wollen zu entwickeln, und dieses Wollen zu stärken durch alles Tun, bei dem wir wirklich »bei der Sache« sind. Auch der physische Leib hat seine Gesetze, durch die er Stärkung und Festigung erfährt; er liebt die Bewegung, an der er Lust an der Freiheit entwickelt.

Der dreigliedrige Aspekt der Therapie

Ohne die einzelnen Stoffe in ihre Elemente zu zerlegen – zum Beispiel Zyan in Kohlenstoff und Stickstoff, Wasser in Sauerstoff und Wasserstoff – versteht man den inneren Zusammenhang der Materie nicht. Ohne den Menschen in seine Wesensteile, in seine »Qualitäten« zu zergliedern (Wesens-Glieder), kann man ihn weder als Ganzheit verstehen noch richtig therapieren. Es wurde bereits dargestellt, daß durch die Drogeneinnahme Leibliches, Seelisches und die Persönlichkeit sich nicht richtig entwickeln können.

Es sei hier noch einmal daran erinnert, daß das Ich, der eigentliche Wesenskern des Menschen, durch die Schädigung der leiblichseelischen Hüllen nur mangelhaft ab dem 18., 19. Lebensjahr geboren wird. Diese Hüllen werden durch die Umgebung und die pädagogischen Maßnahmen in den ersten drei Jahrsiebten – also zwischen einem und 21 Jahren – gesund oder krank herangebildet. Im ersten Jahrsiebt herrscht die Arbeit von außen an der Leiblichkeit und den Organen vor. Hier gilt die Gesetzmäßigkeit der *Nachahmung*. Eine Möglichkeit zur gesunden Nachahmung führt zur *leib-*

lichen Kräftigung und bildet die Voraussetzung zum guten Seelenfundament für das zweite Jahrsiebt. Da beginnt die Metamorphose
der Lebenskräfte und der Denkkräfte, die aber noch nicht individuell gefärbt sein können, sondern erst durch die Seelenkräfte – zum
Beispiel eines Lehrers – von außen konsolidiert werden müssen.
Hierfür ist die *geliebte Autorität* nötig, die der *Seele* Halt, Glaube
und Richtung gibt.

Erst nach der Pubertät, zwischen 14 und 21 Jahren, erwacht das
individuell Seelische im *eigenständigen Urteil*, dem *geistigen* Anteil.
Es braucht nun die *Ideale*, die »Ideen mit Willenscharakter«, die
persönliche Anteilnahme an den Weltereignissen. Erst dann kann
das Ich die vorgebildeten Hüllen als Instrument benutzen und weiter ausarbeiten. Durch eine wie auch immer verursachte Verkrüppelung der Hüllen ist eine gesunde Entwicklung und Befreiung des
Ich nicht möglich. Das wird dann künstlich mit Stoffen versucht,
eine Selbstzerstörungstendenz gegen die eigenen Hüllen tritt auf.

Die Frage ist nun: Läßt sich Versäumtes ohne weiteres nachholen? Aus der Medizin ist bekannt, daß man zum Beispiel bei Hirn-
reifungsstörungen auch später noch Nachreifungen bewirken kann,
wenn man therapeutisch die einzelnen Entwicklungsschritte der
frühen Kindheit – Greifen, Krabbeln, Gehen, Spielen – nachholt.
Dieses sind ja Urgesten der Menschwerdung. Genauso kann man
versuchen, in einem geeigneten Milieu auf therapeutische Weise
auch nach dem 20. Jahr – am besten natürlich vorher – die drei gesunden und notwendigen Grundstufen des Menschseins: die »gesunde Nachahmung«, die »geliebte Autorität« und die »freie Urteilsbildung« noch einmal zum Erlebnis zu bringen, in der Hoffnung, daß die »verkrüppelten« Hüllen dadurch aus sich heraus wieder gesunden und die gefesselten Ichkräfte, die wir ja nicht direkt
beeinflussen können, zum »Weltstreben« und zum Lebenswillen
aufgerufen werden, aus eigenem Antrieb den individuellen Schick-
salsweg finden können. Darauf beruht die Ratio der Drogentherapie. Das pädagogische Prinzip wird somit zum Heilprinzip gemacht.

Der Weg durch die drei Therapieepochen

Auch in seiner äußerlich auftretenden Karikatur von sich selbst ist
der »Fixer« als Mensch ernst zu nehmen. Alle brutalen Therapie-
methoden sind abzulehnen. Die Therapie darf nicht unter Zwang
geschehen. Der Patient muß, wie jeder Mensch, das Recht haben,
sich für oder gegen eine Einrichtung zu entscheiden oder zumindest
später, wenn die Giftwirkungen nachlassen, eine Entscheidung zu
fällen. Unter Zwang ist noch niemand gesund geworden! »Thera-
pie-Konzentrationslager« sind abzulehnen, weil sie gegen die
Würde des Menschen verstoßen. Die Therapie muß von dem Glauben beseelt sein, daß das äußere Erscheinungsbild des Süchtigen
nicht dem wahren Wesen entspricht. Diese Einstellung ist bereits so
etwas wie ein Heilmittel für den Drogenabhängigen, den von fremden Kräften in Bann Gehaltenen.

1. Therapiestufe

Die »leibliche« Behandlung.
Der Bauernhof (»gesunde Nachahmung«)

Die Landwirtschaft ist *das* geeignete »Einstiegsmilieu« für die Gesundung eines Drogenabhängigen. Die täglichen Notwendigkeiten
kommen real von *außen* und brauchen nicht ausgedacht zu werden.
Familienähnliche kleine Gruppen (das Prinzip der Brüderlichkeit),
Überschaubarkeit, ein gesunder Tag- und Nachtrhythmus, das
Miterleben des gesamten Jahreskreislaufs im Zusammenhang mit
praktischer Tätigkeit stehen im Vordergrund. Der geordnete
Rhythmus in der Natur wirkt gesundend auf den Patienten ein, der
ja aus sämtlichen Lebensrhythmen herausgefallen ist. Denn Rhythmus ist Leben und Gesundheit! Wichtig ist auch der sinnliche Umgang und die Pflege der Natur, die auf selbstverständliche Weise zur

Selbstlosigkeit erzieht. Zu Pflanzen und Tieren bekommt der Patient am Anfang einen leichteren Zugang als zu Menschen. Diese Beziehung zur »Welt« muß deshalb intensiv gefördert werden. Die Tiere mit ihren gesunden, unschuldigen Seelenkräften haben den großen Vorteil, daß sie die einseitig gewordenen verdorbenen Seelenanteile des Menschen gesunden, das heißt entgiften können. Auch die heutige Schulpsychiatrie hat sehr positive Erfahrungen bei der Behandlung psychisch kranker Menschen mit Hilfe von Tieren gemacht. Der Umgang mit Schafen oder Kühen, beides Stoffwechseltiere, die Wärme eines Kuhstalls – das sind besonders geeignete Milieus für seelisch erstarrte Menschen. Daß Tiere »dämonische« Kräfte übernehmen können, erfahren wir schon im Neuen Testament (Luk. 8,26–33), wo die Dämonen, die nach »Legionen« zählen, in die Schweine fahren. Oft halten sich die Patienten selber Haustiere, zu denen sie ein starkes affektives Verhältnis haben. Man sollte dies im gesunden Rahmen eher fördern als verbieten, weil es ein Zeichen dafür ist, daß der seelische Faden zur Welt noch nicht ganz abgerissen ist.

Am Anfang steht, wie oben schon erwähnt, die Ordnung der physischen Verhältnisse im Vordergrund: die des eigenen Leibes und die der Umgebung. Ich erinnere an einen Satz des bekannten Arztes und Seelenhygienikers E. v. Feuchtersleben aus dem 19. Jahrhundert: »In einem aufgeräumten Zimmer ist auch die Seele aufgeräumt.« Das meint Goethe, wenn er bei der Behandlung psychischer Krankheiten von »Selbsttätigkeit«, »Ordnung und Einteilung der Stunden« spricht, als *äußeres* Gerüst für die labilen inneren Kräfte. Auch der Behandlung des »geschundenen« Leibes muß nun besondere Aufmerksamkeit gelten. Eine Seele kann sich ja in diesem ausgekühlten und ausgeplünderten Leibeshaus nicht wohlfühlen und richtig verankern. Der »denkende Arzt« (Goethe) ist gefragt, um die physischen Barrieren wieder abzubauen und besonders die Urheilkraft, die *Wärme*, im Menschen zu aktivieren. Dazu gehören: physikalische Anwendungen wie Massagen mit pflanzlichen Ölen, Sauna, Leberwickel, Bewegungstherapie, eine

homöopathische Konstitutionstherapie und Entgiftung, eine bio-
logisch-dynamische Ernährung mit möglichst wenig tierischer
Kost, obwohl das am Anfang, wegen der Suchtverlagerung, nicht
so leicht ist. Die Ratio ist die: durch die innere und äußere Wärmebildung (deshalb auch eine intensive Lebertherapie) soll der
Leib wieder für die Seelen- und Lebenskräfte durchlässig gemacht
werden; die kosmischen Kräfte im Menschen sollen sich wieder
für den Leib engagieren.

In diesem Zusammenhang spielt der *Honig* eine herausragende
diätetische Rolle. Wir können ihn mit Fug und Recht als »Anti-
droge« und wichtiges Prophylaktikum gegen die Sucht und ihre
Folgen bezeichnen. Als Blütensubstanz, von dem Sonnenwesen
Biene produziert, hat er in bezug auf den Menschen eine Verwandtschaft mit den auflösenden, durchwärmenden Stoffwechselkräften.
Daher kommt auch das alte Sprichwort: »Honig ist die Milch des
Alters«, das heißt er ist immer dann angezeigt, wenn die abbauen-
den, verhärtenden Kräfte überhandnehmen, der Mensch sich den
Wärmekräften, wie das im Alter natürlich ist, entzieht. Durch
Selbstlosigkeit (auch durch den Verzicht auf die Fortpflanzungs-
triebe) und Fleiß produziert die Biene den Honig und verschließt
ihn in die *sechseckigen* Waben, dem Bild der sich harmonisch durch-
dringenden Himmels- und Erdenkräfte (man denke nur an Schnee-
kristalle, Blütensterne oder Kieselsäurekristalle). Honig ist somit
so etwas wie geronnene Liebe, die Liebe wiederum der »Honig des
Sozialen«. Der Kosmos engagiert sich wieder für den Menschen
und seine Organe. »Auf dem Umwege durch den Bienenstock zieht
das ganze Weltenall herein in den Menschen und macht tüchtige
Menschen. Sonst, wenn man Absinth nimmt, macht man untüch-
tige Menschen... Die Bienen sorgen eigentlich wunderbar dafür,
daß der Mensch durch sein Seelisches an seinen Organen arbeiten
lernt. Der Bienenstock gibt dem Menschen durch den Honig wiederum dasjenige zurück, was er braucht an Arbeit seiner Seele in
seinem Leibe. Wenn der Mensch also Absinth säuft, so will er die
Seele genießen. Wenn der Mensch seinen Speisen Honig zusetzt, so

will er gerade sein Seelisches so zubereiten, daß es richtig am Körper arbeitet...«[61]

Kindern gibt man Honig in Verbindung mit Milch, in der Drogenbehandlung einen Teelöffel pro Tag, entweder pur oder mit einer Milch-Kieselsäureverbindung. Er ist eine wesentliche diätetische Mithilfe. Wird er nicht vertragen, muß man mit schwefeligen oder phosphorigen homöopathischen Substanzen den Stoffwechsel erst vorbereiten. Der Drogenabhängige wird so in eine Situation, in ein Land versetzt, in dem »Milch und Honig« fließen.

Ein wichtiges Konstitutionsmittel gegen die Drogen- bzw. Alkoholsucht ist das homöopathisierte Blei und seine Verbindungen. Es ist eine wichtige mineralische Substanz, die tief in den Wärmeorganismus eingreift und das Verhältnis zwischen »unfreier« Stoffwechseltätigkeit und freier seelisch geistiger Tätigkeit reguliert.

Auch gegen die Folgen von LSD mit den farbigen Nachbildern oder sonstigen Erregungszuständen kann man höher potenzierte Bleiverbindungen mit hochpotenziertem Mutterkorn (Secale cornutum) mit Erfolg einsetzen.

Zur generellen Entgiftung wird noch Birkenkohle gegeben, zum Wiederaufbau des gesamten Stoffwechsels Aufbaukalk 1 oder 2 (Weleda), der bei keiner Mahlzeit fehlen sollte. Ein wichtiges Konstitutionsmittel ist noch das Meteoreisen (Ferrum sidereum), weil es hilft, die Individualität besser im Leibe zu verankern und »den Freiheitsimpuls im Körper zur Ausführung zu bringen«.

Die Diät sollte den Stoffwechsel am Anfang nicht überfordern, deshalb ist eine gewisse Vorsicht mit der Getreideernährung geboten. Versuche mit Hafergrütze haben aber ergeben, daß sich nach ein paar Wochen schon der Wärmeorganismus erheblich bessert. Hafer, das »feurige Getreide« (»den sticht der Hafer«) enthält viele Phosphorverbindungen, die eine besondere Beziehung zum Wärmehaushalt haben.

Die Wärme, die bis in die seelischen und sozialen Verhältnisse (Gemüt, Gemütlichkeit, Interesse) spürbar sein muß, ist in diesem Zusammenhang von der größten Wichtigkeit.

Die rhythmische Gestaltung des Tages

Je mehr Rhythmus in einer Sache darinnen ist, desto gesünder ist sie. Das gilt für Wachen und Schlafen und die Jahreszeiten ebenso wie für die einzelnen Organrhythmen des Kreislaufs und des Stoffwechsels, was in der chinesischen Heilkunst die »Organuhr« genannt wurde. Der gesamte Rhythmus zur Verlebendigung der Lebenskräfte ist gerade für einen Drogenpatienten äußerst wichtig. Der menschliche Organismus ist zu verschiedenen Tageszeiten in unterschiedlicher Art mit den Seelenkräften intensiv oder weniger intensiv verbunden, das heißt die Seele ergreift bestimmte Organgebiete, was wir dann als innere Gestimmtheit erleben. Mag auch die Anschauung psychologisch gesehen noch so berechtigt sein: »Der ehemals Abhängige muß um sechs Uhr morgens in den Kuhstall«, so widerspricht sie doch der medizinisch-physiologischen Wirklichkeit. Bedingt durch die massiven Inkarnationsstörungen – denn der Drogenpatient ist kein Morgenmensch! – können körperliche Arbeiten in der Landwirtschaft in den frühen Morgenstunden am Anfang nur schwer verrichtet werden und werden meist mit Mühe und Not mit den »Umstiegsdrogen« Kaffee und Zigaretten bewältigt.

Arbeitet man aber mit den natürlichen Seelenrhythmen in der Tagesgestaltung, so wird dadurch schon ein Gesundungsprozeß in Gang gesetzt. Die Seele greift morgens mehr in die Region des Hauptes ein, deshalb können wir morgens auch klarer denken und intellektuell besser aufnehmen. Um die Mittagszeit und nachmittags ergreift die Seele das Gliedmaßensystem: Körperliche Arbeit und künstlerisches Werken sind angezeigt. Abends zieht sich die Seele in die rhythmische Organisation, in unser Gemüt zurück. Wir haben deshalb in den Abendstunden das Bedürfnis nach Geselligkeit, phantasievoller Tätigkeit und Gemütlichkeit. Das ist auch der Grund, weswegen man abends keine aufwühlenden Gruppengespräche mehr führen sollte. Den Tag kann man schwerpunktmäßig so einteilen:

Morgens gedankliche oder Beobachtungsübungen, ab dem späteren Vormittag Arbeit oder künstlerisches Tun, abends dann gemütliches Zusammensein, plaudern, lesen, erzählen usw. Gerade im Gemüt sitzt die Gegenkraft gegen die weltabgehobene Intellektualität einerseits und die einseitig gewordenen Willenskräfte andererseits. Die morgendliche Tagesvorschau und die abendliche Rückschau (nicht Nabelschau) sind wichtig, um den Tag und seine Ereignisse zu verobjektivieren und für alle transparent zu machen. Einzelne Biographien werden aufgearbeitet, Probleme mit allen offen diskutiert; Offenheit ist überhaupt eines der wichtigsten Kriterien in der Drogentherapie. Mitmenschliche Beziehungen und Freundschaften zwischen den Patienten sind wichtig, auch wenn manchmal daraus Liebesaffären werden. Auch dadurch bedingte Trauer und Trennungsschmerzen müssen die Menschen erleiden lernen. Der Therapeut muß alles mit Bewußtsein durchdringen helfen, denn dies hat für die chaotisierten Seelenkräfte eine entgiftende Funktion. Besonders wichtig ist die *körperliche Ertüchtigung*, die Bewegung, um die Willenskräfte zu aktivieren und den Menschen von sich selbst wegzuführen.

Vom Sinn der Arbeit

» Für den Menschen, sagte er, sei nur das eine ein Unglück, wenn sich irgendeine Idee bei ihm festsetze, die keinen Einfluß im täglichen Leben habe oder ihn wohl gar vom tätigen Leben abziehe.« [62]

Arbeit ist Willenstätigkeit, ist Tätigkeit aus dem Selbst, die wir im idealen Fall der Welt und den Menschen selbstlos zur Verfügung stellen. Jede Art von Zweifel, Entzweiung oder Depression wird nur durch »Wirksamkeit« behoben (Goethe). Der Wille wird mit der Welt verbunden, der Mensch kommt so von sich los. Er sieht dann auch den Erfolg seiner Arbeit. »Er hilft im Garten arbeiten und ist schon viel heiterer. Er wünscht von dem Kohle zu genießen, den er pflanzt...«, heißt es bei Goethe weiter. Eine richtige Drogentherapie gibt er hier an! Aber in einem noch ganz anderen Sinne ist die regelmäßige körperliche Arbeit wichtig: Sie bindet Seelenkräfte in den äußeren Gliedmaßen, die sich dann nicht innerlich, im abgezogenen Seelenleben verselbständigen können. Wir kennen ja die selbständig gewordenen, sich in der Seele festsetzenden Kräfte des Brütens und Studierens, des schwermütig Werdens. Aktivieren wir aber unser Gliedmaßensystem durch Wandern, Spielen, Bewegen, so leiten wir diese Kräfte gesundend in die Welt ab. Durch die Droge ist in die Klarheit der Gedanken das schwüle Empfinden des Stoffwechsels hineingekommen, was wir an anderer Stelle als »aufgetriebene Gedankenmassen« bezeichneten. Nun wußten die religiösen Orden in den früheren Jahrhunderten schon von dieser Gefahr: Wenn die Menschen vereinsamen und träge werden, dann entwickelt sich leicht ein wie auch immer geartetes mystisches Leben, das aus der Trägheit und dem Desinteresse für die Welt resultiert.

Der raffinierten Sucht, die eigene Seele zu pflegen und zu genießen, kann nur durch Freude und Lust an der Welt und an der Natur und durch Arbeit mit den Händen abgeholfen werden. Aus der subjektiven Mystik wird dann ein gesunder, objektiver Sinn für das in der Welt lebende Geistige. Denn der Wille des Abhängigen ist defekt und führt damit zu einem nach innen wirkenden, seelisch »eingeklemmten Willen«, zu gewissen Zwängen und zu der Sucht nach künstlich herbeigeführten Dämmerzuständen. In der Therapie zum Beispiel ist es keine Kunst, mit den Patienten über hochgeistige Dinge zu sprechen, wenn es aber um das Abräumen des Tisches geht, kann man sein blaues Wunder erleben...

2. Therapiestufe

Die seelische Behandlung durch die Kunst
(»geliebte Autorität«)

Die Seele entfaltet sich nur gesund und in Freiheit durch Phantasie, Kreativität, schöpferisches Tun – im Sinne Schillers durch den »Spieltrieb«.

In der zweiten Therapiestufe muß deshalb das Schwergewicht auf die kreativen Seelenkräfte und die Ästhetik gelegt werden. Der ganze Alltag muß eine künstlerisch durchzogene Note bekommen. Die Kunst des Essens, Kochens, des Gesprächs, der Lebensführung und die praktischen Künste wie Malen, Theaterspiel und Musik stehen im Mittelpunkt der Tagesereignisse. Diese Therapieepoche dauert erfahrungsgemäß auch am längsten, weil die Seelenkräfte der Mitte, das Gemüt, am korumpiertesten sind. Durch die Vielfalt der künstlerischen Tätigkeiten können individuelle Begabungen bei den Patienten entdeckt und gefördert werden.

Verschüttete Talente kommen so plötzlich ans Tageslicht. Ich erinnere mich an einen Patienten, der sich als ein Genie im Kuchenbacken herausstellte, dies aber früher nie hatte machen dürfen. Die verschütteten Seelenkräfte wurden so befreit, die Lust am Tun gefördert. Es ist wichtig, daß die Arbeit für andere Menschen verrichtet wird, auch die Kunst sollte nicht nur Selbstzweck sein. Deshalb möglichst keine ausgedachte Arbeitstherapie oder Förderung des Narzißmus durch Psychodramen. Das Tun muß verobjektiviert werden, der Mensch sich den Gesetzmäßigkeiten von Ton, Farbe, Bewegung und Sprache wie unter eine »geliebte Autorität« unterordnen lernen. Das vertreibt allmählich die Selbstfixierung, den krankhaften Narzißmus, und macht selbstlos und weltoffen.

So vereinigt zum Beispiel das Schauspiel in idealer Weise wichtige therapeutische Kriterien, die man sich dadurch nicht theoretisch auszudenken braucht: Es stärkt die Selbstsicherheit, befreit den Menschen aus den stereotypen Sprach- und Bewegungsabläufen, fördert das soziale Miteinander, die Standhaftigkeit und Durchhaltekraft, das Gedächtnis und den Sinn dafür, anderen Freude zu bereiten, und macht die seelischen Bewegungen geschmeidiger, um in die äußeren Körperbewegungen besser einzugreifen. Zusätzlich ist auch das Erfolgserlebnis einer Theateraufführung immer Balsam für die Seele. Der geschmeidig werdende Leib kann jetzt immer mehr als Instrument innerseelischer Vorgänge erlebt werden, die man nach außen umzusetzen lernt. Dadurch kommt man von der krankhaften Selbstfixierung mehr und mehr los.

In dieser zweiten Therapiestufe wird weiter an den persönlichen, körperlichen und seelischen Problemen gearbeitete, aber auch an objektiven Biographien großer Zeitgenossen. Das hilft, auch die eigene Biographie objektiver zu betrachten, während die Beschäftigung mit sich selbst nie zu einer echten Gesundheit führen kann. »Hypochondrie ist Egoismus. Dichter, gewohnt, in den Tiefen ihres eigenen Busens zu wühlen, ihre Gefühle und inneren Zustände zu zergliedern, sich als den Mittelpunkt der Welt zu empfinden, fallen meist diesem Dämon anheim. Ich habe einen dieser schön und traurig Begabten gekannt, den nur das Studium der Geschichte, die reine Teilnahme an dem Weltganzen, auf Augenblicke von seinen Qualen befreite... In der Brust eines jeden Menschen schläft ein entsetzlicher Keim von Wahnsinn. Ringt mit allen heiteren und tätigen Kräfte, daß er nie erwache!«[63]

Im Gesamten ist das therapeutische Milieu immer nur das Medium, durch das der Patient eine Beziehung zum Ich des jeweiligen Therapeuten bekommen kann. Er muß von diesem in irgendeiner Form angesprochen werden, auch wenn er manchmal einige Zeit vom Therapeuten abhängig wird. Dieser Kontakt von Seele zu Seele, besonders in der Gesprächsbegegnung, ist ein wichtiges Erweckungserlebnis für den Patienten und schafft Vertrauen von Mensch zu Mensch. »... Man gewöhne sie an Ordnung, man gebe ihnen einen Begriff, daß sie ihr Sein und Schicksal mit so vielen gemein haben, daß das außerordentliche Talent, das größte Glück und das höchste Unglück nur kleine Abweichungen von dem Gewöhnlichen sind, so wird sich kein Wahnsinn einschleichen, und wenn er da ist, nach und nach wieder verschwinden.«[64]

Dazu gehört auch, daß der Patient alle Besonderheiten und Mukken und allen Eigensinn langsam lernt, aufzugeben, um unter Menschen als Mensch zu leben, »denn es bringt uns nichts näher dem Wahnsinn, als wenn wir uns vor anderen auszeichnen, und nichts erhält so sehr den gemeinen Verstand, als im allgemeinen Sinne mit vielen Menschen zu leben«.[65] Denn daran erkrankt oft der ehemalige Fixer, daß er sich bis in sein Äußeres als etwas Besonderes erlebt. Ich habe das an anderer Stelle als »Fixerhochmut« bezeichnet.

Nun noch einige praktische Hinweise zur Gesundung der Seelenkräfte selbst, die ja aus Denken, Fühlen und Wollen bestehen. Diese Darstellung bezieht sich nicht nur auf die zweite Therapiestufe, sondern kann in Variationen in allen Therapiestufen gehandhabt werden.

Mit unserem Denken erfassen wir den objektiven Zusammenhang der Welt und machen ihn zu unserem seelischen Eigentum, das heißt, wir verstehen dadurch die Welt. Deswegen können wir uns mit anderen Menschen über die Welt verständigen. Der Gedanke bekommt auf diese Weise etwas Universelles, Menschen-Verbindendes. Wir lernen, die Logik der Tatsachen an den Phänomenen der Welt zu bilden. Das Denken wird nur gesund, indem wir *Hingabe* und *Einsicht* in die Vorgänge der äußeren Welt pflegen. »Hingabe heißt: Versuchen zu enträtseln mit dem Denken, mit dem Vorstellen.«[66] Beobachtungsübungen an alltäglichen Phänomenen wie Pflanzen, Wetter, Wolken oder anderen Naturphänomen sind ideale Möglichkeiten, die Therapie zu bereichern.

Unser Fühlen steht im Austausch mit uns selbst und der Welt. Wir atmen gewissermaßen seelisch ein und aus. Die Übereinstimmung zwischen uns selbst und der Welt bezeichnen wir als unser Gemüt. Dieser Zusammenhang als seelische Lebensluft zwischen Seele und Welt gibt uns Behaglichkeit und Gemütlichkeit, das heißt, die Welt spricht uns an, und wir sprechen zu ihr. Dieses gemeinsame Erlebnis stärkt das, was wir unsere Seelenmitte, unser

Gemüt nennen. Am flackernden Kaminfeuer, das in einer Drogeneinrichtung milieumäßig eine wichtige Rolle spielt, kommen diese
Dinge dann zum Vorschein. Wo Gemütlichkeit herrscht, fühlt die
Seele sich heimisch. Das Fühlen wird also nur gesund, wenn die
Seele sich der Welt öffnet und Interesse und Mitleid zeigt. Eine innerseelische Reinigung von Selbstinteresse zu Weltinteresse vollzieht sich, und zwar eine Reinigung durch Furcht und Mitleid mit
den Weltereignissen. Aus dem krankhaften Eigensinn wird so ein
gesunder Weltensinn. Aus der einseitigen *Sinnlichkeit* bildet sich so
die gesunde *Sinnigkeit,* ein seelisches Mitschwingen mit den Dingen. *Denn jede Form von Stumpfheit der Welt gegenüber und die
Unterdrückung von Gemütskräften führt zu Willensschwächen.*
Man denke nur an den Melancholiker oder den Depressiven: Der
wird in seiner krankhaften Selbstfixierung nur gesund, wenn man
ihm noch tragischere Dinge erzählt oder sogar vorführt. Dann
kommt er von sich los.

Wie steht es nun mit dem Willen? Er führt uns wieder in die Welt
hinein durch unser Tun, das heißt über das Gliedmaßensystem. So
setzen wir zum Beispiel Ideale durch unsere Tätigkeit in Tatsachen
um und bereiten so die Zukunft vor. Wer also dauernd gegen die
Ereignisse des Lebens und damit gegen sein Schicksal ankämpft,
wird immer willensschwächer. Meistens akzeptiert man sich selbst
so, wie man ist, möchte aber das Leben, den Partner, den Beruf und
die Umgebung immer anders haben. So entstehen Zorn, Auflehnung, Ungeduld und Selbstmitleid. Das sind alles Seelenkräfte, die
sich gegen das Leben richten. Hier gibt es nur eine Therapie: *Erge-
bung und Gelassenheit in die äußeren Tatsachen der Welt,* die Ak-
zeptanz der Ereignisse und den inneren Willen, aus den Gegeben-
heiten etwas zu machen, sich selbst zu ändern und nicht so zu bleiben, wie man ist. Dadurch nämlich »entgiftet« man sich. Man lernt,
mit und nicht *gegen* das Leben zu leben. Hindernisse sind da, um sie
zu bewältigen.

Je vielfältiger nun die Willensereignisse sind, der Kampf, das Ringen mit der Welt, auch im Praktischen, desto besser bildet sich der

Wille. Dieser sitzt nämlich im Gliedmaßen-Stoffwechselsystem und wird durch die Vielfalt der Bewegungen und der Ernährung zusätzlich aktiviert. Deshalb sind auch die erfolgreichsten Therapien beispielsweise ein Therapieschiff, eine Wüstenwanderung und Überlebens-Training. Die Jugendlichen sind dabei auf ihren eigenen Einsatz angewiesen: daß das Schiff bei Wind und Wetter fährt, daß die täglich notwendigen Arbeiten gewissenhaft verrichtet werden, daß Nahrung – vielleicht sogar beschafft und – zubereitet werden muß. Alles ist von ihrer Hände Arbeit abhängig. Sie kommen dabei häufig bis an die Grenzen ihres körperlichen Vermögens und müssen sich ständig überwinden. »Von der Gewalt, die alle Wesen bindet, befreit der Mensch sich, der sich überwindet.«[67]

Die Droge verführt zu Eigenwille und Selbstsucht. Man kommt in einen Teufelskreis von Überheblichkeit und Selbstüberschätzung, meint immer, man müsse sich vor den anderen durch äußerliches Gehabe und Fixermanieren auszeichnen, und denkt, man wäre zu etwas Besserem geboren. Das isoliert den Menschen aber immer mehr und macht ihn griesgrämig und hypochondrisch. Erst wenn man die innerlichen »Orden und Embleme« ablegen kann und im allgemeinen Sinne als Mensch unter Menschen gesinnt ist zu leben, kann sich die Seele mit ihren Willenskräften gesund entfalten. Auch die künstlerische Tätigkeit mit ihrer Vielfalt ist dazu eine wesentliche Mithilfe.

3. Therapiestufe

Das Lernen am Leben. Ideal und Wirklichkeit (»freie Urteilsbildung«)

In Goethes »Wilhelm Meister« wird die Entwicklung eines Menschen beschrieben, der sich selbst verwirklichen wollte und durch das Leben so erzogen wurde, daß er vom Schwärmer zu dem sich bildete, was Goethe einen »tüchtigen Menschen« nennt. Dieser bedeutende Entwicklungsroman lebt aus der nie zu lösenden Spannung von der sich selbst verwirklichen wollenden Individualität und dem Gemeinwohl, von Ich und Gesellschaft, Künstler und Bürger. Er sei dem Drogentherapeuten zur Anregung besonders ans Herz gelegt. Er enthält die tiefsten Geheimnisse, deren eines ich hier nur stellvertretend für die Drogentherapie zitieren möchte. Gemeint ist das Problem des Irrenkönnens: »Nicht vor Irrtum zu bewahren, ist die Pflicht des Menschenerziehers, sondern den Irrenden zu leiten, ja ihn seinen Irrtum aus vollen Bechern ausschlürfen zu lassen, das ist Weisheit der Lehrer. Wer seinen Irrtum nur kostet, hält lange damit haus. Er freuet sich dessen als eines seltenen Glücks, aber wer ihn ganz erschöpft, der muß ihn kennenlernen, wenn er nicht wahnsinnig ist.«

Damit wird auf eine wesentliche Erfahrung hingewiesen. Wer ganz unten ist, dem verbleibt nur eins: wieder hochzuklettern. Auch die Richtung der inneren Neigungen eines Menschen muß dem Therapeuten vor Augen stehen wie ein inneres zukünftiges Bild. ... »Wenn man an der Erziehung des Menschen etwas tun wolle, müsse man sehen, wohin seine Neigungen und Wünsche gehen. Sobald müsse man ihn in die Lage versetzen, jene sobald als möglich zu befriedigen, diese so bald als möglich zu erreichen, damit der Mensch, wenn er sich geirret habe, früh genug seinen Irrtum gewahr werde, und wenn er das getroffen habe, was für ihn paßt, desto eifriger daran halte und sich desto emsiger fortbilde.«[68]

Das Fluidum dieser dritten Therapiestufe muß die Vielfalt der Weltbegegnungen sein. Menschenbegegnungen, Verstehen von Schicksalsereignissen, gesellschaftlich-politische Zusammenhänge, Motive für Arbeit, Lernen und Leben, Wahrnehmen und Analysieren von Weltereignissen.

Es ist ratsam, in dieser Therapiestufe pädagogische Unterrichtsstunden abzuhalten, um auch die Bildungsdefizite der Patienten aufzuarbeiten und Interesse für das Geistesleben zu entwickeln. Die pädagogischen Unterrichtsstunden sollten in bescheidenem

Maße schon während der ersten Therapiestufe beginnen, denn erst aus echtem Weltverständnis kann Selbstverständnis werden. Die Patienten können in der dritten Therapiestufe in Wohngruppen außerhalb der Einrichtung leben und ihre Alltagssituation mit Hilfe der Therapeuten zu meistern versuchen. Ideal sind Werkstätten verschiedenster Art mit Vertrieb oder mobile Arbeitstruppen, die mit der Welt und den Menschen in vielfältigsten Kontakt treten. Einige Einrichtungen verfügen über Schreinereien, Cafés, Restaurant und Milchwirtschaft. Der soziale und politische Mensch wird gefordert, der Gesellschaftsmensch. Das Selbst bekommt so eine »politische Dimension«, am Weltganzen aktiv teilnehmen zu lernen, an der »allgemeinen Menschenwahrheit«. Aus den ehemals »geschönten Gefühlen«, der »Fehlsteuerung des Selbst« und der »Fassadenpersönlichkeit« kann so ein verantwortungsbewußter Zeitgenosse werden. Er wächst dann aus der Gruppe heraus, die ihm eine Zeitlang Stütze und Spiegel zugleich war, und wird Mensch, dessen Ich nun in einem gesunden Seelen- und Leibeszusammenhang ruht und mit den Weltereignissen zusammen entwicklungsfähig wird.

Ein Ich ist immer nur da, wenn der Mensch aus sich heraus tätig ist und das allgemein Menschliche, das er mit allen Menschen gemeinsam hat, entdeckt. Wir nennen es auch das Überpersönliche. Das meint auch die heutige Psychologie, wenn sie sagt: »Wie ist das ›Selbst‹ (das Ich) geschaffen, das politisch denken und handeln kann? Es wird ein Selbst gesucht, das sich nicht nur mit seinen eigenen Gefühlen und Wünschen identifiziert, sondern in irgendeiner, noch näher zu bestimmenden Weise die Teilnahme am Gemeinsamen in sein Fühlen und Wünschen mit aufgenommen hat, ohne ... sein eigenes Meinen, Fühlen und Wünschen dahinter zurückzustellen. Gesucht wird also eine psychische Disposition, die es gestattet, ›den Nächsten‹ – und den sozusagen generalisierten Nächsten, die Gemeinschaft und ihre Gesetze, auch gar die außermenschliche Welt – zu lieben wie sich selbst.«[69]

Zwei Fälle aus der Praxis

Wie schon an anderer Stelle erwähnt, gibt es nicht *die* Methode für *alle* Drogenpatienten. Jeder Fall muß ganz individuell angeschaut werden. Hilfreich ist oft ein sich plötzlich von innen oder außen ereignendes Erweckungserlebnis: das kann ein Unfall sein, eine Liebesbeziehung, eine Vaterschaft, eine Theateraufführung, selbst eine Seminarstunde. Der Drogentherapeut darf niemals schematisieren, er muß stets offen sein für individuelle Intuitionen. Stellvertretend für viele andere Patienten, die von der Sucht weggekommen sind, seien im folgenden zwei »Erweckungserlebnisse« aus der Drogenklinik geschildert:

1. A. K., weiblich. Zum Zeitpunkt des Therapiebeginns 20 Jahre alt.

Ich erinnere mich noch, wie sie in unserer Klinik unangemeldet auftauchte: mit weiß geschminktem Gesicht, schwarzer Lederbekleidung, einer Tasche und in einer Hand ein Päckchen Zigarettentabak zum Selberdrehen, das sie krampfhaft umklammerte. Eine seltsame Mischung zwischen Dirne und Kind. Tatsächlich hatte sie fast zwei Jahre in einem Bordell in einer deutschen Großstadt gearbeitet. A. hatte von uns gehört, einfach die Tasche gepackt, und nun stand sie da mit ihren unschuldigen Kinderaugen und wollte aufgenommen werden. Wir konnten nicht widerstehen. Ihre Eltern, beide Lehrer, hatten sie »antiautoritär« erzogen. Ihre Gefühlsäußerungen wurden im Elternhaus immer nur analysiert und rationalisiert. Man gab sich aufgeklärt und links. Sie sollte früh selbständig werden – das wurde sie dann auch. Die Mutter schickte ihr während der Therapie Pakete mit Süßigkeiten, denen sie immer auch ein Päckchen Beruhigungstabletten beifügte... Außerdem trank A. hinter unserem Rücken Alkohol oder rauchte Haschisch. Sie hat es uns in der Therapie nicht leichtgemacht. Ihr größtes Problem war, daß sie in der Gruppe nicht sozialfähig war. Sie kokettierte mit ihrem Einzelgängertum. Mehrmals verübte sie Selbstverstümmelungen am Arm mit einer Rasierklinge. Einmal habe ich sie sogar, weil sie sich so unverschämt und hinterlistig verhielt, geohrfeigt. Sie hat es mir eigenartiger Weise nicht übelgenommen, im Gegenteil. Wir sind uns seit dieser Zeit nähergekommen.

A. hatte einen merkwürdigen Charakterzug. Mit ihrem kindlich charmanten Wesen zog sie die Menschen in ihrer Umgebung, besonders die älteren Therapeuten, sehr stark an, stieß sie aber wieder brutal von sich, wenn sich intensivere seelische Fäden zu spinnen begannen. Diese unersättliche Gier nach Zuwendung war auch beim Essen zu erleben: Sie schlang alles in sich hinein, um es dann später heimlich wieder zu erbrechen. Im Magen ist ja die Speise für den Organismus noch unverbindlich; man schmeckt noch bis in diesen Bereich, erst danach wird die Nahrung Teil des Körpers, der sich dann damit auseinandersetzen muß. Diese materielle und seelische Antipathie gegen Verbindlichkeiten war A.s hervorstechendster Charakterzug – Erbrechen ist ja als auch als eine Form der Zurückstoßung anzusehen, ein Ausdruck von Antipathie (»mir ist es zum Kotzen«).

In allen Lebensbereichen war A. äußerst eigensinnig und verstockt. Als die Auseinandersetzungen sich häuften, verschwand sie und tauchte nach über einer Woche wieder in der Klinik auf, als ob nichts gewesen wäre. Sie war in Italien gewesen, war dort vergewaltigt worden, über andere Dinge schwieg sie. Wieder saßen wir zusammen und beratschlagten. Untherapierbar?

Zu dieser Zeit hatte ich mich intensiver mit dem Rhythmus von Wachen und Schlafen beschäftigt und mit den Erlebnissen der Seele während der Nacht. Ich dachte, was man mit ihr tagsüber nicht erreichen kann, muß man in der Nacht versuchen. Sie mußte das Erlebnis von Nähe, Geborgenheit und Sympathie vor dem Einschlafen haben und das mit in den Schlaf nehmen. Wir kamen überein, daß jeder von der Gruppe einschließlich der Therapeuten mindestens ein bis zwei Nächte bei ihr im Zimmer einschlafen sollte. Das macht man ja gewöhnlich nur mit sehr vertrauten Personen. Zwei zunächst entfernt stehende Seelen hatten so die Möglichkeit, sich näherzukommen. Die Prozedur dauerte knapp drei Wochen.

Von Tag zu Tag waren kleine Fortschritte zu bemerken. Der Ton in der Gruppe wurde ein anderer, Nähe und Vertrautheit wuchsen. Die Patientin begann sich langsam zu öffnen. Sie erlebte zum ersten Mal in ihrem Leben seelische Wärme und Geborgenheit, ohne Berechnung. Die Patientin begann soziale Wurzeln zu schlagen. Jetzt erst war sie überhaupt seelisch ansprechbar, ja, sie suchte sogar von sich aus eine »geliebte« Autorität. Sie ist dann – natürlich mit Krisen – ihren Weg gegangen und hat eine künstlerische Ausbildung gemacht. Tragischerweise ist sie einige Jahre später bei einem Autounfall ums Leben gekommen.

2. *W. L., männlich. Zur Zeit des Therapiebeginns 23 Jahre alt.*

Er wurde in seinen »guten« Zeiten der »King« der Szene genannt. Viel Geld ist durch seine Finger gegangen. Er hat wie ein Prinz gelebt. Seine Verbindungen gingen bis in den Vorderen Orient. Er hatte langes, blondes Haar, war mit vielen Tätowierungen versehen, aggressiv vor lauter Angst. Dabei war er der Prototyp eines verwöhnten Muttersöhnchens, der seinem »Übervater« einmal zeigen wollte, daß auch er was kann...

Die Mutter war überfürsorglich, sein Vater eher kalt und rational, ein Prinzipienreiter. Einer seiner Slogans war: »Eigentum belastet.« Das hat dann sein Sohn in die Tat umgesetzt und eines Tages die Gemälde von der Wand genommen und in Drogen umgesetzt...

Nach etwa einem halben Jahr Therapie zeigte sich bei dem Patienten ein enormes Interesse und sogar Begabung für philosophische und geisteswissenschaftliche Themen. Er suchte dann auf diesem Felde immer das Gespräch mit den Therapeuten, lieh sich Bücher aus und ging gern ins Theater, in die Oper, in Vorträge. Ich habe ihn dann zu meinen eigenen Vorträgen öfter als Begleiter mitgenommen, was er ungeheuer schätzte. Man sah förmlich, wie er langsam aus einem Dornröschenschlaf zu erwachen begann. Schon als Kind muß er voller Fragen gewesen sein. Niemand nahm ihn damals ernst. Zwischendurch kamen immer wieder Krisen, besonders wenn eine Liebesaffäre unglücklich verlief. W. wurde dann, wie er selber sagte, von einem automatenhaften Zwang überfallen, wieder Gift zu nehmen. Obwohl geistig sehr stark, hatte er doch ein schwaches Gemüt. Er neigte auch stark zu einem weinerlichen Wesen.

Eines Tages erzählte er mir von einer eigenartigen inneren Erstarrung, von einer Art seelischer Stagnation, er wirkte auch zu dieser Zeit sehr depressiv. Wenige Tage danach verursachte er einen Autounfall, bei dem er sich ein Bein brach. Jetzt plötzlich machte er wieder seelisch gesehen Fortschritte. Er besuchte dann später ein anthroposophisch geleitetes Seminar. Trotz aller noch bestehenden Probleme war er jetzt längere Zeit drogenfrei.

Später gestand W. mir, daß er zwischendurch noch einmal Heroin probiert habe, aber sein Empfinden hatte sich grundlegend geändert. Er meinte, weil er ein anderer geworden wäre. Viele Jahre später frug ich ihn einmal, ob er denn irgendein besonderes Erlebnis gehabt habe, das ihn endgültig von der Droge befreit hätte. Da erzählte er mir mit starker innerer Bewegung, was ihn damals »für immer geheilt« hätte: Es war während eines philosophischen Seminars, in dem die »Philosophie der Freiheit« von Rudolf Steiner behandelt wurde. Dieses Buch lehrt den Menschen, sein eigenes Denken in den Mittelpunkt seines Bewußtseins zu stellen und es zu beobachten. Durch die Entwicklung der Gedankenkräfte in sich selbst – aus eigener Kraft –, kann der Mensch zu einem inneren Freiheitserlebnis kommen und sich als Ich, als Herr in seinem Leibeshaus fühlen. Dieses Urerlebnis hatte der Patient. Er spürte in sich eine Gedankentätigkeit, die ihn nicht mehr zum »Seeleneremiten« machte, sondern die vielmehr mit dem Weltganzen zu tun hatte. »Ich fühlte den Geist wie an einem Zipfel haltend.« W. wurde sich zum ersten Male seines Wesens bewußt. Er sprach von seiner eigentlichen Geburt. »Der Mensch wird erst dann geboren, wenn er sich seiner selbst bewußt wird.« Von da an war er sich sicher: Niemand mehr wird meinen Geist bestimmen, außer ich selbst!

Dieses Glücksgefühl habe dann in ungeheurer Intensität mehrere Monate lang angehalten und in ihm immer weitere geistige Bereiche aufgeschlossen. W. hat dann einen sozialen Beruf ergriffen. Heute ist er selbst jemand, der gescheiterten Jugendlichen auf den Weg hilft. Er wirkt überzeugend: Nach langjähriger Versklavung an die Drogen hat er in einem Moment die Luft der inneren Freiheit geatmet.

Das Milieuproblem

Eine Drogenklinik ist der Ort, wo sich Menschen mit schweren Vergiftungserscheinungen und chaotischen Seelenkräften befinden. Die jeweiligen Ich-Kräfte sind nicht genug im Leib verankert und saugen deshalb an den Persönlichkeitskräften und Lebenskräften aus der Umgebung (»Seelenvampirismus«). Eine große Anzahl gleicher Krankheitsbilder an einem Ort verstärkt aber immer die Tendenz der psychischen und physischen Ansteckung und zehrt durch die einseitige Zusammenballung die Therapeuten aus. Deshalb ist es auch für eine Drogentherapie ideal, kleinere Gruppen zu bilden, die mit anderen Patienten, wie zum Beispiel körperlich Behinderten, gemischt werden, um ein gewisses Gleichgewicht zu schaffen. Das hat darüber hinaus die positive Wirkung, daß auf natürliche Art und Weise bei den Drogenpatienten die sozialen Fähigkeiten aktiviert werden.

Auch eine jeweils örtliche Verlagerung der verschiedenen Therapieepochen ist sinnvoll. Sehr wichtig ist zudem der kontinuierliche Kontakt mit der Außenwelt. Eine Drogeneinrichtung darf keine moderne Aussätzigenkolonie werden. Deshalb ist der vielfältige Austausch mit der Welt von größter Wichtigkeit. Gäste von außerhalb sind eine absolute Notwendigkeit. Denn alles, was sich heute vom Weltganzen isoliert, muß einseitig und krank werden.

Die chaotisierten Seelenkräfte der Patienten und die Giftaura stecken labile Therapeuten leicht an. Eine Zusammenballung von Krankheitskräften bildet dann das Fluidum in der Therapiestätte, in der sich immer mehr eine seelische Kraftlosigkeit entwickelt. Die ganze Atmosphäre in den Räumen wirkt dann wie ausgelaugt. Wie bereits dargestellt wurde, kann ja zunächst einmal nicht an die individuellen Ich-Kräfte des Drogenabhängigen appelliert werden. Was man aber von innen nicht erreichen kann, muß von *außen* über eine seelische und geistgemäße Gestaltung der Umgebung versucht werden. Je mehr gesundende Kräfte im Umfeld, im sogenannten Milieu, leben, desto eher ordnen sich die Kräfte im chaotischen Seelenleben, und das Ich wird wieder Herr im Haus. Das meinten wir oben, als wir sagten, daß Denken, Fühlen und Wollen gesondert durch den Tagesrhythmus angesprochen werden müssen. Das Ich, das letzten Endes die Seelenkräfte ordnen muß, wird aber nur gesund und kräftig, wenn es um sich eine ihm entsprechende geistgemäße, allgemeinmenschliche Dimension entdeckt. Dann fühlt es sich in der Welt verankert durch geist- bzw. menschengemäßes Handeln im Alltag. Über die Sinne und das praktische Tun werden so noch unterbewußte Seeleninhalte, die mit dem Allgemein-Menschlichen zu tun haben, bewußt.

Denken wir noch einmal an Goethe: »Das Wort ›Erkenne dich selbst‹ heißt ganz einfach: Gib einigermaßen acht auf dich selbst, damit du gewahr werdest, wie du zu deinesgleichen und der Welt zu stehen kommst. Hierzu bedarf es keiner psychologischen Quälerei; jeder tüchtige Mensch weiß und erfährt, was es heißen soll...« Diese Verankerung im Weltganzen gibt dem Menschen eine höhere Form von Gesundheit, denn sein Ich nimmt am Weltgeschehen teil. Die Pflege des Allgemein-Menschlichen als Gegengewicht gegen das allzu Persönlich-Egoistische muß in einer Drogenklinik therapeutische Gesinnung, das heißt Milieu werden und den ganzen Alltag durchziehen, denn in jeder Stadt, an jedem Ort, in jedem Institut bildet sich eine individuelle Seele, ein Fluidum, eine »Stadtastralität«[70], die von den dort lebenden Menschen und ihren Tätigkeiten gebildet wird, aber auch wieder die Menschen beeinflußt.

Abstrakte Inhalte werden immer von der Seele zurückgestoßen wie eine leblose Nahrung, lebensvolle Bilder aber nimmt die Seele als Nahrung an. Das innere entschlafene Dornröschen wird wachgerüttelt. Die Frage ist nun die: Wie gestaltet man einen »Raum« um die Menschen, die der Drogensucht verfallen waren, damit sie schon durch die Umgebung gesünder werden? Die Angst läßt immer dann nach, wenn man in der Welt etwas Vertrautes wahrnimmt, auch wenn es einem noch ganz unbewußt ist. Langsam steigt es dann ins Bewußtsein, und man fühlt sich entängstigt.

Von einer Wanderung durch die Toskana brachte ich vor vielen Jahren die Erfahrung mit, daß die dortigen kleinen Städte so ansprechend, gemütlich und »heilend« sind. Ich erlebte dort, daß eine richtige Stadt wie ein menschlicher Organismus aufgebaut werden muß: Stadtmauer (Haut), Gassen (Adern), die zum »Herzen« der Stadt führen: dem Markt und der Kathedrale in der *Mitte*, zum lebendigen Blut der Stadt und zu ihrem Ruhepol, zum Extrovertierten und Introvertierten. Was ist eine Stadt und somit auch ein Organismus ohne bewegtes Blut, ohne Menschen auf den Gassen und Plätzen? Was ist eine Stadt ohne Mitte, ohne ihr Herz – das heißt Brunnen, Marktplatz, Kathedrale? Was eine Stadt ohne Gesang oder Sprache, ohne Ton und Duft? Was eine Stadt ohne Kommunikation, ohne Gesprächsmöglichkeit oder Begegnung wie es in den Kaffeehäusern gegeben ist? Das gleiche gilt auch für den Organismus.

Man könnte sich ein das Gemüt ansprechendes architektonisches Milieu so vorstellen, daß die einzelnen Häuser wie in den Wendischen Runddörfern in der Ost-Lüneburger Heide nach außen einen Schutzwall bieten und nach innen einen Innenhof wie im Kloster mit Kastanie, Brunnen und Bänken haben, wo man abends in Geborgenheit zusammensitzen kann. Alte und junge Menschen, Tiere und Pflanzen müßten Bestandteil dieses Milieus sein. Die Formen der Häuser und Zimmer lebendig und farblich gestaltet. Wie die alten Chinesen es schon taten, müßten auf Wiesen und Äckern Glöckchen aufgestellt werden, damit die Luft beim Wind anfängt, zu tönen. Die Pflege des inneren Menschen und der äußeren Umgebung müßten gleichermaßen das zentrale Anliegen sein (»Beten und Arbeiten«).

In einer therapeutischen Einrichtung in Hawaii haben Freunde alte Mandalaformen benutzt, um den Garten zu gestalten. Die gesamte Gestaltung dient dazu, gesunde Lebenskräfte aus der Umgebung in das vergiftete Milieu hineinzuziehen. Dazu gehört auch das Feiern der christlichen Jahresfeste, die Durchgestaltung des Tagesablaufs und eine regelmäßige geistige Arbeit. Je mehr Gesang, Musik und Tanz in einer solchen Einrichtung sind, desto besser für die seelische Gesundheit. Eine besondere Sorgfalt muß auf die Bilder an den Wänden gelegt werden. Bilder von Raphael haben eine besonders therapeutische Wirkung. Eine spezielle Pflege ist den Sinneseindrücken angedeihen zu lassen, weil die Patienten jahrelang falsche Wahrnehmungen gemacht haben. Die Sinne schließen den Menschen der Welt gegenüber auf.

Es ist auch wichtig, in der Therapie die Probleme von Geburt, Krankheit und Tod zu integrieren, um die Patienten erleben zu lasqen, daß diese Komponenten zur menschlichen Reifung notwendig sind. Jedes Verstehen, jede Idee, die man sich bewußt macht, ist wie eine Stärkung, eine Art »Kommunion«. Das eigentlich religiöse Milieu in einer Drogenklinik muß die Ehrfurcht sein, die bei den meisten Patienten überhaupt erst einmal geweckt werden muß. Die Ehrfurcht überwindet die Furcht vor der inneren Leere (»horror vacui«), indem man höhere Gesetze anerkennt, ohne sich selber aufgeben zu müssen. Durch jede Art von »Opfer« wird nämlich unser Ich größer und stärker.

Wie also kann die innere Leere, die ja auch durch die den Organismus ausplündernden Gifte bewirkt worden ist, wieder mit Seelen- und Lebenssubstanz gefüllt werden? Das scheint mir die entscheidende Frage der Drogentherapie zu sein. Wie entsteht aus Furcht wahre Ehrfurcht? Doch nur, indem man erkennt und erfährt, daß die Welt und das innere Wesen mit geistiger Substanz erfüllt ist. Goethe nannte es in seiner »Pädagogischen Provinz« in »Wilhelm Meisters Wanderjahren« die drei zu erlernenden Ehrfurchten: dem gegenüber, was *über uns ist* und was mit dem göttlichen Walten in Geschichte und Menschheitsentwicklung zu tun hat

– was *neben uns ist,* unsere mitmenschliche Umwelt, die wir menschenkundlich und ethisch erfassen müssen und – was *unter uns ist,* was sozusagen »niedrig« ist, was wir aber zur Entwicklung unseres vollen Menschseins benötigen. Die Naturreiche Mineral, Pflanze und Tier, dann im Seelischen Armut, Erniedrigung, Spott, Leiden und Tod. Dadurch erleben wir das eigentlich christliche Element.

In der 3. Therapiestufe gibt es nun vielfältige Möglichkeiten, durch Kurse und Seminare Wissen über Natur, Mensch und Geschichte an die Patienten heranzubringen. »Lernend arbeiten, arbeitend lernen« (R. Steiner) – das ist die Devise. Es wäre günstig, Lehrer in die 4. Therapiestufe zu integrieren. Aus den drei zu erwerbenden Ehrfurchten erwächst nämlich die vierte und wichtigste: die Ehrfurcht *vor sich selbst,* die ohne Dünkel und Selbstüberschätzung unser wahres Wesen, unseren ewigen Wesenskern und unsere Aufgabe im Weltganzen erleben läßt.

Es braucht an dieser Stelle wohl nicht eigens betont zu werden, daß ein »idealer« Drogentherapeut ein Mensch sein sollte, der über ein gewisses Maß an Selbsterkenntnis und Lebenserfahrung verfügt, um nicht nur abstrakt zu wissen, sondern auch vorbildlich das zu leben, was er sagt.

Ein Mensch, der aus innerer Selbsterfahrung anderen Ratschläge geben konnte, war Goethe. Er konnte einmal einem jungen Menschen, der in Selbstqual und »beschränkter Selbstigkeit« keinen Anschluß mehr ans Leben fand, folgendes antworten: »... man werde sich aus einem schmerzlichen, selbstquälerischen, düstern Seelenzustand nur durch Naturbeschauung und herzliche Teilnahme an der äußeren Welt retten und befreien. Schon die allgemeinste Bekanntschaft mit der Natur, gleichviel von welcher Seite, ein tätiges Eingreifen, sei es als Gärtner oder Landbebauer, als Jäger oder Bergmann, ziehe uns von uns selbst ab; die Richtung geistiger Kräfte auf wirkliche wahrhafte Erscheinungen gebe nach und nach das größte Behagen, Klarheit und Belehrung: wie denn der Künstler, der sich treu an die Natur halte und zugleich sein Inneres auszubilden suche, gewiß am besten fahren werde.«[71]

Die immer mehr um sich greifende Selbstqual und -verneinung kann nur durch »praktische Tätigkeit« am Leben selbst geheilt werden. *Wer am Leben krank geworden ist, kann nur durch das Leben selbst wieder geheilt werden.* Dies dem Menschen vorbildhaft zu übermitteln, ist die zentralste Aufgabe der Drogentherapie. Eine Garantie für dieses Gelingen kann nicht gegeben werden.

Die sogenannte Nachsorge nach Beendigung der Therapie muß diese Schritte zur Selbständigkeit weiter begleiten und pflegen.

Am »Schneegestürm des Lebens« zu gesunden, war Goethes innerstes seelenhygienisches Anliegen. Er hat es selbst an sich immer wieder erfahren, aber auch das Gegenteil in seiner nächsten Umgebung: das selbstquälerische Kleben an sich selbst, das in sich Gefesseltsein, die Willensschwäche, das Desinteresse dem Leben gegenüber, die Erfahrung nur aus »Lektüre« und Theorie, die Langeweile... Aus dem Dunst der kranken Gefühle auf den klaren Gipfel des Brocken im Harz steigend, schreibt Goethe an eben jenen »wunderlichen« jungen Mann und an die Welt gerichtet, die nur allzusehr im Nebel der inneren Gefühlsgespenster im Abseits der Welt verharrt, folgende Zeilen:

»Aber abseits wer ist's?
Ins Gebüsch verliert sich sein Pfad,
Hinter ihm schlagen
Die Sträucher zusammen,
Das Gras steht wieder auf,
Die Öde verschlingt ihn.

Ach, wer heilet die Schmerzen
Des, dem Balsam zu Gift ward?
Der sich Menschenhaß
Aus der Fülle der Liebe trank?
Erst verachtet, nun ein Verächter,
Zehrt er heimlich auf
Seinen eigenen Wert
In ungenügender Selbstsucht.

Ist auf deinem Psalter,
Vater der Liebe, ein Ton
Seinem Ohre vernehmlich,
So erquicke sein Herz!
Öffne den umwölkten Blick
Über die tausend Quellen
Neben dem Dürstenden
In der Wüste.«
(GOETHE: HARZREISE IM WINTER)

Abseits, Öde, Balsam zu Gift, Haß, Verächter, ungenügender Selbstwert, umwölkter Blick, Durst trotz tausen Quellen neben einem... Der »Vater der Liebe«, der die Töne und Worte in die Wesen der Welt gelegt hat, ihn gilt es zu finden und die »Musik der Welt« zu erlauschen, damit der unselige Bruch zwischen Mensch und Welt wieder geheilt wird und die Disharmonie zwischen Leib, Seele und Welt neu gestimmt und in Harmonie umgewandelt werden kann.

Die Intention der drei Therapieschritte ist: den Menschen noch einmal durch die gesunden Gesetze der »Hüllen«-Entwicklung durchschreiten zu lassen in der Hoffnung, daß sich sein individuelles Ichwesen nachträglich entfaltet und entwickelt. Dieses Ich kann aber nur durch Liebe und Erkenntnis wachsen. Und erst, wenn es am Zeitgeschehen aktiv und handelnd und erkennend teilnimmt. Tut es das nicht, schwächt es sich und damit den ganzen Leib. Das dabei entstehende »seelische Leichengift« ist es dann, was die Menschen spüren und was sie zu Selbstzerstörung, zum Gift und zum Vergiften im Sozialen und gegen sich selbst treibt. Dies schon recht bald erkannt zu haben, ist eines der großen Verdienste Rudolf Steiners. Wegen der treffenden Charakterisierung heutiger Phänomene, innerer und äußerer Schwächen, sollen seine Worte den Abschluß bilden:

»Daher kommen die Kulturkrankheiten, Kulturdekadenzen, alle die seelischen Leerheiten, Hypochondrien, Verschrobenheiten,

Unbefriedigtheiten, Schrullenhaftigkeiten und so weiter, auch alle die Kultur attackierenden, aggressiven, gegen die Kultur sich auflehnenden Instinkte. Denn entweder nimmt man die Kultur eines Zeitalters an ... oder man entwickelt das entsprechende Gift, das sich absetzt und das sich nur auflösen würde durch die *Annahme der Kultur.* Dadurch aber, daß man dieses Gift absetzt, entwickelt man Instinkte gegen die betreffende Kultur. Giftwirkungen sind immer zugleich aggressive Instinkte. In der Volkssprache Mitteleuropas ist das deutlich durchgefühlt: viele Dialekte sagen nicht, ein Mensch sei zornig, sondern er sei giftig, was einem tiefen Empfinden der wirklichen Tatsache entspricht. Von einem Jähzornigen sagt man z. B. in Österreich, er sei ›gachgiftig‹, das heißt schnell giftig, er wird schnell zornig. Und daß dies wieder gradweise differenziert ist, können Sie am Schlangengift bemerken, das eben einen höheren Grad von Giftigkeit hat und das Aggressive wohl in sich trägt. Aber in einem minderen Grade legt der Mensch solches Giftige, das sich sogar sehr konzentriert, in sich an, wenn er sich weigert, dasjenige anzunehmen, was das Gift auflösen würde. Gerade in unserem Zeitalter weigern sich zahlreiche Menschen, die unserem Zeitalter entsprechende Form des geistigen Lebens ... anzunehmen.«[72]

Anhang

Anmerkungen

1 Ricarda Huch, »Die Romantik«, Leipzig 1931.

2 Aus: »Wilhelm Meisters Lehrjahre«.

3 »Die Ratte«. Indisches Märchen, aus: H. G. Behr, »Weltmacht Droge«, Wien/ Düsseldorf 1980.

4 Aus: K. Waterstradt, »Die Krise unseres Gesundheitssystems«, Vorgänge 3/76, Weinheim.

5 Erich Blechschmidt, »Sein und Werden«, Stuttgart 1982.

6 Zit. nach: W. F. Hiss aus Weltwoche Nr. 51, 18. 12. 1986.

7 Rudolf Steiner, »Physiologisch-Therapeutisches auf Grundlage der Geisteswissenschaft«, GA 314.

8 Michaela Glöckler, Wolfgang Goebel, »Kindersprechstunde«. Ein medizinischpädagogischer Ratgeber, Stuttgart 1990[8].

9 Als Literatur sei empfohlen: H. Hafer, »Die heimliche Droge«, Heidelberg 1986.

10 Aus: »Das Prinzip Langeweile«, veröffentlicht im »Magazin«, Tagesanzeiger Zürich, 40/89, von Claudia Tophinke.

11 Moody R., »Leben nach dem Tod«, Hamburg 1984. J. C. Hampe, »Sterben ist doch ganz anders«, Stuttgart 1975.

12 Michaela Glöckler, »Die männliche und weibliche Konstitution«, Stuttgart 1989[2].

13 Neil Postman, »Das Verschwinden der Kindheit«, Frankfurt 1983.

14 Die entscheidenden Hinweise für diese Zuordnungen verdanke ich dem Buch »Mysterienweisheit im deutschen Volksmärchen« v. Arthur Schult, Bietigheim 1980.

15 Anton Tschechow, »Der Mensch im Futteral«, Zürich 1916.

16 s. auch Olaf Koob, »Erkennen und Heilen. Anthroposophische Gesichtspunkte zur seelischen Hygiene«, Stuttgart 1988[2].

17 Rudolf Steiner, Lehrerkonferenzen, 27. 3. 1924, Manuskript.

18 In der Lebensalterforschung spricht man vom ersten »Mondknoten«. »Das langsame Wandern der Mondknoten im Tierkreis zeigt einen vollen Umlauf durch die Ekliptik in 18 Jahren, 7 Monaten, 9 Tagen. Nach 18,6 Lebensjahren sind für den Menschen die Mondknoten wieder am gleichen Himmelsort wie zur Zeit der Geburt... 18,6 Jahre nach der Geburt klingen die gleichen Rhythmen des Le-

bensbeginns wieder auf. Die Situation einer zweiten *Ausstoßung* ist gegeben. Eine Lösung von der Familie und die Frage nach dem Beruf als ›Freiwerden wozu‹ sind Zeichen für eine förderliche Lockerung allzu starker leiblicher Gebundenheiten. Tagebücher und Schicksalsereignisse markieren diesen Augenblick im Lebensgang manchmal sogar auf den Tag genau...« (Wilhelm Hoerner, »Zeit und Rhythmus«, Stuttgart 1978.

19 Alice Miller, »Am Anfang war Erziehung«, Frankfurt 1983.

20 »Handbuch der Rauschdrogen«, W. Schmidbauer und J. v. Scheidt, Frankfurt 1989.

21 Rudolf Steiner, Vortrag vom 9. 1. 1921, in GA 62.

22 Christa Beichler, »Vom Umgang mit Jugendlichen«, Schaffhausen 1977.

23 W. Camszus, »Das Menschenschlachthaus. Bilder vom kommenden Krieg«, Hamburg und Berlin 1913.

24 »Und jetzt beginnt – und darinnen liegt vielfach der Grund für das Stürmische unserer Zeit –, jetzt beginnt die Zeit, in welcher die Seelen aus der geistigen Welt, indem sie durch die Empfängnis und die Geburt zum irdischen Leben heruntersteigen, sich Bilder mitbringen. Bilder, wenn sie mitgebracht werden aus dem geistigen Leben in dieses physische Leben herein, müssen unter allen Umständen, wenn Heil für den Menschen und für sein soziales Leben entstehen soll, unbedingt sich mit dem astralischen Leib verbinden, während sich das Bildlose nur verbindet mit dem Ich. Und es war vorzugsweise die Auslebung des Ich, welche in der Menschheit seit der Mitte des 15. Jahrhunderts geblüht hat. Jetzt aber beginnt die Zeit, wo der Mensch fühlen muß: In dir leben aus vorgeburtlichem Leben heraus Bilder, die mußt du in dir während des Lebens lebendig machen. Das kannst du nicht mit dem bloßen Ich, das muß tiefer in dich hineinwirken; das muß bis in den astralischen Leib hineinwirken.

Nun ist es ja zunächst meistens so bei der Menschheit, daß sie widerstrebt diesem Hineinleben der vor der Empfängnis erlebten Bilder in den astralischen Leib. Die Menschen stoßen gewissermaßen das zurück, was sich aus den Tiefen ihres Wesens heraus in den astralischen Leib hineinleben soll. Die Nüchternheit, das Prosaische der neueren Zeit ist ja ein Grundcharakterzug, und es gibt heute sogar breite Strömungen, die sich dagegen wehren, daß man durch die Erziehung schon dafür sorgt, daß dasjenige, was aus der Seele aufsteigen und im astralischen Leib sich geltend machen will, auch wirklich zur Geltung komme. Es gibt trockene Nüchtlinge, welche die Erziehung durch Märchen, Legenden, durch das, was von der Phantasie durchstrahlt ist, eigentlich ausschließen möchten. In unserem Waldorfschulsystem haben wir gerade in den Vordergrund gestellt, daß der Unterricht und die Erziehung bei den die Volksschule betretenden Kindern ausgehen von bildhafter Darstellung, von einem lebendigen Hinstellen der Bilder, von Legendarischem, von Märchenhaftem. Und auch dasjenige, was die Kinder zunächst erfahren sollen über die Wesen und Vorgänge im Tierreich, im Pflanzenreich, im Mineralreich, soll nicht in trockener, nüchterner Weise gesagt werden, sondern das soll gekleidet werden in das Bildhafte, in das Legendarische, in das Märchenhafte. Denn was da tief drinnen sitzt in der Kinderseele, das sind die in der geistigen Welt empfangenen Imaginationen. Die wollen herauf. Und wenn der Lehrer oder der Erzieher sich richtig zum Kinde verhält, bringt er ihm Bilder entgegen. Und indem der Lehrer Bilder vor das kindliche Gemüt hinstellt, zucken herauf aus dem kindlichen Gemüte diejenigen Bilder, oder besser gesagt, die Kräfte der verbildlichenden Darstellung, die empfangen worden sind vor der Geburt oder, sagen wir, vor der Empfängnis.

Wenn nun das unterdrückt wird, wenn der trockene Nüchtling heute erzieht und unterrichtet, dann bringt er schon von früher Jugend etwas, was schon eigentlich gar nicht dem Kinde verwandt ist, an das Kind heran: die Buchstaben. Denn die Buchstaben, wie wir sie heute haben, die haben nichts mehr mit alten Bilderbuchstaben zu tun, sind etwas dem Kinde im Grunde genommen Fremdes, das erst aus dem Bilde herausgeholt werden sollte, so wie wir in der Waldorfschule versuchen, es zu machen. Man bringt das Unbildliche an das Kind heran; das Kind aber hat da in seinem Leibe Kräfte – ich meine natürlich die Seele, wenn ich jetzt vom Leibe spreche, wir sagen ja auch der ›Astralleib‹ –, das Kind hat in seinem Leibe Kräfte sitzen, welche es zersprengen, wenn sie nicht heraufgeholt werden in bildhafter Darstellung. Und was ist die Folge? Verloren gehen diese Kräfte nicht; sie breiten sich aus, sie gewinnen Dasein, sie treten doch in die Gedanken, in die Gefühle, in die Willensimpulse hinein. Und was entstehen daraus für Menschen? Rebellen, Revolutionäre, unzufriedene Menschen, Menschen, die nicht wissen, was sie wollen, weil sie etwas wollen, was man nicht wissen kann, weil sie etwas wollen, was mit keinem möglichen sozialen Organismus vereinbar ist, was sie sich nur vorstellen, was in ihre Phantasie hätte gehen sollen, da nicht hineingegangen ist, sondern in ihre sozialen Treibereien hineingegangen ist.

Und so kann man sagen, daß diejenigen Menschen, die es in okkultistischer Weise nicht ehrlich meinen mit ihren Mitmenschen, sich nur nicht zu sagen getrauen: Wenn heute die Welt revoltiert, da ist es der Himmel, der revoltiert, das heißt der Himmel, der zurückgehalten wird in den Seelen der Menschen, und der dann nicht in seiner eigenen Gestalt, sondern in seinem Gegenteile zum Vorschein kommt, der in Kampf und Blut zum Vorschein kommt, statt in Imaginationen. Es ist daher gar kein Wunder, wenn jene Menschen, die sich an solchem Zerstörungswerk der sozialen Ordnung beteiligen, eigentlich das Gefühl haben, sie tun etwas Gutes. Denn was spüren sie in sich? Den Himmel spüren sie in sich; er nimmt aber nur karikaturhafte Gestalt an in ihrer Seele. So ernst sind die Wahrheiten, die wir heute einsehen sollen. Zu den Wahrheiten sich zu bekennen, zum die es sich heute handelt, das sollte kein Kinderspiel sein, es sollte durchaus von dem allergrößten Ernst durchzogen sein« (aus: R. Steiner, »Geisteswissenschaft als Erkenntnis der Grundimpulse sozialer Gestaltung«, GA 199).

25 A. W. McCoy, »Heroin aus Südostasien. Zur Wirtschaftsgeschichte eines ungewöhnlichen Handelsartikels«. Aus: »Rausch und Realität – Drogen im Kulturvergleich«, Hamburg 1982.

26 M. Seefelder, »Opium. Eine Kulturgeschichte«, Frankfurt 1987.

27 J. Schurz, »Vom Bilsenkraut zum LSD«, Stuttgart 1969.

28 In der Geisteswissenschaft Rudolf Steiners wird mitgeteilt, daß das in einer Knochenhülle eingeschlossene Gehirn und Rückenmark als ein Bild des Von-sich Abgrenzens zu verstehen ist. Das heutige Gehirn war einmal auf der gleichen Stufe wie das Rückenmark. Es hat sich weiterentwickelt, hat aber das »alte« Gehirn noch latent in sich, was wir sicher mit dem Stammhirn identifizieren können. Unser heutiges Rückenmark ist nicht mehr entwicklungsfähig, degeneriert sogar nach unten zu. Es ist somit genauso verantwortlich für die niedrigen Seelentätigkeiten wie z. B. die Reflexe, bei denen sich ja zwischen Innen- und Außengeschehen keine Überlegung hineinschiebt, wie das Gehirn für die höheren, sich steigern könnenden Seelenfähigkeiten, die überlegenen, besonnenen Handlungen, verantwortlich ist. Die Handlungen, die man mit Hilfe des Gehirns in die Tat umsetzt, sind im Gegensatz zum Rückenmark mit Gedanken, also Willensenergie durchzogen, die Taten des Reflexes sind blinde Handlungen. Denken wir nur an die sicheren Reflexbewegungen, wenn uns z. B. etwas ins Auge fliegt oder wir uns verbrennen, wir handeln nicht aus *Freiheit*, sondern aus *Notwendigkeit*. Wachheit und Traum liegt somit schon unserem normalen Tagesleben zugrunde. Aktive be-*sonnene* Tat und bildhaft-instinktiver Traum durchziehen unser Bewußtsein wie Sonne und Mond. Tagsüber überwiegt das »Sonnengehirn« (Großhirn), nachts das »Mondengehirn« (Stammhirn), wir träumen und haben Bilder. Wollen wir bildhaft sprechen, so können wir auch sagen, daß durch das Erwachen des alten Rückenmarkssystems die »alte Schlange« aufwacht, die uns Innerlichkeit, Wohlempfinden und Egoität (und nicht Weltoffenheit) vermittelt. So kämpft – rein psychologisch gesehen – immer der wache Bewußtseinsmensch mit dem mehr bildhaft empfindenden Gefühlsmenschen. Die übertriebene Rationalität sucht immer das Gegenteil für das innere Gleichgewicht: den Gefühlsrausch.

29 Diese Form von erlebtem »alten« Geist kann nur mit einer echten Spiritualität verstanden und umgewandelt werden, nicht aber durch äußere Stimulation. Interessant ist die Tatsache, daß Menschen, die schon einmal mit »LSD« experimentiert haben, berichten, daß sie während ihrer »Trips« Farben erlebten, die in unserer Sinneswelt gar nicht vorkommen. Betrachtet man nun mit bestimmtem hellseherischem Bewußtsein die geistige Ausstrahlung des ganzen Gehirn- und Rückenmarkssystems, die in Farben erscheinende sogenannte »Aura«, so kann man feststellen, daß die unteren, mehr vegetativen Partien des Rückenmarks ins

Grünliche, die oberen, mehr geistigen Partien des Gehirns ins Blau-Rote, ins Pfirsichblütige gehen. Dazwischen liegen Farbnuancen, »die schwer zu beschreiben sind, weil sie nicht recht vorkommen unter den gewöhnlichen Farben, die in der sinnlichen Umwelt vorhanden sind. So z. B. schließt sich an das Grün eine Farbe an, die nicht grün, nicht blau und nicht gelb ist, sondern ein Gemisch von allen dreien, kurz, es zeigen sich Farben in dem *Zwischenraum*, die es im Grunde genommen innerhalb der physisch-sinnlichen Welt nicht gibt« (R. Steiner, »Eine okkulte Physiologie«, GA 128).

30 Brief an A. Hofmann.

31 »Goethes Gespräche mit Eckermann«, Leibzig o. J.

32 G. W. Gray, »Auf Vorposten der Medizin«, Zürich 1944. Zit. aus: G. Schmidt, »Zur Alkoholfrage«, Stuttgart 1951.

33 J. Tröger, »Wenn Kinder rauchen«; in: Süddeutsche Zeitung v. 21. 3. 1980.

34 J. Angst, »Halluzinogen-Abusus«, aus: Schweiz. Med. Wochenschrift 100, 1970.

35 Charles Baudelaire, »Die künstlichen Paradiese«, Zürich o. J.

36 Baumann/Reinhard, »Unerhörtes aus der Medizin«, Bern 1989.

37 A. Hofmann, »LSD – mein Sorgenkind«, Stuttgart 1979.

38 S. Hedayat 1936, aus »Handbuch der Rauschdrogen«, a. a. O.

39 A. Sahihi, »Designer-Drogen – die neue Gefahr«, Weinheim/Basel 1989.

40 De Ropp, »Bewußtsein und Rausch«, München 1964; aus: »Handbuch der Rauschdrogen«, a. a. O.

41 New York Times, 23. 3. 1989.

42 Rudolf Steiner, »Geisteswissenschaftliche Menschenkunde«, GA 107.

43 B. G. Thamm, »Andenschnee – Die lange Linie des Kokain«, Basel 1986.

44 Zit. nach »Handbuch der Rauschdrogen«, a. a. O.

45 »Designer-Drogen«, a. a. O.

46 »Handbuch der Rauschdrogen«, a. a. O.

47 »Designer-Drogen«, a. a. O.

48 »Der Spiegel«, Nr. 25 / 1989.

49 »Schaffhauser Nachrichten« v. 23. 3. 1990.

50 »Tagesanzeiger Zürich«, »Sozialarbeiter diskutieren Drogenprobleme«, 14. 3. 1990.

51 H. Kleinewefers, in: »Die Weltwoche«, Nr. 14, 6, 4, 1989, »Ein freier Drogenmarkt hilft nicht nur den Süchtigen«.

52 P. Albrecht, a. a. O.

53 Siehe auch: »Eltern in Drogenproblemen – Erfahrungen aus der Hilfe durch Selbsthilfe«, v. Else Meyer, Frankfurt.

54 Rudolf Steiner, »Das Rätsel des Menschen. Die geistigen Hintergründe der menschlichen Geschichte«, GA 170.

55 Rudolf Steiner, »Geisteswissenschaften und die Lebensforderungen der Gegenwart«, Basel 1920.

56 Rudolf Steiner, öffentlicher Vortrag am 4.1. 1921 in Stuttgart.

57 H.E.Richter, »Die Chance des Gewissens«, Hamburg 1986.

58 Richter, a.a.O.

59 Richter, a.a.O.

60 Rudolf Steiner, »Die okkulte Bewegung im neunzehnten Jahrhundert«, Dornach 1915, GA 254.

61 Rudolf Steiner, »Über Gesundheit und Krankheit«, Dornach 1976, GA 348.

62 J.W.Goethe, »Wilhelm Meisters Lehrjahre«.

63 E.v.Feuchtersleben, »Zur Diätetik der Seele«, Stuttgart 1980.

64 J.W.Goethe, a.a.O.

65 J.W.Goethe, a.a.O.

66 Rudolf Steiner, »Das esoterische Christentum und die geistige Führung der Menschheit«, Dornach 1962, GA 130.

67 J.W.Goethe, »Die Geheimnisse«.

68 J.W.Goethe, »Wilhelm Meisters Lehrjahre«.

69 G.Bittner, »Gruppendynamik – ein ziemlich sicherer Weg, sich selbst zu verfehlen«, aus: »Psychosozial«, 1–80.

70 Emil Bock, »Briefe«, Stuttgart 1968.

71 J.W.Goethe, »Kampagne in Frankreich«.

72 Rudolf Steiner, »Kosmische und menschliche Geschichte«, Dornach 1966, GA 174.

Drogenwörterbuch

Abhängigkeit: Bei der Drogenabhängigkeit besteht neben der psychischen Bindung an die Gewohnheit – und die damit erwünschten Folgen: Wohlbefinden, Wärme, Geborgenheit, Ausgleich von Mängeln – die körperliche Abhängigkeit von dem Mittel. Der Stoffwechsel braucht es, um zu funktionieren. Die Abhängigkeit kann dann nicht mehr beeinflußt werden. Alle sozialen Bindungen, Wertvorstellungan, Freundschaften usw. werden weitgehend aufgegeben.

abziehen: jemand »ausnehmen«, »ausrauben«, was im Kampf um Geld und den dringend benötigten Stoff ständig auf der Szene geschieht.

Acid: Stoff, Säure; Ausdruck für LSD.

Affe, einen Affen haben: auf »Entzug« sein.

Afghan, schwarzer: s. Shit.

Amphetamine: s. Speed.

Antidepressiva: s. Psychopharmaka.

anturnen: mit oder ohne Droge anregen, sich in eine veränderte Wahrnehmungslage zu versetzen.

anfixen: zum Fixen (also Injizieren) anregen.

ausflippen: 1. Zustand »schlechter Gefühle« unter Drogeneinfluß;
2. durch Drogengebrauch bedingte Umstellung des bisherigen Lebensweges (Abbruch der Schulausbildung, Wechseln des Freundeskreises, Beginn des sozialen Abstiegs);
3. gefühlsmäßiger Ausbruch, häufig mit Verlust der Eigenkontrolle verbunden.

ausklinken: durchdrehen.

Beruhigungs- und Schlafmittel: (Barbiturate). Ähnlich wirken – vom Gesichtspunkt der Abhängigkeit her – Hypnotika, Tranquilizer und Seditiva. Medikamente wie: Aneural, Cyrpon, Librium, Valium, Nobrium, Adumbran, Praxiten u. a.

Besteck: Utensilien zum Spritzen.

breit sein: berauscht sein, meist Alkoholrausch.

clean: nicht unter Einfluß von Drogen sein.

cool: lässige, selbstsichere und oft auch distanzierte Handlung.

Dealer: Drogenhändler

Delirium: s. Entzug.

Dom: s. Trips.

dope: Drogen

drauf sein: süchtig sein.

dröhnen, sich volldröhnen, abdröhnen: sich unter Drogen setzen.

drücken: schießen – spritzen – fixen – knallen = Rauschgift einspritzen.

Dunkelbrauner Pakistani: intensiv wirkendes Cannabis aus Pakisten.

Echo: Bezeichnung für Halluzinationen.

einen durchziehen: ein Ausdruck für Shit rauchen.

einwerfen: (»einen Trip einwerfen«) LSD oder ähnliches Rauschgift einnehmen.

Entzug – auch turkey, cold turkey, Affe, Flattermann, Delir genannt: Entziehungs-erscheinungen.

Feeling: sich wohlfühlen nach Rauschgifteinnahme.

Fixe: Spritze, Injektionsspritze.

Flash: Lustwelle, die den Körper nach dem Eintritt des Rauschmittels in die Blut-bahn durchströmt.

Flash-back: das Wiederkehren von Rauschsymptomen, aber auch Angst- und Ver-folgungsgefühle nach einer drogenfreien Zeit. Beobachtet bei LSD, seltener bei Cannabis.

Freak: Person mit einer bestimmten Lebensart (meist unkonventionell): z. B. An-hänger einer Subkultur; u. U. Mitglied einer Drogengemeinschaft.

free dope: Schlagwort der Verfechter einer Freigabe des Haschischkonsums.

goldener Schuß: beabsichtigte oder unbeabsichtige Einnahme einer tödlichen Über-dosis eines Rauschgifts (meist Heroin).

Gras: Marihuana.

Grüner Türke: Cannabis aus der Türkei.

H (gesprochen Eitsch): Heroin

Hasch: Cannabis (Haschisch).

high: »hoch oben sein«, ein Stadium des gesteigerten Wohlbefindens; euphorisch-ekstatischer Zustand unter Drogeneinfluß.

Horror-Trip: Angstzustand, der fast ausschließlich nach Einnahme von LSD oder ähnlichen Rauschgiften vorkommt.

Joint: Tabak und Cannabis in einer Zigarette vermischt (Haschisch-Zigaretten).

Junkie: die Person, die regelmäßig Drogen spritzt.

kaputter Typ: durch Drogeneinwirkung total zerstört, ausgeflippt.

Kick: bezeichnet die Wirkung von Speed (Ansporn, Anregung, Kräftigung).

kiffen: Shit rauchen (Marihuana).

Kiste: Bezeichnung für Gefängnis, Knast und Sarg.

Knete: Geld

Koks: Kokain

Legalize it!: Gemeint ist die Legalisierung von Shit, d. h. die Freigabe von Ha-schisch / Marihuana.

linken: hereinlegen.

LKH: Landeskrankenhaus. Hier werden auch Drogenabhängige eingeliefert.

LSD: s. Trips

Marihuana: z. Wirkung s. Shit.

Meskalin: s. Trips

Methadon: Medikament, das bei uns als Polamidon auf den Markt kommt und wirkt wie Morphium/Heroin. Es gibt mehrere Sorten dieser Tabletten: Jetrium, Palfium, Dolantin, Alfaprodin, Depromic, Doloene, Erantin, Develin retard und andere.

Mikros: LSD-Mikro-Trips

Opium: s. Heroin

Polamidon: s. Methadon

Polytoxikomanie: sowohl Abhängigkeit von vielen Drogen als auch die Vergiftung durch die kombinierte Einnahme z.B. von Alkohol und Tabletten, Heroin und anderen illegalen und legalen Drogen.

Psychopharmaka: Medikamente, die die Stimmung beeinflussen. Sie können ruhig bis schlafend machen, können bestimmte Wahnideen bekämpfen und gute Laune machen.

Pumpe: Injektionsspritze des Fixers (Herz).

Pusher: Rauschmittelverteiler, -händler.

Reise: LSD-Rausch, LSD-Trip.

Release Center: Informations- bzw. Rehabilitationszentrum zur Bekämpfung der Rauschgiftsucht.

Roter Libanese: Cannabissorte.

Scene: Drogenmilieu, Treffpunkt von Händlern und Konsumenten.

Schießen: Injektion mit H oder O.

Shit: Ausdruck und Haschisch oder Marihuana. Shit wird auch Heu, Gras, Pot, Tea, Mary Jane, Weed, Maria Hohanna, Acapulco-Gold, Kongo-Gras, Kenia-Gras und Texas-Black genannt. Gängige Marken: Schwarzer Afghan, grüner Türke, roter Libanese, südamerikanisches Gras, dunkelbrauner Pakistan sowie weißer und schwarzer Nepal.

Schimmelafghane: Cannabis; sehr gute Qualität aus Afghanistan.

Schnee: Kokain.

Schwarzer Afghane: intensiv wirkendes Cannabis aus Afghanistan.

sniefen: schnupfen: Einnahme eines Rauschgiftes (z.B. Heroin oder Kokain) durch die Nase.

Speed: Psychostimulantien oder Amphetamine, darunter auch viele Appetitzügler.

Speed Ball: Mischung von Heroin mit zumeist Kokain. Das Kokain soll hierbei anregend wirken, damit der Rauschzustand durch die betäubende Wirkung des Heroins nicht »verschlafen« wird. Anwendung erfolgt intravenös.

Stereo-Schuß: gleichzeitige Injektion in beide Venen, wodurch der Flash blitzartig und verstärkt eintritt.

Stoff: Drogen

Stoned: berauscht sein.

strecken: Vermischen eines Rauschgifts mit anderen (z. T. sehr gefährlichen) Stoffen, um auf diese Weise mehr Material verkaufen zu können und mehr Geld zu erhalten.

Theke machen: Ausdruck für Apothekeneinbruch.

Tranquilizer: s. Beruhigungs- und Schlafmittel.

Trips einwerfen: LSD schlucken.

Turkey: Rauschgiftentzug (meist sehr schmerzhaft und unangenehm).

User: Drogenverbraucher.

Verticken: etwas verkaufen.

zu sein: »ich bin zu«, voll mit Drogen sein.

Quellen: Broschüre »Rauschgift. Das tödliche Spiel mit dem Leben«, herausgegeben vom Landeskriminalamt Baden-Württemberg im Auftrag des Innenministeriums, und Else Meyer, »Eltern im Drogenproblem«, und Wolfgang Metzner und Berndt Georg Thamen, »Drogen«, Hamburg 1989.

Literatur

Affemann, R.: Krank an der Gesellschaft. München 1975
Affemann, R.: Lernziel Leben. Stuttgart 1976
Amendt, G.: Sucht – Profit – Sucht. Reinbek 1990
An den Mond. Gedichte und Prosa. Ausgew. von *C. Borchers.* Frankfurt 1986

Baudelaire, Ch.: Die künstlichen Paradiese. Zürich 1988
Becker, J.: Hitlers Kinder? Der Baader-Meinhof-Terrorismus. Frankfurt 1978
Behr, H. G.: Weltmacht Droge. Wien und Düsseldorf 1980
Behr, H. G., Juhnke, A. u. a.: Drogenpolitik in der BRD. Reinbek 1985
Bock E.: Briefe. Stuttgart 1968
Bock, E. (Übers.): Das Neue Testament. Stuttgart 1983
Bussiek, H.: Bericht zur Lage der Jugend. Frankfurt 1978

Cooper, D.: Psychiatrie und Anti-Psychiatrie. Frankfurt 1978

Diem, C.: Körpererziehung bei Goethe. Frankfurt 1982
Drogen – ein Stern-Report. W. Metzner und B. G. Thamm. Hamburg 1989
Discher, G.: Bettina von Arnim. Berlin 1984

Fest, J. C.: Hitler. Eine Biographie. Frankfurt / Berlin 1987
Feuchtersleben, E. Freiherr v.: Zur Diätetik der Seele. Halle 1879
Fischer-Homberger, E.: Hypochondrie. Bern 1970
Fischer, W.: Der junge Mensch. Freiburg 1966
Fritz, H.: Das Evangelium der Erfrischung. Die Weltmission von Coca Cola. Reinbek 1985

Gessner, O.: Die Gift- und Arzneipflanzen von Mitteleuropa. Heidelberg 1953
Glaser, H.: Spießer-Idelogie. Von der Zerstörung des deutschen Geistes im 19. und 20. Jahrhundert und dem Aufstieg des Nationalsozialmus. Frankfurt / München 1985
Goethe, J. W.: Wilhelm Meisters Lehr- und Wanderjahre. München 1981

Anhang

Goethes Gespräche mit Eckermann. Leipzig o.J.
Gotthelf, J.: Die schwarze Spinne. Stuttgart 1986

Hafer, H.: Die heimliche Droge Nahrungsphosphat. Heidelberg 1986
Hauschka, R.: Substanzlehre. Frankfurt 1981
Heckmann, W. (Hrsg.): Vielleicht kommt es auf uns selber an. Therapeutische Ge-
meinschaften für Drogenabhängige. Frankfurt 1980
Hodgson, R., Miller, P.: Der abhängige Mensch. München 1985
Hofmann, A.: LSD – mein Sorgenkind. Stuttgart 1979
Huch, R.: Die Romantik. Leipzig 1931

Kleist, H.v.: Geschichte meiner Seele. Frankfurt 1980
Köhler, H.: Die stille Sehnsucht nach Heimkehr. Zum menschenkundlichen Ver-
ständnis der Pubertätsmagersucht. Stuttgart 1987
Koob, O.: Droge und Suchtentstehung. Bad Liebenzell 1987
Koob, O.: Erkennen und Heilen. Anthroposophische Gesichtspunkte zur seelischen
Hygiene. Stuttgart 1988
Krankheitsfälle und andere medizinische Fragen. Besprochen mit Dr. Rudolf Stei-
ner, Hrsg. von A.G. Degenaar. Manuskript Stuttgart o.J.
Kulturvergiftung Alkohol. Flensburger Hefte Nr. 17, Flensburg 1987
Kulturvergiftung Rauschgift, Sucht und Therapie. Flensburger Hefte Nr. 16. Flens-
burg 1987

Lamszus, W.: Das Menschenschlachthaus. Bilder vom kommenden Krieg. Ham-
burg und Berlin 1913
Lohmar, U.: Die Ratlosen. Vom Dilemma der Jungen, der Erwachsenen und der
Alten. Düsseldorf/Wien 1980

Mann, P.: Hasch – Zerstörung einer Legende. Frankfurt 1987
Masson, J.M.: Was hat man dir, du armes Kind, getan? Reinbek 1984
Meine Schulzeit im 3.Reich. Erinnerungen deutscher Schriftsteller. Hrsg. von
M.Reich-Ranicki. München 1984
Meyer, E.: Eltern im Drogenproblem. Frankfurt 1983
Meyer, Th.: Ichkraft und Hellsichtigkeit. Basel 1988
Miller, A.: Am Anfang war Erziehung. Frankfurt 1983
Miller, A.: Das Drama des begabten Kindes. Frankfurt 1983

Paede, P.: Krankheit, Heilung und Entwicklung im Spiegel der Märchen. Frankfurt
1986
Paracelsus, Th.: Werke Band 1. Medizinische Schriften. Hrsg. von W.E. Peuckert,
Darmstadt 1965

354

Paul, W.: Das Feldlager. Jugend zwischen Langemark und Stalingrad. Esslingen 1979

Pelzer, W.: Janusz Korczak. Biographie. Reinbek 1987

Petersen, P.: Strukturen therapeutischen Handelns. Stuttgart 1987

Pillen-Pest, Die. Selbstvergiftung aus Angst vor dem Schmerz? Hrsg. von G.K. Kaltenbrunner. München 1978

Postman, N.: Das Verschwinden der Kindheit. Frankfurt 1983

Psychosozial 1 / 80. Zeitschrift für Analayse, Prävention und Therapie psychosozialer Konflikte und Krankheiten. Hamburg 1980

Rauschgiftesser erzählen. Eine Dokumentation von E. Reavis. Berlin 1981

Rauschgift ohne mich. Informationen zur Rauschgiftproblematik. Hrsg. i. A. des Innenministeriums Baden-Württemberg. Stuttgart 1989

Rauschgiftkriminalität in Baden-Württemberg. Jahresbericht 1988. Stuttgart 1988

Rausch und Realität. Drogen im Kulturvergleich. Band 1, 2, 3. Hrsg. von G. Völger und K. v. Welck. Hamburg 1982

Richter, H. E.: Die Chance des Gewissens. Hamburg 1986

Riemann, F.: Grundfragen der Angst. München 1984

Ruffié, J., Sournia, J. C.: Die Seuchen in der Geschichte der Menschheit. Stuttgart 1987

Russland, R.: Suchtverhalten und Arbeitswelt. Frankfurt 1988

Sahihi, A.: Designer-Drogen. Weinheim und Basel 1989

Saint-Exupéry, A.: Der kleine Prinz. Düsseldorf 1956

Szasz, Th. S.: Das Ritual der Drogen. Frankfurt 1980

Schlemmer, J. (Hrsg.): Die Verachtung des Gemüts. München 1974

Schmidbauer W., v. Scheidt, J.: Handbuch der Rauschdrogen. Frankfurt 1989

Schmidt, G.: Zur Alkoholfrage. Anthroposophisch-medizinisches Jahrbuch Band 2. Stuttgart 1951

Schoeller, H. W.: Tee – Kaffee – Kakao – »Drei edle Genüsse«. München 1969

Schult, A.: Mysterienweisheit im deutschen Volksmärchen. Bietigheim 1980

Schurz, J.: Vom Bilsenkraut zum LSD. Stuttgart 1969

Seefelder, M.: Opium. Eine Kulturgeschichte. Frankfurt 1987

Springer, A.: Kokain. Mythos und Realität. Wien 1989

Steckel, R.: Bewußtseinserweiternde Drogen. Berlin 1969

Steffen, A.: Lin. Drama. Dornach 1957

Thamm, B. G.: Andenschnee. Die lange Linie des Kokain. Basel 1986

Usteri, A.: Die Pflanzen-Sammlung. Basel 1929

Vorgänge. Zeitschrift für Gesellschaftspolitik. Nr. 21. Unsere medizinische Versorgung. Weinheim 1976

Voss, U. (Hrsg.).: Die unbequemen Jahre. Jugendliche im Selbstportrait. Frankfurt – Berlin – Wien 1982

Wahren Märchen der Brüder Grimm, Die. Hrsg. von H. Rölleke. Frankfurt 1989
Walter, H.: Abnormitäten der geistig-seelischen Entwicklung. Arlesheim 1955
Wolfram, E.: Die okkulten Ursachen der Krankheiten. Leipzig 1912
Würde der Dinge – Freiheit des Menschen. Goethe-Texte, ausgew. und eingel. von W. Schad. Stuttgart 1983
Wulf, B.: Maximen des Christentums. Goethes religiöse Welterfahrung. Stuttgart 1975

Vorträge von Rudolf Steiner, die zum Verständnis der Jugendprobleme und Drogenfragen für das vorliegende Buch besondere Berücksichtigung fanden:

Aus der Akasha-Chronik. Dornach 1969. GA 11
Blut ist ein ganz besondrer Saft. Vortrag vom 25. 11. 1906. Dornach 1940. Aus GA 55
Vor dem Tore der Theosophie. Dornach 1964. GA 95
Geisteswissenschaftliche Menschenkunde. Dornach 1979. GA 107
Visionäres Schauen und denkendes Erkennen. Über das richtige Verhältnis zu übersinnlichen Erfahrungen. Sonderdruck aus GA 117. Dornach 1988
Das Ereignis der Christus-Erscheinung in der ätherischen Welt. Dornach 1965. GA 118
Eine okkulte Physiologie. Dornach 1978. GA 128
Welche Bedeutung hat die okkulte Entwicklung des Menschen für seine Hüllen und sein Selbst? Dornach 1957. GA 145
Das Rätsel des Menschen. Die geistigen Hintergründe der menschlichen Geschichte. Dornach 1964. GA 170
Zeitgeschichtliche Betrachtungen 1. und 2. Teil. Dornach 1966. GA 173/174
Was tut der Engel in unserem Astralleib? Sonderdruck aus GA 182. Dornach 1986
Menschenwerden – Weltenseele – und Weltengeist. 1. und 2. Teil. Dornach 1967. GA 205/206
Geistige Wirkenskräfte im Zusammenleben von alter und junger Generation. Dornach 1964. GA 217
Das Initiatenbewußtsein. Die wahren und die falschen Wege der geistigen Forschung. Dornach 1960. GA 243
Die okkulte Bewegung im 19. Jahrhundert und ihre Beziehung zur Weltkultur. Dornach 1986. GA 254

Menschenerkenntnis und Unterrichtsgestaltung. Dornach 1962. GA 302

Anthroposopische Pädagogik und ihre Voraussetzung. Dornach 1981. GA 309

Physiologisch-Therapeutisches auf Grundlage der Geisteswissenschaft. Dornach 1965. GA 314

Über Gesundheit und Krankheit. Dornach 1983. GA 348

Rhythmen im Kosmos und im Menschenwesen. Dornach 1980. GA 350

Mensch und Welt. Das Wirken des Geistes in der Natur. Über das Wesen der Bienen. Dornach 1988. GA 351

Natur und Mensch in geisteswissenschaftlicher Betrachtung. Dornach 1981. GA 352

Die Schöpfung der Welt und des Menschen. Erdenleben und Sternenwirkung. Dornach 1977. GA 354

Geisteswissenschaft und die Lebensforderung der Gegenwart. Vorträge aus dem Jahre 1920. Heft 1. Dornach 1950

Register

Adressen

Anthroposophische Therapiestätten

Stichting Arta
Krakelingweg 25
NL-3707 HP Zeist
Telefon 00 31 / 34 04 / 1 41 12

Heilstätte Sieben Zwerge
Fachklinik für Drogenkrankheiten
Postfach 11 40
7777 Salem-Oberstenweiler
Telefon 075 44 / 50 70

Freie Lebensstudien-Gemeinschaft
Melchiorsgrund
6323 Schwalmtal 4
Telefon (0 66 38) 12 91

Kulturpädagogische Lebens- und
Werkgemeinschaft e. V.
Junker Hoos 4
3579 Leimbach
Telefon (0 66 91) 53 12
(Nachsorge »im weitesten Sinne«,
also auch Drogen)

Heil- und Lebensstätte
Friedrich Daumer
Am Schloßberg 1
6492 Sinnta-Schwarzenfels
Telefon (0 66 64) 83 40

Bundesweit wirkende Ansprechpartner

Deutsche Hauptstelle
gegen die Suchtgefahren
(DHS) e. V.
Westring 2
4700 Hamm 1
Telefon 0 23 81-2 58 55 (2 52 69)

Deutscher Caritasverband
(DCV)
Referat Gefährdetenhilfe
Karlstraße 40
7800 Freiburg
Telefon 07 61-20 03 69

Gesamtverband für
Suchtkrankenhilfe (GSV) im
Diakonischen Werk
Brüder-Grimm-Platz 4
3500 Kassel
Telefon 05 61-10 26 38

Fachverband Drogen und
Rauschmittel (FDR) e. V.
Brüderstraße 4 B
3000 Hannover 1
Telefon 05 11-32 50 23

Bundesarbeitsgemeinschaft
Aktion Jugendschutz
Emmeransstraße 32
6500 Mainz
Telefon 0 61 31-22 33 60

Deutsche Gesellschaft für
Suchtforschung und
Suchttherapie e. V.
Westring 2
4700 Hamm 1
Telefon 0 23 81-2 58 55

Bundesminister für Jugend,
Familie, Frauen und
Gesundheit
Kennedyallee 105 – 107
5300 Bonn 1
Telefon 02 28-3 08-0

Bundeszentrale für
gesundheitliche Aufklärung
(BZGA)
Ostmerheimer Str. 200
5000 Köln 91
Telefon 02 21-8 99 21

Bundesgesundheitsamt
(BGA)
Thielallee 88 – 92
1000 Berlin 33
Telefon 0 30-83 08-0

Elterngruppen und Elternkreise

Es gibt in der Bundesrepublik heute über 170 Elterngruppen. Die meisten davon sind organisiert im: Bundesverband der Elternkreise (BVEK) drogengefährdeter und drogenabhängiger Jugendlicher Westring 2, 4700 Hamm 1 Telefon 0 23 81-2 52 69

Elternkreise gibt es u. a. in: Aachen, Ansbach, Arnsberg, Bad Neuenahr-Ahrweiler, Bergisch-Gladbach, Berlin, Bonn, Bottrop, Bremen, Forst b. Bruchsal, Cloppenburg, Crailsheim, Detmold, Dillenburg, Dinslaken, Dortmund, Düsseldorf, Duisburg, Graven,

Essen, Frankfurt, Freiburg,
Gießen, Gifhorn, Hamburg,
Hückelhoven, Heilbronn, Her-
ford, Herne, Haan, Hofheim,
Hürth, Husum, Kassel, Issum,
Kleve, Lingen, Ludwigsburg,
Lüdenscheid, Lüdinghausen, Marl,
Mönchengladbach, Moers,
München, Münster, Neunkirchen,

Neuss, Norden, Lauf / Peg.,
Osnabrück, Ötisheim / Corres,
Paderborn, Pattensen, Rheine,
Siegen, Rielasingen, Solingen,
Sulingen, Schwanenwede, Stutt-
gart, St. Ingbert, Wesel, Wetzlar,
Wiesbaden, Wilhelmshaven,
Wolfsburg.

Ansprechpartner in den Bundesländern

Baden-Württemberg

Drogenbeauftragter des Landes
Baden-Württemberg
im Ministerium für Arbeit,
Gesundheit, Familie und
Sozialordnung
Baden-Württemberg
Rotebühlplatz 30
7000 Stuttgart 1
Telefon 07 11-66 73-0

Badischer Landesverband
gegen die Suchtgefahren e. V.
Ranchtalstraße 214, 7592 Renchen
Telefon 0 78 43-7 03 40

Landesärztekammer
Jahnstraße 40
7000 Stuttgart 70
Telefon 07 11-76 50 24

Aktion Jugendschutz (ajs)
Landesarbeitsstelle
Baden-Württemberg
Stafflenbergstraße 44
7000 Stuttgart 1
Telefon 07 11-24 15 91 (92)

Bayern

Drogenbeauftragter des
Landes Bayern
Bayerisches
Staatsministerium des Innern
Odeonsplatz 3
8000 München 22
Telefon 0 89-21 92 67 16

Bayerische Landesstelle
gegen die Suchtgefahren
Lessingstraße 1
8000 München 2
Telefon 0 89-5 36 15

Bayerische
Landesärztekammer
Mühlbaurstraße 16
8000 München 80
Telefon 0 89-41 47-1

Aktion Jugendschutz
Landesarbeitsstelle Bayern
Fasaneriestraße 17
8000 München 19
Telefon 0 89-1 29 90 52 (53)

Berlin

Drogenbeauftragter des
Landes Berlin
Senator für Jugend und Frauen
Am Karlsbad 8–10, 1000 Berlin 30
Telefon 0 30-2 60 41

Ärztekammer Berlin
Klaus-Groth-Straße 3
1000 Berlin 19
Telefon 0 30-30 30 10

Landesstelle gegen die
Suchtgefahren e. V.
Geschäftsstelle und
Sozialmedizinischer Dienst
Gierkezeile 39
1000 Berlin 10
Telefon 0 30-34 80 09-0

Notdienst für
Suchtmittelgefährdete und
Abhängige Berlin e. V.
Ansbacher Straße 11
1000 Berlin 30
Telefon 0 30-24 70 33

Schnüfflerhilfe Berlin
Graefestraße 7, 1000 Berlin 61
Telefon 0 30-6 91 70 42 (43)

Synanon International e. V.
Bernburger Str. 24–25
1000 Berlin 61
Telefon 0 30-25 00 01

Bremen

Drogenbeauftragter des
Landes Bremen
Senator für Jugend und
Soziales
Bahnhofsplatz 29
2800 Bremen 1
Telefon 04 21-3 61 26 87

Bremische Landesstelle
gegen die Suchtgefahren e. V.
Lessingstraße 19
2800 Bremen 1
Telefon 04 21-70 25 11

Ärztekammer Bremen
Schwachhauser Heerstr. 24
2800 Bremen 1
Telefon 04 21-34 00 51

Verein gegen die Suchtgefahren
Bremerhaven e. V.
Uhlandstraße 8
2850 Bremerhaven
Telefon 04 71-41 41 40 (41)

Hamburg

Drogenbeauftragter des
Landes Hamburg
Tesdorpstr. 8, 2000 Hamburg 13
Telefon o 40-4 41 95 / 257

Hamburgische Landesstelle
gegen die Suchtgefahren e. V.
Brennerstr. 81, 2000 Hamburg 1
Telefon o 40-2 80 38 11

Ärztekammer Hamburg
Humboldstraße 56
2000 Hamburg 76
Telefon o 40-2 28 02-1

Jugend hilft Jugend e. V.
Max-Brauer-Allee 116
2000 Hamburg 50
Telefon o 40-48 91 66

Hessen

Drogenbeauftragter des
Landes Hessen
Hessischer Sozialminister
Dostojewskistraße 4
6200 Wiesbaden
Telefon o 61 21-81 71

Hessische Landesstelle gegen
die Suchtgefahren e. V.
Metzlerstraße 34
6000 Frankfurt / Main 70
Telefon o 69-61 60 92

Landesärztekammer Hessen
Broßstraße 6
6000 Frankfurt / Main
Telefon o 69-7 94 80

Jugendberatung und
Jugendhilfe e. V.
Corneliusstraße 15
6000 Frankfurt / Main
Telefon o 69-74 80 48

Niedersachsen

Drogenbeauftragter des
Landes Niedersachsen
Niedersächsischer
Sozialminister
Hinrich-Wilhelm-Kopf-Platz 2
3000 Hannover 1
Telefon o5 11-12 04 92 od. 4 89

Niedersächsische
Landesstelle gegen die
Suchtgefahren e. V.
Leisewitzstraße 26
3000 Hannover 1
Telefon o5 11-82 20 68

Ärztekammer Niedersachsen
Berliner Allee 20
3000 Hannover 1
Telefon o5 11-34 90-0

Nordrhein-Westfalen

Drogenbeauftragter des
Landes Nordrhein-Westfalen
Minister für Arbeit,
Gesundheit und Soziales
Horionplatz 1, 4000 Düsseldorf 1
Telefon o2 11-8 37 35 53

Arbeitsausschuß Drogen und
Sucht der Arbeitsgemeinschaft der
Spitzenverbände der Freien
Wohlfahrt
Friesenring 32, 4400 Münster
Telefon 02 51-27 09

Ärztekammer Nordrhein
Tersteegenstraße 31
4000 Düsseldorf 30
Telefon 02 11-4 30 20

Ärztekammer
Westfalen-Lippe
Bismarckallee 25, 4400 Münster
Telefon 02 51-4 04 71

Koordinierungsstelle für
Drogenfragen und
Fortbildung
Alter Steinweg 34, 4400 Münster
Telefon 02 51-5 91-1

Rheinland-Pfalz

Drogenbeauftragter des
Landes Rheinland-Pfalz
Minister für Soziales und
Familie
Bauhofstraße 4, 6500 Mainz
Telefon 0 61 31-1 61

Landesstelle Suchtkrankenhilfe
Rheinland-Pfalz
c/o Diözesan-Caritasverband
Trier e.V.
Sichelstraße 10–12, 5500 Trier
Telefon 06 51-71 93-58

Landesärztekammer
Rheinland-Pfalz
Deutschhausplatz 3, 6500 Mainz 1
Telefon 0 61 31-22 58 31

Saarland

Drogenbeauftragter des
Saarlandes
Minister für Arbeit und
Gesundheit
Franz-Josef-Röder-Straße 23
6600 Saarbrücken
Telefon 06 81-5 01-1

Saarländische Landesstelle
gegen die Suchtgefahren e.V.
Feldmannstraße 92
6600 Saarbrücken 1
Telefon 06 81-5 30 89

Ärztekammer des Saarlandes
Faktoreistr. 4, 6600 Saarbrücken
Telefon 06 81-4 00 30

Schleswig-Holstein

Drogenbeauftragter des Landes
Schleswig-Holstein
Minister für Soziales,
Gesundheit und Energie
Brunswitter Str. 16–22, 2300 Kiel
Telefon 04 31-59 61

Landesstelle gegen die
Suchtgefahren
Flämische Straße 6–10
2300 Kiel
Telefon 0 45 31-9 24 94

Ärztekammer
Schleswig-Holstein
Bismarckstraße 8–12
2360 Bad Segeberg
Telefon 0 45 51-8 03-0

Adressen in Österreich und der Schweiz

Österreich

Zentralstelle für Suchthilfe,
Kuratorium für
Psychosoziale Dienste
Borschkegasse 1
1090 Wien
Telefon 02 22-42 26 88 od.
42 67 86

Streetwork
Rochusgasse 8
1030 Wien
Telefon 02 22-72 44 70

Grüner Kreis, Amt 51
2851 Krumbach/
Niederösterreich
Telefon 0 26 47-28 84

Change
Schellhammergasse 3
1170 Wien
Telefon 02 22-43 23 02

Schweiz

Schweizerische Fachstelle für
Alkoholprobleme
Postfach 870
1001 Lausanne
Telefon 0 21-20 29 21

Eltern- und
Drogenberatungsstelle
CONTACT
Monbijoustraße 70
3007 Bern
Telefon 0 31-25 90 33 od.
25 28 25

Sozialpsychiatrischer Dienst
Ambulatorium II
Militärstraße 8
8021 Zürich
Telefon 01-24 22 234

Aus: Wolfgang Metzner und Berndt Georg Thamen, »Drogen«, Hamburg
1989.

WOLFGANG GOEBEL / MICHAELA GLÖCKLER

Kindersprechstunde

Ein medizinisch-pädagogischer Ratgeber
8. Auflage, 602 Seiten, 32 z. T. farbige Abbildungen,
Zahn- und Gesundheitspaß als Beilage, Pappband

Dieses Buch ist ein umfassender ärztlicher und pädagogischer Ratgeber für Eltern und alle, die mit Kindern zu tun haben. Es ist sowohl ein Nachschlagewerk für Fragen im akuten Krankheitsfall als auch eine grundlegende Darstellung des Kindes in seiner Entwicklung und der dazu erforderlichen Pflege und Erziehung. Aus der langjährigen Erfahrung im klinischen Bereich und in der ambulanten Kinderarztpraxis des Gemeinschaftskrankenhauses Herdecke entstanden, basiert dieses Werk unter Berücksichtigung der modernen Schulmedizin auf den menschenkundlichen Grundlagen der Waldorfpädagogik und der anthroposophisch orientierten Medizin.

MICHAELA GLÖCKLER

Elternsprechstunde

Erziehung aus Verantwortung
464 Seiten, Pappband

Dieses Buch ist ein vielseitiger pädagogischer Ratgeber, der sowohl auf Alltagssorgen eingeht als auch große Zusammenhänge darlegt, die ein Verständnis für das Einmalige einer jeden Biographie vermitteln. Dabei werden Themen aus dem Alltagsgeschehen ebenso behandelt wie Fragen nach den spirituellen Hintergründen der Phänomene: Welchen Sinn hat das Böse in der Entwicklung? Was gewinnen Medizin und Pädagogik durch Einbeziehung der Wiederverkörperungsidee? Wie sind Leib, Seele und Geist in Gesundheit und Krankheit verbunden? Zum Verständnis geistiger Behinderungen. Angst und Aggressivität. Der Vater in der Erziehung. Die alleinerziehende/berufstätige Mutter. Strafe, Belohnung, Gewissen. Altersentsprechendes Lernen. Und über allem: Erziehung zu Liebefähigkeit.

VERLAG URACHHAUS STUTTGART

REIHE LEBENSHILFEN BD. 5

Sucht und Drogen

Gewohnheit – Flucht – Abhängigkeit. 128 Seiten, kartoniert

Inhalt: Otto Wolff, Walther Bühler: Weltproblem Alkohol/Walther Bühler: Sie rauchen noch?/Olaf Koob: Droge und Suchtentstehung.

RUDOLF TREICHLER

Seelische Entwicklung und Sucht

Reihe » Vorträge« Bd. 42. 40 Seiten, kartoniert

Die Stadien der Suchtkrankheit werden als eine seelische Rückentwicklung deutlich, die in krankhafter Form Phänomene der natürlichen Entwicklungsstufen in Jahrsiebenten zeigen. Auf dieser Erkenntnis läßt sich eine Therapie aufbauen.

Ein Standardwerk für alle Erziehungsfragen im Vorschulalter:

ELISABETH PLATTNER

Die ersten Lebensjahre

Ein pädagogischer Ratgeber im Umgang mit kleinen Kindern
2. Auflage, 420 Seiten, Pappband

Das Buch enthält eine Fülle von lehrreichen Beispielen, die alle Themen umfassen, die in der Erziehung kleiner Kinder auftauchen.

MARTA HEIMERAN

Von der Religion des kleinen Kindes

4. Auflage, 160 Seiten, kartoniert

HEIDI BRITZ-CRECELIUS

Kinderspiel – lebensentscheidend

5. Auflage, 232 Seiten, kartoniert

VERLAG URACHHAUS STUTTGART